中医临床问题与策略丛书

肿瘤临床问题与策略

主 编 刘苓霜

科 学 出 版 社

北 京

内 容 简 介

本书针对中医药治疗恶性肿瘤过程中困扰医患的诸多临床问题展开阐释,分总论和各论两大部分,涵盖从理论基础到临床实践共 100 多个临床问题的阐释。总论主要针对恶性肿瘤有关中医理论和临床诊治中的共性问题进行问答,各论部分甄选 14 种常见恶性肿瘤的临床诊断、治疗、预防等相关知识进行释疑解惑。本书的撰写结合了大量文献报道及编者们多年临床经验和体会,力求多角度、精准、全面地阐述当今中医学对肿瘤的认识和诊治,以及临床治疗与研究的进展,对临床遇到的共性和个性问题给予相对科学、合理、可靠的释疑解惑。

本书中医特色鲜明,兼具理论性和实用性,适合从事或即将从事中医、中西医结合肿瘤专业的人员,包括中医临床本科生、研究生,以及正在进行住院医师和专科医师规范化培训的年轻医师阅读与参考。

图书在版编目(CIP)数据

肿瘤临床问题与策略/刘苓霜主编. --北京:科学出版社,2025.6. --(中医临床问题与策略丛书).
ISBN 978-7-03-082384-7

Ⅰ. R273

中国国家版本馆 CIP 数据核字第 2025BN1042 号

责任编辑:陆纯燕 冯 楠/责任校对:谭宏宇
责任印制:黄晓鸣/封面设计:殷 靓

科学出版社 出版
北京东黄城根北街 16 号
邮政编码:100717
http://www.sciencep.com

南京文脉图文设计制作有限公司排版
上海锦佳印刷有限公司印刷
科学出版社发行 各地新华书店经销

*

2025 年 6 月第 一 版 开本:B5(720×1000)
2025 年 6 月第一次印刷 印张:12 1/2
字数:198 000

定价:**80.00 元**
(如有印装质量问题,我社负责调换)

前　言

随着社会人口老龄化日渐加剧,以及经济发展带来的饮食习惯和生活方式的改变,恶性肿瘤的发病率、死亡率逐年上升,现已成为全球第二大致死疾病,严重威胁人类的健康。传统的西医治疗方法主要有手术、化疗、放疗,疗效十分有限。近年来,在精准医学助推下的靶向治疗和免疫治疗在肿瘤治疗中广泛应用,使更多患者的生存获益。然而,由于其对适应人群的高度选择、耐药性及不良反应等问题十分突出,影响总体疗效的突破,我国癌症患者总体生存状况仍不尽如人意,疗效亟待提高。

中医对肿瘤类病证的认识发端于先秦殷周时期,近现代得以发展成熟,20 世纪 60 年代逐步形成中医肿瘤学。在我国,中医药治疗是癌症综合治疗中不可或缺的部分,可贯穿于治疗的全过程,中、西医有机结合,取长补短,优势互补,在提高临床疗效、延长患者生存期及维护和改善生活质量方面可取得比单纯西医或中医治疗更好的疗效。

对于中医、中西医结合治疗恶性肿瘤的认识,医者和病家心中尚存很多疑问与困惑,阻碍着中医药在临床中治疗肿瘤时更广泛地使用及疗效的提高。这些疑问和困惑大多来源于临床实际,并非都能在教科书或者相关临床指南里找到答案,需要医者在此基础上结合长期临床经验的积累,加以总结凝练,以提高对某一问题的认识。基于此,编者们经过讨论,拟定了中医肿瘤诊治中诸多常见的临床问题,着手编写本书。

本书分总论和各论两大部分,总论编入一些理论性和肿瘤诊治中的共性问题并进行解答;各论甄选了 14 个常见恶性肿瘤病种,针对临床诊断、治疗、预防等方面的问题展开问答。编写过程中,尽量参照相关指南和共识,以突出观点的权威性,同时对尚存争议的内容参考了大量公开发表的文献及专著,分析各家学说,整理主流观点,并结合自身临床经验和体会,力求多角度、精准、全面地阐述,以给予相对科学、合理、可靠的释疑解惑。

本书的编写由具有扎实中医理论基础和丰富临床经验的中医、中西医结合肿瘤专科医生执笔,希望其问世能助力中医、中西医结合、西学中的同道更全面、便捷地掌握中医及中西医结合治疗恶性肿瘤的精髓,从而更好地在临床中加以运用,造福更多患者。

鉴于各种原因,书中如有疏漏和不足之处,欢迎读者指正。

上海中医药大学附属龙华医院

2024 年 11 月

目　录

第一章 总 论

第一节 肿瘤理论与概述

第 1 问 **历代医家对肿瘤类疾病有何认识？**

古代无明确、统一的肿瘤专病概念，中医对癌瘤一类病证的认识和宝贵的诊治经验散见于大量古代医籍中。

早在殷墟出土的 3 500 多年前的甲骨文中就有"瘤"的记载。春秋战国时期的《黄帝内经》对"昔瘤""石瘕""癥瘕""膈中""肥气""息贲""伏梁""肠覃"等肿瘤类病证已有相关描述，认为其发病与正气虚弱、外邪入侵、七情内伤有关。成书于秦汉时期的我国第一部中药专著《神农本草经》记载了治疗肿瘤类病证的中药 150 余种，并沿用至今。东汉末年张仲景的《伤寒杂病论》对积聚的病因病机、治疗原则、处方用药均有较详细论述，还提出了肿瘤类病证的鉴别和预后。魏晋隋唐时期，对肿瘤的病因病机及诊断又有了进一步认识，巢元方所著《诸病源候论》分门别类地详细记载了有关肿瘤的病因病机和证候，共 169 条。唐代孙思邈《备急千金要方》根据肿瘤性质、部位将肿瘤分为"瘿瘤""骨瘤""脂瘤""肉瘤""石瘤""脓瘤""血瘤"等。宋代外科专著《卫济宝书》最早使用"癌"命名一类复杂外科疾病。《圣济总录》认为气血运行失常，郁结壅塞，瘤所以生。金元四大家刘完素提出的"清热解毒、清热泻火"治疗方法、张从正主张的"祛邪攻瘤"法、李东垣的"补中益气""扶正固本"治疗思想、朱丹溪的"润养津血、降火散结"法对后世治疗肿瘤的扶正和祛邪法则的建立影响深远。《本草纲目》记载了贝母、黄药子、海带、夏枯草、半夏、天南星、三棱、莪术等百余种治疗肿瘤药物。明代《景岳全书》将前人治疗肿瘤的药物概括为攻、消、补、散四大类。《证治准绳》对腹部肿块的鉴别及良恶性肿瘤不同治法作进一步阐述。《景岳全书》总领性提出"治积之要在知攻补之宜,而攻补之宜,当于孰缓孰急中辨之",并强调脾肾亏虚在积聚发病中的重要性。《医宗必读》指出"积之成也,正气不足而后邪气踞之",详细阐明了积聚初、中、末三个阶段的病因病机变化及治疗原则,还提出了"养正积自除"的论点,为后世扶正法治疗肿瘤奠定了理论基础。《外科正宗》记载的"失荣"与当代淋巴肉瘤,霍奇金淋巴瘤、鼻咽癌、喉癌的颈淋巴结转移和腮腺癌等的症状相近,并较详细描述了晚期肿瘤恶病质特点。清代《杂病源流犀烛》记载:"治积聚者,计惟有补益攻伐相间而进,方为正治;病深者伐其大半即止,然后俟其脾土健运,积聚自消。"强调癌病治疗中应处理好补益和攻邪的关系。《医宗金鉴》提出肿瘤应早发现、早治疗,施治得法可以"带疾而终天",可视为当今"带瘤生存"概念的雏形。《医林改错》对血瘀致病有独到见解,为活血化瘀法治疗肿瘤提供了理论依据。清末民初西方医学大量传入,中西医汇通对肿瘤的认识进一步提高,《医学衷中参西录》从瘀血论角度探讨恶性肿瘤发病机制,且结合解剖学完善了对瘤赘的病因分析。《古今医案平议》结合医案对"石疽""失荣"等的病因、病机、病位、治法、预后进行了更为系统的描述[1]。

总之,中医对肿瘤的认识发端于先秦殷周,经历了魏晋隋唐早期发展阶段和宋元明清学术繁荣时期,清末后进一步发展和提高,为现代中医肿瘤学的建立提供了丰富的内涵。

参考文献

[1] 李和根,吴万垠. 中医内科学·肿瘤分册[M]. 北京:人民卫生出版社,2020:9-11.

第 2 问　中医对肿瘤类病证如何命名?

古代医籍对肿瘤相关病证命名多来源于对症状、体征、发病部位及病性的单一或结合的描述,大体上可分为以下四类:①以症状或体征命名,如咯血以症状命名,与肺癌相关;臌胀以体征命名,表现为腹胀大如鼓,皮色苍黄,脉络暴露,符合肝癌表现。此外,还有息贲、痞气、噎食、关格、朝食暮吐、暮食朝吐、肥气、癖黄、积疝、瘕聚、伏梁、癥瘕、积聚、石瘕、上石疽、失荣、石疔、黑疔、青疔、恶核、带下、崩漏、痞癖等。②以部位命名,如膈证等。③以病性结合病位命名,如阴疽、脏毒等,脏毒属于现代医学肠癌范畴,"脏"为病位,"毒"为病性,表现为肠腔和肛门肿物溃烂流出污血,《疮疡经验全书》云:"脏毒者,其大肠尽处是脏头,一曰肛门,又曰屎孔内是也。毒者,其势凶也。"④以症状、体征结合病位命名,如舌菌、茧唇、乳岩、乳发、石瘿、肺积、肺痿、脾积、噎膈、反胃、胃反、翻胃、肝积、肝着、肠积、肠澼、锁肛痔、肠覃、肾岩、骨疽、鼻渊、鼻痔、控脑砂等,舌菌病位在舌,"菌"指肿块如菌,为体征描述,舌菌是以舌体赘生肿块如菌、坚硬溃烂为主要表现的肿瘤性疾病,相当于现代医学的舌癌[1-2]。由于古人对肿瘤类病证认识的差异和对肿瘤命名方式的不同,现代肿瘤病名可对应多个相关中医病名,如肺癌中医病名有"肺积""息贲""肺花疮""咯血"等[3];乳腺癌病名有"乳石痈""乳岩"等[4]。

参考文献

[1] 康砚澜,肖睿珩,张时,等.古代中医肿瘤病名文献自动化框架获取及可视化分析[J].中国实验方剂学杂志,2021,27(10):152-160.

[2] 闫洪飞.浅谈中医肿瘤病名的命名[J].中医文献杂志,2005,23(4):34-35.

[3] 吴秋霞,孙庆生.肺癌古代医论[J].中医临床研究,2015,7(10):65-67.

[4] 孟萌,郭晶磊,文小平.乳腺癌病名与病机文献考[J].四川中医,2015,33(7):20-22.

第 3 问 古代医籍对肿瘤类病证的病因病机有何描述?

我国古代医籍中对肿瘤类病证病因的认识包括内在因素、外在因素两方面。

内在因素主要为正气亏虚、脏腑蓄毒、情志失调[1-3]。

正气是指人体机能活动及其产生的抗病、康复能力的总称,是维持生命活动的基本物质。《灵枢·五变》提出"人之善病肠中积聚者,……皮肤薄而不泽,肉不坚而淖泽,如此则肠胃恶,恶则邪气留止,积聚乃伤",认为脏腑损伤,化物不传,邪气入而不得出,则成积聚。《诸病源候论·虚劳病诸候上》提出"虚劳之人,阴阳伤损,血气凝涩,不能宣通经络,故积聚于内也",明确了虚劳可导致肿瘤。而东汉名医华佗的《中藏经》认为"脏腑蓄毒"也是肿瘤的病因之一。《中藏经·论痈疽疮肿第四十一》曰:"夫痈疽疮肿之所作也,皆五脏六腑蓄毒不流则生矣,非独因荣卫壅塞而发者也。"[4]南宋杨士瀛《仁斋直指方论·发癌方论》提出"癌者,上高下深,岩穴之状,颗颗累垂……毒根深藏,穿孔透里",不仅细致地描述了肿瘤的形态,还进一步阐述了《中藏经》对脏腑蓄毒的认识[5]。

情志失调也是一个重要的致病因素。中医理论中人体的七种精神情志活动称为七情,包括喜、怒、忧、思、悲、恐、惊,这些情绪是人体对外界环境的正常反应,但当这些情绪过度或持续存在时,会扰乱脏腑阴阳气血平衡,从而引发疾病。《灵枢·百病始生》云:"若内伤于忧怒,则气上逆,气上逆则六输不通,温气不行,凝血蕴里而不散,津液涩渗,著而不去,而积皆成矣。"朱丹溪在《格致余论·乳硬论》中记载:"奶岩"系女子"不得于夫,不得于舅姑,忧怒郁遏,……"徐灵胎云:"……噎膈之症,必有瘀血顽痰逆气,阻隔胃气。"说明古人已充分认识到肿瘤可因情志致病。

外在因素包括外邪和饮食[1]。其中外邪又可分为风、寒、暑、湿、燥、火外感"六淫"及外毒。《灵枢·九针论》云:"四时八风之客于经络之中,为瘤病者也。"《灵枢·百病始生》指出:"积之始生,得寒乃生,厥乃成积也。"隋代巢元方《诸病源候论》提到:"恶核者,肉里忽有核,累累如梅李、小如豆粒,……此风邪挟毒所成。"此处的风邪泛指外感病邪,而"挟毒"即指夹有特殊的致癌因素[6]。这些论述说明了风邪、寒邪、风邪挟毒等外邪都是癌瘤发生的外在因素。饮食致病又可分为饮食失宜、饮食不节、饮食偏嗜[3]。《素问·生气通天论》指出"高粱之变,足生大丁",清代何梦瑶《医碥》指出"酒客多噎膈,饮热酒者尤多"[7]。宋代严用和《严氏济生方》曰:"过餐五味、鱼腥、乳酪,强食生冷果菜,停蓄胃脘,……久则积聚,结为癥瘕。"《杂病广要》记载:"酒面炙粘滑难化之物,滞于中宫,伤损脾胃,……渐成痞满吞酸,甚则为膈噎反胃。"以上论述均说明饮食不当可引起脾胃运化失常,日久正气虚损、痰湿瘀毒积聚或直接损伤脏腑,导致脏腑失调,从而导致癌瘤发生。

梳理历代典籍相关文献总结肿瘤发生发展的关键病机,可概括为正气亏虚、气滞血瘀、痰湿结聚、毒邪内蕴四方面[1-3]。

正气亏虚既是肿瘤发病的根本病因，又是贯穿疾病全程的重要病机。《素问·刺法论》曰："正气存内，邪不可干。"《素问·八正神明论》曰："以身之虚而逢天之虚，两虚相感，其气至骨，入则伤五脏。"张元素在《活法机要》中指出"壮人无积，虚人则有之"，这些都说明正气不足是各类疾病包括肿瘤发病的先决条件，为肿瘤发病之基础。正气不足，气血亏虚，阴阳失和，脏腑功能失调，气血运行紊乱，致使瘀血、痰浊、湿邪、毒邪等病理产物丛生，久而成为癥积。

气滞血瘀也是癌瘤的病机之一，气滞不畅，血瘀不行，气附血而凝，血合气而聚，然后凝为坚积，癌瘤乃成。明代皇甫中在《明医指掌·瘿瘤证》中指出"若人之元气循环周流，脉络清顺流通，焉有瘿瘤之患也"，说明癌形成之前多有气机不畅。《素问·举痛论》曰："寒气客于小肠膜原之间，络血之中，血泣不得注于大经，血气稽留不得行，故宿昔而成积矣。"指出寒凝气滞，血瘀成积。

水湿不化，聚而成痰，随气流行，外而经络筋骨，内而五脏六腑，结于体表经络则为瘿瘤痰核，结于内脏则为癥瘕积聚。《灵枢·百病始生》认为"津液涩渗，著而不去"致积聚；《灵枢·刺节真邪》提出"津液久留，合而为肠溜"，可见肿瘤的发生与痰凝结聚有关。朱丹溪所著《丹溪心法·痰》明确了有形肿物与痰湿之邪的关系，指出"凡人身上、中、下有块者，多是痰"。

"毒邪"是指一切强烈、严重损害机体结构和功能的致病因素，分为外来之毒和内生之毒。前者来源于自然界，如大风苛毒、疫毒等；后者则源于饮食失宜、七情内伤、脏腑功能失调等。外毒致病在上文中已有论述，而毒邪内生与肿瘤关系的提出最早见于《中藏经》，书中指出"夫痈疽疮肿之所作也，皆五脏六腑蓄毒不流则生矣，非独因荣卫壅塞而发者也"。"脏腑蓄毒"的观点拓展了对肿瘤病因病机的认识。

综上，古籍中对肿瘤类病证病因认识包括内在因素、外在因素，其中内在因素包括正气亏虚、脏腑蓄毒、情志失调，而外在因素包括外邪和饮食；对病机的认识主要体现在正气亏虚、气滞血瘀、痰湿结聚、毒邪内蕴四方面。典籍中的记载对后世对于肿瘤病因病机的认识和发展有着重要的指导意义。

参考文献

［1］李和根,吴万垠.中医内科学·肿瘤分册[M].北京:人民卫生出版社,2020:12-15.

［2］周岱翰.临床中医肿瘤学[M].北京:人民卫生出版社,2003:22-32.

［3］李雁,朱为康.中医肿瘤临证精编[M].北京:人民卫生出版社,2020:3-5.

［4］张军力,饶燮卿,花宝金,等.先秦两汉时期中医古籍肿瘤防治认知源流述要[J].北京中医药,2018,37(12):1198-1203.

［5］孙静宜,李泉旺,胡凯文,等.金元时期中医古籍肿瘤防治认知源流述要[J].北京中医药,2018,37(12):1203-1206.

［6］池志恒.中医对恶性肿瘤病因病机认识的历史演进[D].南京:南京中医药大学,2018:5.

［7］梁燕凯,路夷平,吕培文,等.明清时期中医古籍肿瘤防治认知源流述要[J].北京中医药,2018,37(12):1207-1211.

第4问　古代医籍对肿瘤类病证的治则方药有何描述?

　　古籍中关于肿瘤类疾病的治疗原则的论述奠基于先秦,《素问·至真要大论》中所提出的"坚者削之""客者除之""结者散之""留者攻之"治则至今仍具有临床指导意义,并提出应用"毒药"应中病即止,即《素问·六元正纪大论》所云"大积大聚,其可犯也,衰其太半而止,过者死"[1]。金元时期,刘完素倡导火热病机,寒凉用药以治疗火热病;罗天益的《卫生宝鉴》首倡"养正积自除",重视本虚致病,强调扶正培本消积;李东垣开创补土派,强调后天脾胃之气的作用,较为系统地提出了肿瘤扶正培本为主,祛邪为辅,佐以饮食起居调摄的综合治疗思路[2]。明代张景岳云:"总其要不过四法,曰攻、曰消、曰散、曰补。"提出攻消散补治则,并强调"积聚渐久,元气日虚……只宜专培脾胃以固其本"。李中梓等医家倡导分期论治与攻补兼施治则,《医宗必读》在分期论治基础上提出分初、中、末三期治疗,初者任受攻,中者任受且攻且补,末者则任受补,明确提出攻补兼施治则用于各类肿瘤[3]。

　　古籍中记载的针对肿瘤的治法多以内治为主,还有部分针灸、手术治疗的记载。《黄帝内经》中提出了瘤病用针灸治疗,《灵枢·九针论》曰:"四时八风之客于经络之中,为瘤病者也,故为之治针,必筒其身而锋其末,令可以泻热出血,而瘤病竭。"东汉名医华佗更是开创了人类手术治疗内脏肿瘤的先河,《后汉书·华佗传》记载:"乃令先以酒服麻沸散,既醉无所觉,因刳破腹背,抽割积聚。"[1]金元时期张从正提出"达""发""夺""泄""折"五法治疗积聚,朱丹溪则从"痰瘀"论治积病[2]。清代诸多医家倡导"理气解郁"法治疗癥瘕积聚,清代何梦瑶《医碥·积聚》云:"气聚,证必肚腹膨胀,时痛时止,得暖即宽,旋复痛,游走攻刺,宜木香、槟榔、枳壳、牵牛之类,不可下。"叶天士扶正倡导顾护胃阴,临证使用益胃汤治疗胃阴不足病证,并提出久病入络的学术观点,促进后世肿瘤防治理论的发展[3]。

张仲景拟定的治疗虚劳、疟母、妇人癥病的大黄䗪虫丸、鳖甲煎丸、桂枝茯苓丸等方剂至今仍为治疗肿瘤的常用方药。隋唐时期,中医治疗肿瘤疾病的经验趋于成熟,唐代孙思邈的《千金翼方》中记载了许多治疗肿瘤的方药,其中有专治固冷、积聚、腹痛、肠坚的中药45种,治癖积方剂14首,矿物药和虫类药也有较多记载,尚载有以"鹿靥"即梅花鹿之甲状腺治疗瘿瘤的记载,为肿瘤内分泌治疗之先河,对后世具有指导意义[1]。

以《太平圣惠方》《太平惠民和剂局方》《圣济总录》等为代表的官修方书则反映了宋代以前中医对肿瘤方面的认识。《太平圣惠方》记载了30余类治疗肿瘤类病证的方剂,包括治虚劳积聚诸方、治虚劳癥瘕诸方、治肝积气诸方、治心积气诸方、治脾积气诸方、治肺积气诸方等[2]。金元时期的李东垣在《脾胃论》中创立的枳术丸、橘皮枳术丸,以及在《兰室秘藏》中创立的通幽汤,均可用于痞满和噎膈的治疗,临床至今仍常用于消化系统肿瘤的防治。

参考文献

[1] 张军力,饶燮卿,花宝金,等.先秦两汉时期中医古籍肿瘤防治认知源流述要[J].北京中医药,2018,37(12):1198-1203.

[2] 孙静宜,李泉旺,胡凯文,等.金元时期中医古籍肿瘤防治认知源流述要[J].北京中医药,2018,37(12):1203-1206.

[3] 梁燕凯,路夷平,吕培文,等.明清时期中医古籍肿瘤防治认知源流述要[J].北京中医药,2018,37(12):1207-1211.

第 5 问 "正气存内,邪不可干""邪之所凑,其气必虚""积之成也,正气不足,而后邪气踞之"的论述对肿瘤发病和治疗有何指导意义?

"正气存内,邪不可干"出自《素问·刺法论》,原文为"黄帝曰:余闻五疫之至,皆相染易,无问大小,病状相似,不施救疗,如何可得不相移易者? 岐伯曰:不相染者,正气存内,邪不可干,避其毒气,天牝从来,复得其往,气出于脑,即不邪干"。意思是黄帝说:五疫发病都可互相传染,不论大人小孩,症状都一样,若不治疗怎么能使它不相传染呢? 岐伯说:五疫发病而不受感染的,是由于正气充实于内,邪气就不能侵犯,还必须避其毒气,邪气自鼻而入,又从鼻而出,令正气从脑部通达,所以邪气不能侵犯。"邪之所凑,其气必虚"出自《素问·评热病论》,原文为"岐伯曰:邪之所凑,其气必虚。阴虚者阳必凑之,故少气时热而汗出也,小便黄者,少腹中有热也",意思是邪气之所以能够侵犯人体,是由于其正气先虚。肾脏属阴,风邪属阳。肾阴不足,风阳便乘虚侵入,所以呼吸少气,时时发热而汗出。小便色黄,是因为腹中有热。"正气",是指人体的功能活动(包括抗病能力、康复能力)及其物质基础,"正气存内"是对正气具有抗病、祛邪、调节、修复及对外环境适应等能力的概括;"邪气",即"不正之气",泛指一切致病因素,如六淫、疫气、痰饮、瘀血等。"正气存内,邪不可干"强调了正气盛衰在疾病发生中的决定性作用,也阐释了正邪在发病中的辩证关系,若正气虚弱不能抵御邪气则疾病丛生,即《灵枢·口问》所言"邪之所在,皆为不足"[1]。

《医宗必读·积聚篇》曰:"积之成也,正气不足,而后邪气踞之,如小人在朝,由君子之衰也。正气与邪气势不两立,若低昂然,一胜则一负,邪气日昌,正气日削,不攻去之,丧亡从及矣。"原文意思是,积聚的形成是因为正气不足,随后邪气占据其位,就像小人在朝廷中掌权,是由于君子的衰落所致。这句话强调了正气与邪气之间的对立关系,正气虚弱时,邪气就会趁机侵入并占据主导地位,导致疾病的发生和发展。《医宗必读》传承了《黄帝内经》对于肿瘤形成的病因病机思路,认为肿瘤的产生是由于人体正气虚弱,阳气亏虚,气血凝滞,加之外感风寒湿等邪气凝聚不散,正气祛邪无力,邪气盘踞,久而久之则产生积聚[2]。

这两段论述对于肿瘤的发病、治疗、预防均具有非常重要的指导意义。首先,两者都强调了人体正气在疾病发生、发展过程中的重要性。肿瘤的发生与正虚有着密切的关系,在正虚的条件下,内外合邪,毒邪留滞,极易形成肿块,致肿瘤发生。其次,这两段论述阐明肿瘤的发生、发展过程是邪正斗争的过程,正胜则邪退,邪胜则病进,提示在肿瘤的治疗中各种祛邪手段(手术、放疗、化疗等)可以清除或控制肿瘤的生长,但同时也对人体的正气造成了一定的损伤,治疗中必须注重保护和扶助正气,以提高抗病能力即维护患者的免疫功能。此外,这两段论述还强调了预防疾病的重要性。《素问·评热病论》曰:"邪之所凑,其气必虚。"人体正气是决定疾病是否发生发展的关键因素,所以顾护正气,在肿瘤的预防中也发挥着关键的作用,"正气存内,邪不可干"对肿瘤预防的意义在于强调了增强正气、避免邪气侵袭的重要性。通过合理的生活方式、饮食习惯、体育锻炼及避免接触有害物质等措施,可以提高人体的正气,从而达到预防肿瘤的目的。从现代医学的角度来看,增强机体免疫功能也是预防肿瘤的有效方法之一,这与《素问·刺法论》中的"正气存内,邪不可干"理论不谋而合。

参考文献

[1] 王翠玉.《内经》关于肿瘤病的理论研究[D].济南:山东中医药大学,2017:16.
[2] 郭宇轩,曾柏荣,王理槐.《医宗必读》攻补兼施法对肿瘤证治的贡献[J].河北中医,2021,43(1):147-150.

第 6 问　如何理解肿瘤是一种"本虚标实"的病证?

肿瘤的"本虚标实"是针对其病理属性而言,而本质上是对其病因病机的认识。何为肿瘤之"本"? 正虚为本;何为肿瘤之"标"? 邪实为标。中医对恶性肿瘤本虚标实的病机认识古今论述颇多,不同医家对本虚和标实属性认识的角度与侧重点不尽相同,但多数医家认为恶性肿瘤是由于正气虚弱,阴阳失调,气血运行失常,脏腑功能失调等所致,是一种因虚致病、因虚致实,全身属虚、局部属实之病证[1-2]。从以下几方面思考有助于更好地理解肿瘤"本虚标实"的病机特点。

(1)从发病来看:正气内虚、脏腑功能失调,是肿瘤发病的内在因素,由于人体正气虚损,以致邪毒乘虚而入,蕴聚于经络、脏腑,使得机体阴阳失衡,脏腑功能失调,导致气滞、血瘀、痰凝、毒聚的病理变化,并相互胶结,日久形成肿瘤,表现为局部的实体肿块,则被视为"标实"。

(2)从疾病进程来看:随着肿瘤病程的演进,肿瘤对机体的消耗日益加重,正气逐渐耗损,导致气血阴阳虚损、脏腑功能衰竭。疾病初期以气滞、血瘀、痰结、湿聚、热毒等实证为主;中晚期患者病势也日益加重,邪愈盛而正愈虚,癌瘤耗伤气血津液,多出现气血亏虚、阴阳两虚等病机转变,病情变得错综复杂,"本虚标实"病机特点凸显。

(3) 从临床表现来看:肿瘤患者在疾病过程中,往往出现虚证的表现,如神疲乏力、自汗盗汗、气短喘促、食欲不振、口干咽燥、失眠多梦、畏寒怕冷等。同时,肿瘤的实体瘤灶、转移和侵袭也会产生相应的实证症状,如胸闷、腹胀、疼痛等气滞症状,痛有定处、肌肤甲错、面色晦暗、舌质暗有瘀斑、脉涩等血瘀症状,身体沉重、咳喘咯痰、胸闷痞满、眩晕昏冒等痰湿水饮症状,持续低热、口干口苦、烦躁咽干,甚则高热、神昏、抽搐等热毒症状。这些表现都符合"本虚标实"的特点。

参考文献

[1] 刘嘉湘.实用中医肿瘤手册[M].上海:上海科技教育出版社,1996:3-4.
[2] 池志恒.中医对恶性肿瘤病因病机认识的历史演进[D].南京:南京中医药大学,2018:44.

第 7 问　在临床实践中如何权衡"扶正"与"祛邪"?

基于肿瘤全身属虚、局部属实的病机特点,扶正和祛邪已成为中医肿瘤的基本治疗方法。扶正针对正虚之本,祛邪着眼于邪实之标,两者虽截然不同,但并不矛盾,而是相反相成、相互为用的辩证统一关系。扶正有助于祛邪外出,即"养正积自除";祛邪则可消除体内各种病理产物和外邪使正气恢复,即"邪去正自安",正确处理好"扶正"与"祛邪"的辩证关系是取得良好疗效的关键[1]。

中医的扶正法不同于一般西医的"支持疗法",也不等同于老百姓讲的"吃补药",而是有针对性地补益虚损,扶正治疗可以贯穿疾病全过程。祛邪法是以软坚散结、清热解毒、活血化瘀,以及以毒攻毒等中药攻邪杀瘤的方法,广义而言,还包括手术、放疗、化疗等西医治疗方法[1]。

在疾病的发生发展过程中,正邪之间的关系是动态演变的,并决定了疾病的转归,因而扶正与祛邪之间的关系也是动态变化的,在肿瘤不同演进阶段及不同治疗阶段应根据邪正的盛衰调节好扶正与祛邪的权重。肿瘤初期,邪浅且正虚不明显,多以祛邪为主,即祛除癌毒法,正如《医学心悟》所言"当其邪气初客,所积未坚,则先消之而后和之"。随着病情发展,中期患者邪实较重且正气已虚,此时应攻补兼施,既扶助正气,又祛除癌毒。若肿瘤至晚期,正气大衰,不任攻伐,则当以扶正为主,稍佐以祛邪抗瘤之药物[2-3]。例如,肿瘤患者手术或放化疗后,机体受到一定程度的损伤,术后和巩固期患者治疗应以扶正补虚为主,兼顾祛邪。

当然,也不必拘泥于早期用攻,中期攻补兼施,晚期用补法。要根据不同肿瘤患者,在不同疾病阶段的不同体质特点,选择相应的治疗方法,关键在于谨守病机,抓住疾病演变过程中的主要矛盾和矛盾的主要方面,分清正虚和邪实的主次关系,把握好扶正而不助邪,祛邪而不伤正的原则,准确辨证,灵活用药。处理好扶正与祛邪的关系,使扶正与祛邪有机结合,才能紧紧掌握治疗肿瘤的主动权。

参考文献

[1] 田建辉,刘嘉湘.刘嘉湘恶性肿瘤攻邪法度探讨[J].中医杂志,2017,58(2):104-107.

[2] 王学谦,邹剑铭,张英,等.林洪生扶正祛邪法治疗恶性肿瘤学术思想初探[J].北京中医药,2015,34(9):697-699.

[3] 于彬,顾恪波,王逊,等.孙桂芝治疗恶性肿瘤学术思想浅析[J].北京中医药,2017,36(10):909-912.

第 8 问 《黄帝内经》中"衰其大半而止"理论在恶性肿瘤治疗中有何指导意义?

《素问·六元正纪大论》云:"黄帝问曰:妇人重身,毒之何如? 岐伯曰:有故无殒,亦无殒也。帝曰:愿闻其故何谓也? 岐伯曰:大积大聚,其可犯也,衰其大半而止,过者死。"原文意思是妇女妊娠期如需要用攻伐的药物,只要有应攻伐的病证存在,孕妇和胎儿也不会受到伤害;孕妇有积聚病证还是可以攻伐的,但要在积聚病衰减大半的时候就停止攻伐,攻伐太过会导致患者死亡[1]。"衰其大半而止"提示我们在肿瘤治疗时可以攻伐,但要时时顾护正气[2]。

肿瘤多为虚实夹杂之证,但在各个发展过程中,邪正双方力量对比的状态是不同的。"衰其大半而止"理论正是中医处理邪正关系的体现,将它引入恶性肿瘤的治疗中,可以指导扶正和祛邪的先后主次及对时机的把握。其所谓"衰大半",可理解为实邪作为主要矛盾,已被有效化解,暂时退居于次要矛盾。与之相对的原来的次要矛盾,正气虚弱则上升为主要矛盾,治疗重点亦应随之转变,变攻逐邪气为扶助正气[3]。同时,也提醒我们在肿瘤治疗过程中对祛邪的把握要有度,治疗不能"以瘤为本",只见局部不见整体,而应强调整体,"以人为本、人瘤共存""治病留人"。在化疗、放疗等现代医学对抗性手段治疗肿瘤过程中,更要贯彻"衰其大半而止,不可过度,过则反伤正气"的治疗准则,根据患者的具体病情,恰当运用抗癌缩瘤手段,既杀灭或抑制肿瘤细胞,又尽量减少药物对人体正气的损伤,做到"邪去正安""中病即止",这样才能收到预期的疗效,提高患者的生活质量,延长其生存期。这也是"衰其大半而止"理论在肿瘤治疗中的指导意义所在。

参考文献

[1] 张登本,孙理军.全注全译黄帝内经[M].北京:新世界出版社,2008:466.
[2] 张远哲.《内经》"衰其大半而止"理论在临床治疗肿瘤中的应用研究[D].成都:成都中医药大学,2015:15-16.
[3] 苏洁.《内经》"衰其大半而止"详解[J].中医研究,2002,15(5):4-5.

第 9 问 中医药治疗肿瘤有哪些治则治法?

辨证论治是中医的精髓,也是中医治癌的大法。辨证就是通过望、闻、问、切的四诊方法所得到的症状、体征、舌苔、脉象等资料,以中医理论为指导,进行整理、归纳、分析,辨明肿瘤的病因、病机、所属脏腑、患者阴阳气血的盛衰、脏腑经络的虚实,从而制订治疗方案[1]。从中医的整体观念来看,肿瘤是全身性疾病的局部表现,通常全身属虚,局部属实,虚为病之本,实为病之标。因此,在辨证论治的前提下,要注重辨证与辨病结合、局部与整体结合、扶正与祛邪结合的"三结合"法则,可进一步提高临床疗效。中医肿瘤的治法可分为扶正法和祛邪法两大类。

1. 扶正法

扶正法是一种用扶助正气、培植本元的药物调节人体阴阳、气血和脏腑经络生理功能,提高机体抗病能力,增强免疫功能,从而达到强壮体质,缓解病情,抑制肿瘤发展,延长生命甚至治愈的一种治疗方法,应用于各种正气虚损的证候。癌症是一种慢性消耗性疾病,在疾病的不同阶段,绝大多数患者会出现不同程度的气、血、阴、阳亏损,通过益气、补血、滋阴、温阳的扶正法治疗能有效改善患者的症状,恢复脏腑经络的生理功能,提高自身的免疫功能和抗病能力,从而达到缓解病情,延长生存期,甚至治愈疾病的目的。常用的扶正法有益气健脾法、养阴生津法、温阳补肾法、滋阴补血法[1-2]。

(1)益气健脾法:主要针对脾气虚证患者,临床可见神疲乏力、气短自汗、纳少便溏、舌淡或胖有齿痕、苔白、脉沉细无力等表现,是肿瘤患者较为常见的证候。选方如四君子汤、参苓白术散、补中益气汤等,常用药物有黄芪、人参、党参、太子参、白术、茯苓、山药、甘草等。

(2)养阴生津法:主要针对阴虚内热证患者,多见于放疗、热疗、化疗等治疗后,也可由于癌毒亢盛或高热伤阴所致,症见午后潮热、手足心热、盗汗骨蒸、口干咽燥、心烦失眠、大便干结、舌红、苔少或舌光无苔、脉细数。方选沙参麦冬汤、增液汤等。临证常配伍清热泻火之品,可选择大补阴丸、知柏地黄丸等,代表药物有南沙参、北沙参、西洋参、生地黄、天冬、麦冬、玄参、川石斛、玉竹、天花粉、龟甲、鳖甲、知母、黄柏等。

(3)温阳补肾法:主要针对肾阳亏虚证患者,症见神疲气衰、畏寒肢冷、气短喘促、面色苍白、腰膝酸冷、小便清长、大便溏薄、舌淡胖苔白、脉沉迟无力,多见于极度消耗的晚期肿瘤患者。选方如肾气丸、右归丸等,代表药物有肉桂、熟附片、淫羊藿、仙茅、巴戟天、肉苁蓉、菟丝子、补骨脂、鹿角片等。

(4)滋阴补血法:主要针对阴血亏虚证患者,临床可见神疲气短、头晕心悸、夜寐不安、面色萎黄、唇甲苍白、舌淡苔白、脉细无力等表现,常见于肿瘤晚期恶病质或放疗、化疗后引起造血功能障碍者,临证常配伍补气、行血之品。选方如人参养荣汤、归脾汤等,代表药物有当归、鸡血藤、枸杞子、熟地黄、龙眼肉、阿胶、龟甲胶、制首乌、大枣、紫河车等。

2. 祛邪法

祛邪法主要用于肿瘤以邪实为主的证候,临床应分清痰凝、毒聚、气滞、血瘀的不同,分别或联合使用[1-2]。

(1)活血化瘀法:适用于肿瘤有血瘀证者。临床常表现为局部的肿块、痛有定处、肌肤甲错、舌质青紫或暗或有瘀斑瘀点或舌下有青紫斑点、脉弦细或涩等。常用药物有三棱、莪术、川芎、丹参、鬼箭羽、王不留行、地鳖虫、赤芍、桃仁、红花、当归、石见穿、蒲黄、五灵脂、水红花子、乳香、没药、水蛭、喜树、斑蝥、全蝎、蜈蚣等。

(2)清热解毒法:适用于邪热壅盛者。临床主要表现为发热、肿块增大、局部灼热肿痛、口渴、小便黄赤、大便秘结或黄疸、舌质红或红绛、苔黄、脉数等。常用药物有白花蛇舌草、半枝莲、石上柏、龙葵、重楼、蛇莓、山豆根、苦参、白毛藤、夏枯草、土茯苓、天葵子、鱼腥草、冬凌草、猪殃殃、紫草、臭牡丹、青黛、野葡萄藤、藤梨根、菝葜、墓头回、苍耳草、狗舌草、黄连、黄芩、黄柏、八角莲、水杨梅根、凤尾草等。

(3)化痰软坚法:适用于局部肿块、淋巴结肿大等一切痰凝结块之证。临床常用药物有瓜蒌皮、夏枯草、海藻、昆布、生牡蛎、海带、皂角刺、瓦楞子、山慈菇、天南星、黄药子、泽漆、蒟蒻、半夏、僵蚕、猫爪草、海蛤壳、硇砂、柘木等。

(4)理气降逆法:适用于各种气滞或气逆证。临床主要表现为胸闷、胸胁胀痛、胃脘及腹部胀痛、吞咽困难、咳嗽气急、嗳气、呃逆、呕恶、乳房作胀、里急后重、苔薄白、脉弦滑或弦细等。临床根据病因及气滞的脏腑、部位,选用不同的方药。脾胃气滞常用木香、砂仁、枳壳、厚朴、陈皮、预知子、枸橘、玫瑰花、娑罗子、豆蔻等;少腹气滞,可选乌药、沉香曲、枳实、槟榔、柴胡;胃气上逆,可选旋覆花、赭石、丁香、降香、柿蒂、紫苏梗;肝郁气滞,可选柴胡、香附、青皮、川楝子、延胡索、绿萼梅等;肺气上逆,可选紫苏子、紫菀、枇杷叶等。

参考文献

[1] 刘嘉湘.实用中医肿瘤手册[M].上海:上海科技教育出版社,1996:4-7.

[2] 李和根,吴万垠.中医内科学·肿瘤分册[M].北京:人民卫生出版社,2020:28-30.

第10问 中医药治疗恶性肿瘤的方式有哪些?

中医药治疗恶性肿瘤的手段主要包括药物治疗和非药物治疗两大类,药物治疗有中药汤剂及中成药口服、中药注射剂治疗、中药外治,非药物治疗包括针灸治疗、导引功法、音乐治疗。为提高疗效,临床多采用多种手段的中医综合治疗。

中药口服汤剂治疗强调辨证论治,根据患者病情和体质情况予以个体化的治疗,中药汤剂的优点是针对性强,可随病情变化及时调整,可长期服用。随着中药制剂的创新发展,目前个体化中药处方可根据需要制成汤剂、颗粒剂、丸剂。此外,可针对不同部位、不同性质的恶性肿瘤,选择相应的中成药口服,中成药种类繁多,需根据患者个体情况辨病辨证用药。

中药注射剂治疗是在中医理论指导下,采用现代科学技术与方法,从中药、天然药物的单方或复方中提取有效物质制成的可供注入人体的灭菌制剂。与传统中药剂型相比,中药注射剂静脉用药,生物利用度高、作用迅速、疗效确切,在肿瘤患者的治疗上有一定的优势。根据药物组成分类,可将中药注射剂分为单方和复方。单方注射液即由一味中药或中药提取物制备的注射剂,如康莱特注射液、人参多糖注射液、黄芪多糖注射液、香菇多糖注射液、斑蝥酸钠注射液、榄香烯注射液、鸦胆子油乳注射液、华蟾素注射液、消癌平注射液、蟾酥注射液等。复方注射液是在中医辨证理论及中药配伍规律的指导下,以两味及以上的中药为处方制备而成。按处方主要药物分类,可分为以祛邪药物为主(如复方苦参注射液)、以扶正药物为主(如参芪扶正注射液)及祛邪与扶正兼顾(如艾迪注射液)三种类型。抗肿瘤中药注射剂有稳定或缩小肿瘤,改善症状,对放化疗的增效、减毒,提高机体免疫等作用。中药注射制剂也有一定的不良反应,如过敏反应、皮肤损害、消化系统不良反应等,因此临床应重视中药注射剂的合理使用,掌握用药指征、用法用量、溶媒选择、滴注速度、联合用药等,并加强用药监护,以避免或减少不良反应的发生,保障患者用药安全[1]。

中医外治法是在中医基础理论指导下,将中药作用于皮肤、孔窍、经络、腧穴等部位,发挥疏通经络、调节气血、扶正祛邪等作用的治疗方法,具有简、便、廉、效、验的独特优势,在恶性肿瘤临床诊治中独具特色[2]。传统的中药外治法包括中药敷贴、中药熏洗、中药灌肠、中药含漱等。现代中医肿瘤外治法包括中药雾化吸入法、穴位注射法、中药离子导入法、超声药物导入法、中药介入法、腔内注射法等[3]。中医外治法在改善肿瘤患者生活质量、调整免疫状态、延长总生存期等方面有一定的优势,如在改善术后并发症、缓解化疗后副作用、减轻放射性相关损伤、缓解癌痛、治疗恶性胸腔积液和腹水等方面均有确切疗效[2,4]。

针灸作为一种基于经络腧穴理论的外治手段,通过针刺和艾灸刺激穴位,调节气血运行,达到辅助治疗肿瘤的目的。针灸在肿瘤防治的过程中能够发挥全疗程、多靶点的综合作用,可以通过抗炎效应控制各组织内的癌前病变,缓解癌痛、癌因性疲乏等全身和局部的症状,对放化疗有增效减毒作用,可以促进术后患者康复[5]。

导引是功法的总称,是结合了呼吸运动(导气)和肢体运动(引体)的中国古代的养生功法,导引术以阴阳、气血、脏腑、经络及筋骨为机体基础,顺应天时地利,结合精神意识,引动内外之气,使机体内气血调和,达得"阴平阳秘,精神乃治"。导引功法包括动、静两方面,动功如太极拳、八段锦、易筋经、五禽戏、二十四节气养生法等,静功如六字诀、站桩、静坐等。有研究显示,太极拳、八段锦、五禽戏等能改善肿瘤患者的临床症状、生活质量、免疫功能,六字诀功法可改善肺癌手术患者的肺功能、减轻乳腺癌患者的焦虑抑郁情绪[6]。导引具有疏通人体气血经络、扶正固本等功效,对肿瘤防治具有重要的临床意义。

音乐治疗是治疗师使用各种形式的音乐帮助患者改善心理状态的一种系统的干预过程。音乐疗法可以有效缓解肿瘤患者抑郁状态,提高睡眠质量和生活质量。五行音乐属于中国传统音乐的范畴,起源于《黄帝内经》,是在中医阴阳五行、脏腑经络理论指导下,根据宫、商、角、徵、羽五种音调与脏腑、情志对应关系进行治疗的中医特色方法[7]。多项研究显示,五行音乐能改善恶性肿瘤患者的生存质量,对缓解肿瘤相关抑郁状态有积极作用[7-8]。

中医综合治疗是指多种中医治疗手段的联合,包括中药口服、中药静脉制剂输注、中药外治、非药物治疗等,国内已完成多项以中医综合治疗方案为主的多中心、大样本、前瞻性研究,探索和评价中医综合治疗的价值,优化综合治疗方案的选择[9-13]。刘苓霜等采用前瞻性随机对照研究,运用中药汤剂联合中药静脉制剂及穴位贴敷的中医综合方案维持治疗晚期非小细胞肺癌,发现中医综合方案维持治疗的疗效与化疗维持作用相当。

参考文献

[1] 董子洵,冯佳佳,常佳慧,等.中药注射剂在肿瘤领域的应用研究[J].中国研究型医院,2019,6(5):14-22.

[2] 杨群柳,全建峰.中医外治法治疗恶性肿瘤及其相关病症的研究进展[J].江苏中医药,2022,54(2):77-81.

[3] 李忠.中医肿瘤外治学[M].北京:中国中医药出版社,2020:26-33.

[4] 李建波,霍炳杰,张洁,等.中医外治法在恶性肿瘤综合治疗中的应用与思考[J].中华中医药杂志,2023,38(6):2800-2802.

[5] 刘文浩,何怡瀚,张海波,等.针灸在肿瘤防治中的应用与研究[J].中医肿瘤学杂志,2023,5(1):1-6.

[6] 陈浩然,刘浩,代金刚.中医导引术预防和辅助治疗肿瘤的相关研究进展[J].中医药学报,2021,49(3):92-95.

[7] 廖娟,叶晓婉,曹栋,等.中国传统音乐疗法对肿瘤相关抑郁状态的影响系统评价和荟萃分析[J].世界科学技术-中医药现代化,2023,25(1):331-340.

[8] 吴燕,陈梅,李珲.基于《黄帝内经》五行音乐疗法改善脏腑恶性肿瘤生存质量的效果研究[J].中国医药科学,2023,13(15):86-89.

[9] 王学谦,郑佳彬,关靓,等.中医综合治疗方案对肺癌术后患者生命质量及心理状态干预的临床研究[J].世界中医药,2020,15(3):450-453.

[10] 王学谦,侯炜,郑佳彬,等.中医综合治疗方案维持治疗晚期非小细胞肺癌的多中心、大样本、前瞻性队列研究[J].中医杂志,2020,61(8):690-694.

[11] 刘苓霜,沈丽萍,姜怡,等.中医综合方案维持疗法对晚期非小细胞肺癌患者生存期的影响[J].中国中西医结合杂志,2014,34(5):526-530.

[12] 沈丽萍,刘苓霜,姜怡,等.中医综合方案维持治疗晚期非小细胞肺癌患者改善生活质量的临床疗效研究[J].中华中医药学刊,2014,32(7):1677-1681.

[13] 姜怡,刘苓霜,李春杰,等.中医综合方案维持治疗晚期非小细胞肺癌对疾病进展时间和生活质量的影响[J].中国中西医结合杂志,2011,31(10):1311-1316.

第 11 问 如何对肿瘤患者进行辨证治疗?

证是疾病发生发展过程中的病因、病位、病性,以及邪正斗争强弱等各方面情况的病理概括。根据四诊合参所获取的资料,对疾病的病因(内伤、外感等)、病位(表、里、脏、腑等)、病性(寒、热等)、病机(虚、实等)、病势(邪正盛衰、疾病发展趋势等)、患者体质,以及患病时季节气候与周围环境等因素进行概括总结所得[1]。

中医辨证论治肿瘤,应从整体观念出发,将四诊所收集的资料进行综合分析,运用病因辨证、八纲辨证、脏腑辨证、经络辨证等理论,辨清疾病的病因病机、性质、部位及邪正之间的关系,概括判断为某种性质的证候,以此确定相应的治疗原则和方法。辨证时遵循"辨脏腑以定病位、辨病因病机以定治法、辨虚实以定攻补"的原则,知常达变,精准辨证,灵活用药[2]。

"虚""痰""瘀""毒"是肿瘤病机之关键,需根据主症舌脉准确辨之。

正虚当辨明气血阴阳。气虚主要表现为神疲乏力,面色㿠白,语言低微,气短,自汗,纳少便溏,脉弱无力,舌质淡或胖,有齿痕,舌苔薄白等;阴虚主要表现为口燥咽干,手足心热,午后潮热,盗汗,心烦失眠,大便艰行,舌质红,少苔或舌光无苔,脉细数无力;血虚主要表现为头晕,目眩,心悸,失眠,面色萎黄,唇甲苍白,腰酸,疲乏无力,脉细,舌淡白;阳虚主要表现为畏寒,肢冷,腰膝酸软,神疲乏力,少气懒言,气短而喘,面色苍白,小便清长,大便溏薄,舌质淡胖,苔薄白,脉沉细[3]。

"痰"可分为有形之痰和无形之痰。有形之痰多表现为有形的肿块、淋巴结肿大等。无形之痰因其所在部位不同而有各种表现,如痰滞于肺,可见咳喘咯痰;痰迷于心,可见胸闷心悸,神昏癫狂;痰停于胃,可见恶心呕吐,痞满不舒;痰饮上犯于头,可使眩晕昏冒;痰气凝结咽喉,可致咽中梗阻如有异物。

血瘀临床主要表现为肿块,痛有定处,肌肤甲错,舌质青紫或暗,或有瘀斑、瘀点或舌下有青紫斑点或静脉怒张,脉象弦细或涩。

热毒的主要临床表现为发热,局部灼热肿痛,口渴,小便黄赤,便秘或便溏泄泻,舌质红绛,苔黄,脉数等。毒邪内蕴,郁而化热,常表现为持续低热或局部皮肤温度升高,口干口苦,烦躁咽干等;若热入营分,可见高热,烦躁,皮下瘀斑,甚则出现神昏、抽搐,舌红绛,苔焦黄,脉细数;毒热内蕴,久则耗伤阴液,证见低热不退,午后潮热或心烦不寐,盗汗,口干,舌红少苔,甚则舌红无苔,脉沉细数。热毒壅盛灼及脏腑,表现为肺热、心火、肝胆郁热、胃热、大肠热、膀胱湿热等,如心火盛则见口糜舌疮等;肝胆实热则口苦烦躁,舌红苔黄,脉滑大数,胁痛目赤;胃有积热常见牙肿疼痛,口气热臭,口干舌燥,舌红苔黄,脉滑大数;大肠热毒伤于血分,出现湿热痢;膀胱湿热则小便淋痛[3]。

参考文献

[1] 吴万垠.中医肿瘤诊疗中的诊断、辨病、辨证与辨症[J].中国中西医结合杂志,
2018,38(2):156-158.

[2] 崔艺馨,陈格格,王海明.中医辨病与辨证结合治疗恶性肿瘤模式谈[J].现代肿
瘤医学,2022,30(13):2483-2486.

[3] 周岱翰.临床中医肿瘤学[M].北京:人民卫生出版社,2003:37-40.

第 12 问　如何对肿瘤患者进行辨病治疗?

"病"是对疾病全过程特点与规律的概括,肿瘤疾病有其自身的特点和发生发展规律。辨病治疗是根据肿瘤特定的致病因素、病变的部位、性质、病理类型、病期、病理演变和预后转归等特性[1],明确病名并选择针对性较强的药物进行治疗。如何进行肿瘤的辨病治疗呢? 临床辨病思维包括辨病因、辨病位、辨病性、辨病机、辨病势,同时蕴含着对于现代医学发病、病理的理解[2]。

一要辨病位。不同部位的肿瘤,根据现代药理实验和临床经验选用不同的软坚散结、清热解毒、理气化瘀等祛邪中药以消除病理产物,提高对病灶的控制。例如,肺癌常用石上柏、石见穿、白花蛇舌草、重楼、蜀羊泉等;胃肠肿瘤常用大血藤、野葡萄藤、藤梨根、菝葜、苦参、凤尾草等;肝癌常用岩柏、马兰根、半枝莲、漏芦、白花蛇舌草、龙胆草、重楼等;脑癌常用蛇六谷、胆南星、天葵子、夏枯草、海藻、生牡蛎等;乳腺癌常用蒲公英、半边莲、威灵仙、蜂房、王不留行、皂角刺等[3]。

二要辨病理类型。现代药理学研究显示,天然植物红豆杉中紫杉醇及其衍生物治疗可以使乳腺癌细胞分裂阻滞于分裂中期;吴茱萸碱对胃黏液腺癌细胞的生长有抑制作用,并可诱导细胞凋亡。我们不仅通过病理检测和免疫组化对肿瘤恶性程度、转移复发规律进行了客观判断,也有越来越多的证据显示免疫组化和中医辨证分型有一定的相关性,并可据此有针对性地选用相应的药物以提高控瘤疗效。

三要辨肿瘤分期。肿瘤早期,无明显乏力等正气不足的表象,治疗要以祛邪为主;晚期,正气虚损明显时,要以扶正为主,祛邪为辅。对于早期根治术后

病情长期稳定的患者,可酌情减少清热解毒、软坚散结、活血化瘀等祛邪之品。反之,单纯中医药治疗者可在辨证口服汤药基础上加用抗肿瘤中成药口服或静脉制剂输注。

四要辨治疗方式。肿瘤患者在不同疾病阶段常接受手术、放疗、化疗、内分泌治疗、靶向治疗、免疫治疗等各种西医治疗手段,需根据肿瘤不同治疗方式下机体产生的规律性反应调整中医辨病治疗策略,如术后患者气虚、气阴两虚多见,化疗后骨髓抑制普遍存在,而靶向治疗后阴虚和热毒表现加重,因而临床需要针对不同治疗方式选择不同治疗药物以提高疗效。

参考文献

[1] 庞博,姜晓晨,朴炳奎,等.肿瘤辨病论治临床思维方法探讨[J].北京中医药, 2020,39(5):397-401.

[2] 崔艺馨,陈格格,王海明.中医辨病与辨证结合治疗恶性肿瘤模式谈[J].现代肿瘤医学,2022,30(13):2483-2486.

[3] 周岱翰.临床中医肿瘤学[M].北京:人民卫生出版社,2003:40.

第13问 中医药治疗肿瘤如何做到辨病和辨证有机结合?

辨病与辨证是总体指导与阶段侧重的关系,是"面"对"点"、"共性"对"个性"的关系[1]。辨病论治要求医者对疾病具有宏观的总体认识,辨证论治要求医者侧重考虑每个患者的体质及功能状态、情志及自身环境等个体差异;辨病论治可解决基本矛盾,辨证论治可解决主要矛盾。辨病与辨证相结合有利于对疾病的全面认识,从而有利于疗效的提高。那么,如何将辨病和辨证有机结合呢?

总的来说,从疾病诊断方面先辨病再辨证,从中医治疗方面应在辨证的基础上结合辨病治疗。每种肿瘤均有一定的临床特点,其病因、病机、传变及预后也都有一定的规律可循,辨病有助于把握疾病的发展规律,并进行针对性的治疗,因此临床应先辨病,明确诊断。由于同一肿瘤在不同发病阶段,或合并不同并发症,其临床症状迥异,临床证型不同,治法也不同,治疗上应先抓住疾病当前的主要矛盾,而辨证就是把握疾病的主要矛盾,故在辨病后尚需辨证。

具体来说,在辨证论治的基础上再结合辨病治疗,选用一些对肿瘤治疗作用比较强的药物;同时,疾病的不同治疗阶段,辨病治疗策略应有所调整,对放疗、化疗中的患者或正气极虚者,清热解毒、软坚散结、活血化瘀之品应酌情选用,或根据病情慎用、少用或不用;如未进行放疗、化疗,正气虚损不明显者,祛邪药的药味药量可以适当增加。这样,既辨证又辨病,使辨证与辨病有机结合,从而进一步提高疗效[2]。肿瘤患者在某些阶段临床症状往往不明显,"无证可辨",此时可以辨病论治为主,而经过手术、放疗、化疗、靶向治疗等或晚期肿瘤出现临床症状明显者以辨证治疗为主。辨证论治和辨病论治相结合也要求临床中做到中西医结合、扬长避短、取长补短。辨证治疗与辨病治疗的权重当根据具体的病情特点灵活把握。

参考文献

[1] 赵庆大,旋静.肿瘤治疗中辨病论治与辨证论治相结合的应用综述[J].解放军医学院学报,2021,42(9):993-996.
[2] 上海市中医文献馆.跟名医做临床·肿瘤科难病[M].北京:中国中医药出版社,2011:158-165.

第14问　在肿瘤发病和治疗不同阶段中医药治疗的策略和方法是什么?

肿瘤从发生、发展到演变是一个不同质的过程,肿瘤患者在癌前病变期、围手术期、随访、姑息治疗四个不同阶段的中医特征有明显差异,中医药治疗时应根据肿瘤的不同治疗阶段采用相应的治疗策略和方法[1]。

1. 癌前病变阶段

肿瘤高危人群、癌前病变患者的机体已处于阴阳失衡状态,此时中医药治疗的策略为调和阴阳,恢复平衡,以消除引起肿瘤发生的致病因素、逆转癌前病变,使肿瘤消于萌发之初,从而达到治未病的目的。例如,慢性萎缩性胃炎、胃上皮内瘤变,是胃癌发生演变过程中一个重要的病理阶段,治疗不及时或者误治易演变为胃癌,中医秉承"未病先防,既病防变"的思想,以整体观念与辨证论治为核心,通过辨证中药治疗,或其他中医特色疗法(针灸、穴位贴敷)可有效缓解症状,延缓或逆转癌前病变[2]。部分肺结节是肺癌的癌前病变,中医通过辨证论治,运用化痰软坚、活血化痰、清热解毒、益气养阴等治法,中药内服联合针刺、艾灸、穴位贴敷等外治法,可延缓控制肺结节的生长进程,使其缩小甚至消失[3]。

2. 围手术期阶段

围手术期是包含手术前、手术中、手术后的一段时间,此阶段的治疗主要包含手术、化疗、放疗,随着精准治疗时代的到来,部分患者可接受靶向治疗、免疫治疗,西医治疗的目的主要是提高手术切除率、降低复发转移风险。此阶段中医药治疗的策略主要为提高患者对化疗、放疗的敏感性,减轻化疗、放疗、靶向治疗、免疫治疗的毒副作用,降低肿瘤术后复发概率,防止转移,促进康复。手术前,患者一般身体状态较好,肿瘤较局限,此阶段病机特点为正强邪不盛,中医治疗应以祛邪为主,多运用清热解毒、软坚散结的药物,辅以扶正,以健脾和胃、气血双补为主。患者经过手术、放疗、化疗后,身体较虚弱,此时的病机特点多为正虚邪弱,中医治疗应以扶正为主,根据气血、阴阳、脏腑进行辨证,多运用补益类中药,辅以清热解毒药清除余毒[4]。具体的中医药治疗方法包括中药汤剂、中成药口服、中药静脉制剂输注、非药物治疗或联合几种手段的中医综合方案治疗。

3. 随访阶段

当肿瘤患者已接受手术治疗或放疗、化疗,缓解后则进入随访阶段,随访阶段患者身体逐渐恢复。此期的病机特点为正复邪少,中医治法以扶正为主,目的是扶助正气,顾护胃气,促使机体尽快康复,提高免疫力,而辅以解毒散结类药物以预防癌毒的复发。

4. 姑息治疗阶段

姑息治疗是对于无法手术切除或术后复发转移的中晚期肿瘤患者进行的抗肿瘤治疗,主要包括化疗、放疗、靶向治疗、免疫治疗,这一阶段的中医治疗策略主要为缓解患者的临床症状,稳定瘤体,提高生活质量,延长生存期。中晚期患者的主要病机特点为邪盛正渐衰,中医治法以扶正与祛邪兼顾,以益气养血、解毒散结为主,同时根据患者不同的西医治疗方式选择中医药治疗方法,如化疗期间以补气养血、健脾和胃、滋补肝肾为主;放疗期间以养阴生津、活血解毒、凉补气血为主;靶向治疗期间以益气养阴、清热解毒为主[5]。

参考文献

[1] 郭勇.中医肿瘤的"四阶段"概念探讨[J].中华中医药学刊,2009,27(2):247-248.

[2] 胡宗轩,常调芳,李美娜,等.中医药治疗逆转慢性萎缩性胃炎癌前病变的研究进展[J].中医临床研究,2022,14(18):117-119.

[3] 陈雨,李媛,庞皓玥,等.肺结节的中医药治疗及临床研究进展[J].现代中西医结合杂志,2022,31(24):3491-3495.

[4] 施云福,郭勇.肿瘤辅助放化疗期中医治则探讨[J].中华中医药学刊,2010,28(11):2416-2417.

[5] 花宝金.中医临床诊疗指南释义·肿瘤疾病分册[M].北京:中国中医药出版社,2015:1-9.

第15问 中医"治未病"思想在肿瘤临床中如何体现?

"治未病"一词最早见于《素问·四气调神大论》:"是故圣人不治已病治未病,不治已乱治未乱。""治未病"是对中医预防医学的高度概括,在临床中具有重要意义,其在肿瘤领域的应用主要包括未病先防、既病防变和瘥后防复三部分,即防癌、防转移、防复发[1-2]。

1. 未病先防

未病先防是肿瘤防治的根本,与肿瘤一级预防相对应,指对肿瘤高危人群及癌前病变者在肿瘤预防层面上进行的全程管控和干预,对降低肿瘤发病率、提高肿瘤整体生存状况至关重要[3]。癌前病变是未病先防的重要部分,恶性肿瘤的发生是一个漫长复杂的病理演变过程,在癌前病变或癌前状态即加以治疗干预,针对不同情况采用相应的治法方药进行干预,有助于控制癌前病变,防止其恶变,如《素问·至真要大论》所云:"坚者削之,客者除之,……结者散之,留者攻之……"肿瘤病早期正气未衰,邪气正盛之时,应及时有效地祛除病邪,减轻对机体的损伤,防止病情的进一步发展。

肿瘤是正邪交争的结果,在正气不足、脏腑功能失调的情况下易于发生肿瘤,在肿瘤尚未发生之前,针对可能导致肿瘤的各种高危因素加以干预,重视精神调摄,加强锻炼,劳逸结合,生活规律,起居有常,并改变不良生活习惯,忌食霉变不洁食物,以维护其正气,延缓或阻止某些癌症的发生,从而降低肿瘤发病率。

2. 既病防变

既病防变是针对已经发生的疾病,防止这些疾病进一步恶化,在肿瘤领域是指对于已经癌变并经确诊的肿瘤,应采取积极的诊断和治疗康复措施,以阻止或延缓疾病进一步恶化发展,即防止转移[4]。

预防肿瘤转移是决定肿瘤患者生存预后的关键。以肺癌为例,大多数患者明确诊断时已是局部晚期或远处转移,失去手术机会,化疗、放疗等治疗虽可暂时控制病灶、缓解症状,但肿瘤的复发与转移又常使治疗失败。晚期肺癌经过一线化疗、放疗或靶向治疗等,邪气被挫,正邪斗争达到短暂的平衡,当正邪之间的平衡稳定被打破之后,即出现肿瘤复发或者进展。在一线治疗后的稳定期运用中医药治疗调节机体脏腑功能和气血阴阳平衡,以实现扶正祛邪,维持肿瘤与人体内环境的动态平衡。多项研究显示,中医药维持治疗可延长无进展生存期,有效降低肿瘤转移率,延长带瘤生存期。

3. 瘥后防复

瘥后防复是指疾病在稳定或病愈之后,要注意预防疾病复发及可能造成的后遗症[2]。对于恶性肿瘤而言,早、中期恶性肿瘤经过根治手术或规范的放化疗后,可达到病灶消失、完全缓解,但是仍有一定的复发率,肿瘤一旦复发直接影响患者的预后。因此,在“治未病”之瘥后防复思想指导下,根治术后患者仍可接受中医药为主的干预,防止肿瘤复发。中医认为,患者初愈后肿瘤虽然消失,但正气未复、余毒尚存,应从调节人体气血阴阳入手,扶正不忘祛除余邪,通过药物、食疗、针灸、情志调节等方法调节机体脏腑功能和气血阴阳平衡,以实现“邪去正安”,有效减少肿瘤的复发。现代医学也认为早期肿瘤在根治术后,可能存在微小转移灶的浸润,仍需术后辅助化疗与放疗[5]。

综上所述,中医“治未病”思想在肿瘤治疗中主要体现在增强体质以预防为主、治疗稳定后防止转移扩散、病愈后防止复发转移等方面,对肿瘤整体疗效的提高有着重要指导作用。

参考文献

[1] 周雍明,朴炳奎."治未病"思想在中西医结合肿瘤治疗中的指导作用[J].中华中医药学刊,2008,26(9):2036-2038.
[2] 黄湘,熊墨年,杨少华.《黄帝内经》"治未病"思想在中医肿瘤防治中的应用[J].实用中西医结合临床,2010,10(4):85-87.
[3] 崔久嵬.肿瘤防治中"上医治未病"理念的实施与挑战[J].医学与哲学,2021,42(11):5-10.
[4] 方玉华,黄仁妮."治未病"思想指导下探讨肿瘤中医康复的全程管理[J].中医药管理杂志,2022,30(4):158-160.
[5] 李显红,邝秀英."治未病"思想与中医体质辨识在肿瘤防治中的作用[J].中医肿瘤学杂志,2019,1(4):7-11.

第 16 问 肿瘤患者大多需要进行长期中医药治疗,如何避免肝损伤?

中医药在肿瘤治疗中具有独特优势,但使用不当也可能造成中草药相关肝损伤(traditional herbal medicine induced liver injury)。影响中草药相关肝损伤发生的因素复杂多样,有药物应用不合理因素,也有个体差异性等因素,为了避免长期中医药治疗过程中出现肝损伤提出以下几条建议。

1. 合理用药

中草药的使用应遵循中医理论,根据辨证论治选药组方。用药对证、剂量疗程恰当、配伍得当,即使应用"以毒攻毒"药物也可以安全治疗疾病。药不对证(症)、超常规剂量或疗程、药物配伍不当等则可能增加中草药相关肝损伤风险。故而应该严格遵循用药规范和剂量,避免药物过量和滥用,合理配伍,避免药物之间的相互作用而导致肝损伤[1]。例如,在用黄药子、雷公藤、马钱子、紫杉、蟾皮等具有毒性的抗肿瘤中药时避免长期单味药大剂量使用,遵循《中华人民共和国药典》剂量恰当运用,并且中病即止[2]。如果处方含有潜在损肝中药或相关成分,建议评估用药的风险与获益情况。

2. 减少联合用药

联合用药包括中药与中药(包括中成药、汤剂)、中药与化学药、中药与生物制品等的联合使用,除医生处方的联合用药外,应特别注意患者自行服用的其他药品或保健品[1]。尽量避免同时使用对肝脏有损伤的药物,不适宜的联合用药可能会增加中草药相关肝损伤风险,如某些潜在损肝中药与抗生素、他汀类降血脂、镇痛药、对乙酰氨基酚等的联用,如病情确实需要,应注意药物间的相互作用,用药前应详细询问患者病史、体格检查、用药史等,并随访肝功能[3]。

3. 充分考虑个体因素

中草药相关肝损伤尤其是中药特异质型肝损伤评价应考虑患者个体因素对肝损伤易感性的影响,包括免疫、遗传、代谢、基础疾病、中医体质等。例如,免疫异常活化或免疫耐受缺陷等机体免疫紊乱状态可能增加肝脏对药物毒性的易感性,从而诱发中草药相关肝损伤[1]。在服用潜在肝损伤风险药物时,要考察免疫、遗传和基础疾病等机体因素对中草药相关肝损伤的影响。有些患者本身合并基础肝脏疾病,中医药治疗前应详细询问相关病史,必要时进行实验室、影像学检查等[2]。对于此类患者更应谨慎且合理用药,在辨证论治的基础上,避免使用已被证实具有肝毒性的中草药,如何首乌、雷公藤等,也应避免长期大量使用单一或复方中草药制剂。

4. 定期检查

在中医药治疗过程中,定期进行肝功能等相关检查,以便及时发现和处理潜在的肝损伤,及时调整治疗方案,必要时停用中药,遵循相关的诊疗指南予以保肝治疗。

5. 医患沟通

治疗过程中,需要与患者进行良好的沟通,严格遵循医生的建议和治疗方案,按时按量服药,不随意更改药物剂量。告知患者治疗过程中如出现乏力、食欲不振、恶心、厌油腻、胃脘不适、肝区疼痛、腹胀、皮肤或巩膜黄染等症状,或发现肝功能指标异常,应及时就诊[1]。

临床实践证明,做到以上几点以避免中草药相关肝损伤,肿瘤患者长期服用中药还是比较安全和可行的。

参考文献

[1] 肖小河,唐健元,茅益民,等.中药药源性肝损伤临床评价技术指导原则[J].药学学报,2018,53(11):1931-1942.

[2] 章之琪,张晓朦,张冰,等.中药肝损伤风险分析与肝功能不全人群用药警戒思考[J].中国药物警戒,2022,19(6):600-604.
[3] 肖小河,李秀惠,朱云,等.中草药相关肝损伤临床诊疗指南[J].临床肝胆病杂志,2016,32(5):835-843.

第二节 肿瘤常见并发症诊治的问题和策略

第17问 中医如何认识和治疗癌性发热?

癌性发热是中晚期癌症患者常见的症状之一,诊断标准为每天至少1次体温超过37.8℃,持续时间超过2周,缺乏感染性发热的证据,抗生素足量应用超过1周无效,使用萘普生口服后迅速退热[1]。现代医学多采用解热镇痛药、激素等进行治疗,但这些药物可能会带来一定的不良反应,如恶心、呕吐、食欲不振等,长期用药患者难以忍受。癌性发热属于中医"内伤发热"范畴,中医药治疗有其独特的优势和疗效,其病因多与肿瘤进展密切相关,亦与肿瘤患者久病体虚、饮食劳倦及情志失调相关,主要病机为气、血、阴、阳亏虚,痰、湿、毒、瘀等郁结。

正气虚损是癌性发热的基础和关键。肿瘤患者由于素体本虚、肿瘤进展或多程抗肿瘤治疗攻伐之后导致气、血、阴、阳亏虚,脏腑功能失调引起内伤发热。中气不足,阴火丛生可致气虚发热;阴血虚少,无以敛阳,阳气浮越可致血虚发热;素体阴虚或肿瘤治疗损伤阴津,可致阴虚发热。湿、热、毒、瘀既是肿瘤的致病因素又是病理产物,痰、湿、毒、瘀郁结,壅遏化热可导致癌性发热。饮食劳倦失宜,日久脾胃损伤,运化失司,痰湿内阻可发生湿郁发热;情志不畅,肝气不疏,或肝火旺盛,气机运行不畅可引起气郁发热;气虚无力推动血液运行则瘀血停滞而致血瘀发热。总之,癌性发热的病机大致分为虚实两类,正气虚损以气血阴阳亏虚为主,实证为痰、湿、毒、瘀内聚,临床表现为虚证、实证或虚实错杂证。

针对不同病机和证候癌性发热采用的治法不同。属虚者可益气、养血、滋阴、温阳,属实者以除湿、化毒、活血、解郁为主[2]。气虚发热可施以补中益气汤甘温除热;血虚发热予以归脾汤益气养血除热;阴虚发热者予以滋阴清热,清骨散为代表方;金匮肾气丸温补阳气,引火归原,为阳虚发热的代表方。实证可根据痰、湿、毒、瘀具体表现选用黄连温胆汤、黄连解毒汤、血府逐瘀汤、丹栀逍遥散等。治疗癌性发热时除了把握"虚则补之,实则泻之"的基本大法,还应选用一些抗癌中药进行辨病治疗。此外,还应结合患者伴随的西医治疗方式。如果是化疗后的患者,辨证多属气血亏虚,虚阳外浮,治疗上当偏重甘温益气,养血退热,兼以调补中焦;如果是放疗后的患者,多为射线导致的放射性炎症,属于火热伤阴,治疗上当偏重滋阴退热、清热解毒;如果是晚期带瘤患者或伴有全身广泛转移,多为毒瘀蕴结发热,治疗当偏重解毒化瘀,辅以益气养血。在整个治疗过程中应注意健脾、醒脾、和胃以顾护脾胃,切忌一味大剂量长期应用苦寒药物。

中医外治法在癌性发热治疗中可以发挥退热、改善生活质量的作用,常用的有穴位贴敷、针刺、耳穴压豆、灌肠等中医特色治疗。穴位贴敷疗法通过药物作用于相关穴位的辛温走窜之力带动周身气血运行,加快血液循环,从而达到退热作用。针刺疗法临床常选取大椎、曲池、合谷、外关、十二井穴、耳尖等穴位,并配合相应的补泻行针手法,以导热外出。耳穴压豆疗法选取大肠、胃、交感、神门、皮质下等穴位,刺激局部反应点,能活血通络、行气泄热,减少患者发热、恶心呕吐等症状。此外,根据"肺与大肠相表里"的理论,灌肠疗法可使药物循经上达肺卫以退热,对于胃肠功能较差的晚期肿瘤患者,中药灌肠治疗具有避免口服药物的胃肠刺激的优势[3]。

参考文献

[1] 习弯弯,谷宁,徐羽,等.癌性发热病因病机及论治的研究进展[J].世界中医药,2024,19(8):1197-1202.

[2] 吴勉华,石岩.中医内科学[M].5版.北京:中国中医药出版社,2021:351-356.

[3] 《胃癌中西医结合诊疗指南》标准化项目组.胃癌中西医结合诊疗指南(2023年)[J].中国中西医结合杂志,2024,44(3):261-272.

第18问 癌性疼痛的中西医治疗策略是什么?

癌性疼痛严重影响癌症患者生活质量,根据病因可大致分为三类:由肿瘤直接压迫周围组织引起的肿瘤相关性疼痛;手术、介入、放疗等抗肿瘤治疗导致的相关性疼痛;由其他合并症、并发症及社会心理因素等非肿瘤因素所致的疼痛。癌性疼痛的治疗推荐全程管理、药物控制及心理的疏导[1]。一方面,对癌性疼痛患者遵循"常规、量化、全面、动态"原则进行临床筛查和评估,评估疼痛产生的原因、程度,以及用药、生活质量方面的情况;另一方面,根据美国国立综合癌症网络(National Comprehensive Cancer Network,NCCN)《成人癌痛诊疗指南》提出的药物治疗原则(口服给药、按阶梯用药、按时用药、个体化给药、注意细节)合理选择和使用镇痛药物控制疼痛。

我国《癌症疼痛诊疗规范(2018年版)》提出治疗癌性疼痛应当遵循综合治疗的原则,治疗方法包括病因治疗、药物治疗和非药物治疗。病因治疗即针对肿瘤本身或者肿瘤相关并发症进行治疗,通过手术、放疗、化疗、分子靶向治疗、免疫治疗及中医药治疗等来控制肿瘤及其并发症,从而达到从病因上解决疼痛。药物治疗依据世界卫生组织提出的三阶梯止痛方案,根据疼痛的轻、中、重程度有针对性地选用不同性质和作用强度的镇痛药物治疗癌性疼痛。轻度疼痛选用非甾体抗炎药;中度疼痛选用弱阿片类药物或低剂量的强阿片类药物,并可联合应用非甾体抗炎药及辅助镇痛药物(镇静剂、抗惊厥类药物和抗抑郁类药物等);重度疼痛首选强阿片类药物,并可合用非甾体抗炎药及辅助镇痛药物(镇静剂、抗惊厥类药物和抗抑郁类药物等)[1]。此外,癌性疼痛治疗过程中患者及其家属的理解和配合至关重要,应当有针对性地开展止痛知识宣传教育。对于接受癌性疼痛规范化治疗的患者进行定期的随访、疼痛评估并记录用药情况,开展患者教育和指导,注重人文关怀,最大限度地满足患者的镇痛需要,保障其获得持续、合理、安全、有效的治疗。

癌性疼痛归为中医的"痛证""癌瘤痛"等范畴。对癌痛的病因病机可从"不通则痛"和"不荣则痛"两方面展开。因癌瘤日久耗伤气血津液,导致脏腑、经络失于濡养,最终导致"不荣则痛";癌瘤致气血运行不畅,产生痰浊、瘀血、热毒等病理产物,痰瘀互结,不通则痛[2]。因此,癌性疼痛的病因病机主要为邪实和正虚两方面,邪实多分为寒凝阻滞、热毒炽盛、痰湿凝结、瘀血阻滞、痰瘀互结、气机郁结及气滞血瘀等;正虚则大致可分为阳气亏虚、阴血不足。其中,邪实所致的实痛多见于恶性肿瘤的早、中期,治疗以祛邪为主,而正虚所致的虚痛则在中晚期恶性肿瘤中更为常见,治疗时应注重补益正气[3]。中医药治疗癌痛的方法包括中药内服、中医外治等。

1. 中药内服

根据患者疼痛性质,结合全身情况进行辨证论治。寒凝阻滞者治法以温阳散寒为主,热毒炽盛者以清热解毒为法,痰湿凝结者以化痰祛湿为法,瘀血阻滞者则以活血化瘀为法。通过检索治疗癌性疼痛的中医药文献[4],发现治疗癌性疼痛的中药中以补虚、活血化瘀、祛风湿药等应用最为广泛,且甘草、黄芪、白芍、当归、延胡索等中药使用频次较高。

2. 中医外治

外治法是运用药物、手术、物理方法或使用一定的器械等,直接作用于患者体表某部位或病变部位而达到治疗目的的一种方法。外治法通过施药于外、作用于内的方式,达到"通络止痛"的目的,避免药物经过消化道多环节灭活作用及药物代谢对肝肾功能的影响。用药通常采用芳香走窜、穿透性强的药物,通过透皮吸收的方式起到治疗作用。中医外治法主要有膏剂外敷、酊剂涂擦、中药熏洗、针灸治疗、药物离子导入治疗,以及穴位按摩等方法。剂型方面已由传统的膏剂、酊剂、散剂逐渐发展为现今更多、更有效的制剂[5]。临床报道有中药止痛贴(延胡索、制马钱子、桃仁、红花、青风藤、冰片等)、止痛散(当归、川芎、桂枝、制乳香、制没药、血竭、全虫、细辛、土鳖虫等)、消肿止痛散(细辛、制川乌、制草乌、胆南星、红花、醋延胡索、醋乳香、肉桂、炒没药、徐长卿、全蝎、龙血竭、生大黄、降香、干姜、炮山甲、冰片、芒硝)等,通过穴位贴敷或外敷可提高止痛药疗效,减少镇痛药剂量,降低暴发痛的发生率[4]。

其中针灸疗法主要涉及针刺法、灸法、电针法、耳针法等多种疗法。有研究指出,普通针刺和电针可通过调节中枢神经系统中的阿片肽、谷氨酸、5-羟色胺(5-HT)等神经递质发挥镇痛作用[6]。针对29项针灸治疗癌性疼痛的随机对照试验进行荟萃分析得出,针灸对肿瘤直接导致的疼痛及术后疼痛效果明显,但对放化疗或内分泌治疗引起的疼痛疗效一般[7]。

此外,耳穴压籽[8]、中医五音疗法[9]在癌痛的综合治疗中亦有报道,临床可推广使用。中医治疗根据患者不同的癌性疼痛情况进行辨证施治,为患者选择合适的治疗方案,提高癌性疼痛治疗过程中的止痛疗效及生活质量,疗效确切。

参考文献

[1] 中华人民共和国国家卫生健康委员会.癌症疼痛诊疗规范(2018年版)[J].临床肿瘤学杂志,2018,23(10):937-944.

[2] 赵志正,刘杰,林洪生.中医药治疗癌性疼痛研究进展[J].世界中医药,2014,9(7):851-856.

[3] 陈雨,林青,刘传波,等.癌性疼痛的中医治疗进展[J].医学综述,2020,26(20):4112-4116.

[4] 王振强,高秀敏,黄如敬,等.中药内服方治疗癌性疼痛临床用药频次分析[J].中国中医药现代远程教育,2019,17(3):51-53.

[5] 王曼,刘传波,卫月,等.中医外治法在癌痛治疗中的应用及思考[J].中华中医药杂志,2020,35(12):6244-6247.

[6] 徐文清,曾晓铃,徐世芬,等.针刺治疗骨转移癌痛的临床及机制研究进展[J].中国疼痛医学杂志,2024,30(5):363-370.

[7] Chiu H Y, Hsieh Y J, Tsai P S. Systematic review and meta-analysis of acupuncture to reduce cancer-related pain [J]. European Journal of Cancer Care, 2017, 26 (2):e12457.

[8] 顾亮亮,姚兰红,龚爱琴,等.中医耳穴压籽法在缓解癌痛中的应用价值分析[J].中国全科医学,2017,20(18):2249-2252.

[9] 董霞.中医五音疗法改善中重度癌痛临床研究[J].新中医,2020,52(16):96-99.

第19问 中西医治疗癌因性疲乏的方法有哪些?

癌因性疲乏即癌症相关性疲乏(cancer-related fatigue,CRF),是由癌症或癌症治疗引起的一种痛苦的、持续的倦怠或体力不支,与近期运动量不符,且不能通过休息缓解的一种肿瘤相关的临床疾病。临床主要表现为持续2周以上出现倦怠,常伴有认知障碍及情绪低落等,且妨碍日常生活。CRF发病机制复杂,分为中枢性和外周性两大类[1]。中枢性的机制包括细胞因子失调、下丘脑-垂体-肾上腺轴紊乱、昼夜节律紊乱、5-羟色胺失调和迷走神经传导激活等假说;外周性的机制主要包括肌肉代谢失调假说。

CRF治疗遵循美国NCCN发布的《癌因性疲乏临床实践指南》[2],以及《中国癌症相关性疲乏临床实践诊疗指南(2021年版)》《癌症相关性疲乏诊断与治疗中国专家共识》,主要分为对因治疗和对症治疗两方面。对因治疗包括对疼痛、情感障碍、贫血、睡眠障碍、营养不良及并发症(器官功能障碍或衰竭、感染)等因素的治疗,如使用三阶梯止痛药治疗疼痛、情感障碍者使用5-羟色胺再摄取抑制剂及专业的心理干预、贫血者使用促红细胞生成素或铁剂、营养不良者参考《中国肿瘤营养治疗指南2020》制订个体化的营养计划并给予专业的饮食指导和饮食调整建议、对睡眠障碍者使用镇静安眠药物治疗或非药物治疗(松弛疗法、刺激控制疗法、睡眠限制疗法、睡眠卫生、认知行为治疗等)[3]。对症治疗包括药物干预措施和非药物干预措施:药物干预措施包括精神兴奋药物(哌甲酯等)、膳食补充剂(辅酶Q_{10}、瓜拉那、左旋肉碱等)、皮质类固醇药物(地塞米松等)、纠正贫血类药物(促红细胞生成素等),以及其他药物(醋酸甲地孕酮)、中药汤剂疗法[4];非药物干预措施包括健康教育、心理疗法、运动疗法和中医外治法[5]。

CRF属于中医"虚劳"范畴,辨证分为肾阳虚、肝气郁结、脾胃阴虚、寒湿困脾、肺气亏虚、脾气亏虚六大证型[5]。癌症患者术后肾气受损、肾阳不足,出现体虚乏力、呼多吸少、动则气喘等症状,术后肾虚性CRF治疗重在补益肾阳,王沁等[6]运用益肾化瘀解毒方治疗多发性骨髓瘤可以改善患者疲乏状态,且患者骨痛、贫血和厌食症等相关症状也得到改善。肝气郁结宜用柴胡疏肝散合四物汤加减以疏肝养肝;脾胃阴虚证宜用益胃汤加减以养阴和胃;寒湿困脾证宜用附子理中汤以温中健脾;肺气亏虚证宜用八珍汤加味以补肺益气;脾气亏虚证宜用四君子汤加减以益气健脾。《中成药治疗癌因性疲乏临床应用指南(2020年)》推荐,使用贞芪扶正颗粒改善肠癌患者生活质量,减轻患者疲乏程度;使用参芪扶正注射液改善晚期肺癌姑息治疗及化疗期间的疲乏[7]。

在非药物治疗方面[4],健康教育加深癌症患者及其护理者对CRF相关知识的掌握,包括疲乏产生的原因、发生率、持续时间、临床表现和相关的治疗措施等;心理疗法分为临床医护和专业的心理干预,临床医护的心理干预主要包括支持性的心理干预和对患者进行健康教育的教育性干预,专业的心理干预由专业的心理医师对患者进行认知行为疗法、正念减压训练等干预。建议患者针对个体情况进行中等强度有氧运动、瑜伽,八段锦也被证明可减轻CRF症状,但对于骨转移、血小板减少、贫血、发热、活动性感染及由于肿瘤转移或其他疾病运动受到限制的患者应谨慎使用运动疗法。在中医理论指导下,针灸、穴位贴敷、耳针可通过刺激人体经络、腧穴来调整人体气血阴阳,疏通经络、调理脏腑、调节阴阳,从而增强机体的免疫能力,改善 CRF 的临床症状。针灸治疗 CRF 常用穴位包括足三里、三阴交、关元、气海、太溪、合谷、中脘、内关、百会、太冲、印堂、天枢等[8],再根据肿瘤类型选用其所在经络的原穴,如《难经》所谓:"五脏六腑之有病者,皆取其原。"《灵枢·口问》曰:"耳者,宗脉之所聚也。"由于手足三阴三阳经皆上循于耳或别络于耳,故刺激耳穴有助于激发经络感传,调节脏腑功能,从而使机体趋向平衡。耳针常用穴位为神门、脾、交感、肝、皮质下、胃、心、肺、肾、内分泌等。刺激神门、皮质下、交感穴会通过调节大脑的兴奋和抑制状态达到益心安神、镇静、止痛的功效,可缓解负性情绪、改善失眠、缺乏动力等症状。

综上所述,中医药在 CRF 的诊疗中具有重要作用,进行规范、综合的中西医结合治疗,可有效改善患者的 CRF。

参考文献

[1] Thong M S Y, van Noorden C J F, Steindorf K, et al. Cancer-related fatigue: causes and current treatment options[J]. Current Treatment Options in Oncology, 2020, 21(2): 17.

[2] Fabi A, Bhargava R, Fatigoni S, et al. Cancer-related fatigue: ESMO Clinical Practice Guidelines for diagnosis and treatment[J]. Annals of Oncology, 2020, 31(6): 713-723.

[3] 王泽坤,陈晓琦,陈召起,等. 癌因性疲乏的中西医研究进展[J]. 中华中医药杂志,2023,38(3):1185-1189.

[4] 中国抗癌协会癌症康复与姑息治疗专业委员会,中国临床肿瘤学会肿瘤支持与康复治疗专家委员会. 癌症相关性疲乏诊断与治疗中国专家共识[J]. 中华医学杂志,2022,102(3):180-189.

[5] 张剑军,钱建新. 中国癌症相关性疲乏临床实践诊疗指南(2021年版)[J]. 中国癌症杂志,2021,31(9):852-872.

[6] 王沁,周红. 益肾化瘀解毒方治疗多发性骨髓瘤患者癌因性疲乏的效果[J]. 广东医学,2005,26(1):116-117.

[7]《中成药治疗优势病种临床应用指南》标准化项目组. 中成药治疗癌因性疲乏临床应用指南(2020年)[J]. 中国中西医结合杂志,2021,41(5):534-541.

[8] 车文文,杨静雯,夏小军,等. 针灸防治癌因性疲乏临床实践指南研究[J]. 世界中医药,2021,16(10):1594-1598,1603.

第20问 中医对肿瘤伴发出血（咯血、吐血等）的因机症治认识如何？

肿瘤相关性出血主要由于原发肿瘤和肿瘤诊断、治疗所致。前者与肿瘤对血管的直接侵犯、肿瘤组织破裂累及血管、肿瘤导致的弥散性血管内凝血有关；后者多为肿瘤的诊断和治疗过程中引起的出血，如肿瘤的穿刺活检、抗肿瘤治疗后骨髓抑制血小板减少，或肝功能受损凝血因子减少等，以及抗血管生成治疗安罗替尼、贝伐珠单抗、阿帕替尼等药物导致的出血。

肿瘤相关性出血归属于中医"血证"范畴。癌毒侵袭、情志过极、饮食不节、劳倦过度、久病或热病可引起肿瘤患者出血。癌毒侵袭上部脉络可出现咯血、呕血，侵及下部脉络可出现尿血、便血；情志过极，肝火犯肺可出现咯血，肝火犯胃则易引起呕血、吐血；饮食不节，嗜酒或多食辛辣刺激食物，或伤及脾胃、脾不统血，或湿热内蕴、损伤脉络皆可出现吐血、便血；劳倦过度导致气虚，气不摄血、血溢脉外，则出现吐血、便血、紫斑；肿瘤患者久病耗气伤阴，气耗则无力摄血，阴虚火旺则迫血妄行，久病入络则血脉瘀阻，均可导致血不循经而出血。血证基本病机可以归纳为火热熏灼、迫血妄行，气虚不摄、血溢脉外两大类。正如《灵枢·百病始生》云："阳络伤则血外溢，血外溢则衄血；阴络伤则血内溢，血内溢则后血。"气火亢盛者属实，阴虚火旺或气不摄血者为虚证。

明代医家缪希雍《先醒斋医学广笔记》提出了治吐血三要法：一曰"宜行血不宜止血"，二曰"宜补肝不宜伐肝"，三曰"宜降气不宜降火"，强调行血、补肝、降气在治疗吐血中的重要作用。《景岳全书·血证》云："凡治血证，须知其要。而血动之由，惟火惟气耳。故察火者察其有火无火，察气者但察其气虚气实，知此四者而得其所以，则治血之法无余义矣。"将出血病机概括为"火盛""气虚"两方面。清代医家唐容川《血证论·吐血》云："阳明之气，下行为顺，今乃逆吐，失其下行之令，急调其胃，使气顺吐止，则血不致奔脱矣。此时血之原委，不暇究治，惟以止血为第一要法。血止之后，其离经而未吐出者，是为瘀血，既与好血不相合，反与好血不相能。或壅而成热，或变而为痨，或结痰，或刺痛，日久变证，未可预料，必亟为消除，以免后来诸患，故以消瘀为第二法，止吐消瘀之后，又恐血再潮动，则须用药安之，故以宁血为第三法。邪之所凑，其正必虚，去血既多，阴无不虚者矣，阴者阳之守，阴虚则阳无所附，久且阳随而亡,故又以补虚为收功之法。四者乃通治血证之大纲。"提出治疗血证的"止血、消瘀、宁血、补血"四大原则。

中医对出血的总体治疗原则为急则治标、缓则治本,从"治火""治气""治血"三方面入手[1]。必须明确出血部位和原因,通过辨证找准疾病本质对症下药,审证求因,治其根本。参考《中医内科学》教材[1],针对咯血患者,证属肝火犯肺证应清肝泻肺、凉血止血,治以黛蛤散合泻白散加减;火热炽盛证予十灰散清热解毒,凉血止血;阴虚内热证,可予百合固金汤滋阴清热、宁络止血。呕血多为上消化道肿瘤引起,胃热壅盛以泻心汤合十灰散清热泻火、化瘀止血;肝火犯胃证以龙胆泻肝汤加减泻肝清胃、凉血止血;气虚血溢证以归脾汤健脾益气摄血。便血主要分为肠道湿热证、气虚不摄证、脾胃虚寒证,分别予地榆散合槐角丸清化湿热、凉血止血;归脾汤益气摄血;黄土汤健脾温中,养血止血。尿血分为下焦湿热证、肾虚火旺证、脾不统血证、肾气不固证,分别以小蓟饮子清热利湿、凉血止血;知柏地黄丸滋阴降火、凉血止血;归脾汤益气摄血;无比山药丸补益肾气、固摄止血。血液溢于肌肤之间表现为皮肤青紫或紫斑,治疗分为血热妄行、阴虚火妄、气不摄血三种证型,分别以十灰散清热解毒、凉血止血;茜根散滋阴降火、宁络止血;归脾汤补气摄血。

参考文献

[1] 吴勉华,石岩.中医内科学[M].5版.北京:中国中医药出版社,2021:321-329.

第21问 恶性肿瘤患者伴发的胸腔积液、腹水中医有哪些治疗方法?

恶性胸腔积液、腹水是中晚期肿瘤患者常见并发症之一,可归属于中医"悬饮""臌胀"范畴,由于肺、脾、肾、三焦功能失调,水液代谢紊乱,三焦阻滞,痰瘀内结,水饮内停所致,正如喻嘉言《医门法律·胀病论》所云"胀病亦不外水裹、气结、血瘀"。腹水的发生与肝、脾、肾三脏的功能关系密切,病性属于阳虚阴盛,病机特点是本虚标实、因虚致实,本虚是五脏六腑功能虚弱,气化功能失调,标实是痰、瘀、毒聚结,水饮内停。中医对恶性胸腔积液、腹水的治疗主要有内治和外治两种方法。

恶性胸腔积液的内治法以口服汤药为主。"诸病水液,澄澈清冷,皆属于寒",饮为阴邪,《伤寒论》提出"病痰饮者,当以温药和之",《金匮要略心典》提出"苓、桂、术、甘,温中去湿,治痰饮之良剂,即所谓温药也……夫短气有微饮,当从小便去之,苓桂术甘汤主之",该方为温阳化饮、健脾利水的代表方,主要治疗阳虚水饮停滞之胸腔积液。《退思集类方歌注》记载:"白术、甘草崇脾土以运津液,茯苓、桂枝利膀胱以布气化。"据报道[1],苓桂术甘汤合葶苈大枣泻肺汤加减治疗晚期肺腺癌并恶性胸腔积液患者,其有效率明显高于对照组。《伤寒杂病论》所载十枣汤为治疗悬饮、水肿代表方,《全生指迷方》亦云:"若咳嗽,喘不得卧,面浮肿,脉弦急或迟,由肺胃停寒,水聚成饮,支乘于心,气不得下,谓之支饮,宜先用十枣汤泻之。"十枣汤药用芫花、大戟、甘遂、大枣,分消上、中、下三焦,能峻下逐水,主治悬饮及胸腹部水饮停滞。防己黄芪汤是益气利水的代表方,真武汤则可温阳化水。饮停胸胁者宜椒目瓜蒌汤合十枣汤或控涎丹泻肺祛饮,阴虚内热证者予沙参麦冬汤合泻白散加减以滋阴清热,络气不合者宜香附旋覆花汤理气和络,邪犯胸肺者宜柴枳半夏汤和解宣利。

外治法在恶性胸腔积液的治疗中有重要的作用。据报道,患侧胸壁外敷攻癌利水散可增强胸腔积液治疗效果;消水膏外敷可明显提高恶性胸腔积液的控制率,减少西医治疗产生的不良反应;十枣汤药袋置于患者季肋处熨烫可明显减少胸腔积液的生成。此外,中成药注射液也广泛用于胸腔积液的控制,《恶性胸腔积液治疗的中国专家共识(2023年版)》推荐康莱特(薏苡仁油)及鸦胆子油等联合化疗药物胸腔注入,可以提高胸腔积液控制率、减少不良反应及改善生活质量[2]。

癌性腹水的治疗多从"阳虚""血瘀""气滞""湿热"等几方面论治。肝失疏泄、脾失健运,气滞湿阻于内,多属实。湿浊阻滞于中焦日久,水湿困脾,可从寒化,亦可郁而化火,而致湿热蕴结;日久可气滞血凝,瘀结水留。肝脾亏虚日久及肾,肾火虚衰无以温煦、气化不利则致阳虚水盛;病程日久阳损及阴或湿热耗伤阴津形成肝肾亏虚证。病理性质总属本虚标实错杂,治疗时当攻补兼施,证属脾肾阳虚者治以健脾温肾、行气利水,予真武汤合四君子汤加减;证属肝郁气滞或脾虚气滞者常选用柴胡疏肝散、五皮饮、小柴胡汤等加减治疗;证属湿热蕴结者治以清热利湿、攻下逐水,常选用茵陈蒿汤、三仁汤、中满分消丸等加减治疗;证属肝肾阴虚者治以滋阴补肾、利水消胀,方选六味地黄丸合一贯煎加减[3]。

对于腹水的外治法,《理瀹骈文》记载了大戟、甘遂、芫花、海藻调敷于腹部治疗膨胀的经验,针灸疗法也较常用,选穴取利水、健脾、温阳的中极、足三里、神阙、关元、脾俞、肾俞等。张帆等[4]在西医治疗的基础上加用中药十枣散(芫花、甘遂、大戟等各3 g研末,大枣、生姜汁调糊)外敷神阙穴以攻逐水饮,结果表明加用中药外敷神阙穴可明显改善患者的腹水症状。王丽红等[5]报道采用温阳利水方(细辛、川椒目、桂枝、黄芪、龙葵、醋甘遂)贴敷于神阙、关元、气海、天枢穴联合局部深部热疗治疗,可有效控制癌性腹水。王文等[6]使用消胀利水散以肚脐为中心外敷腹部,同时艾灸神阙、关元、阴陵泉(双侧)、中脘穴治疗脾肾阳虚型胃癌腹水,可有效控制腹水。

总之,中医疗法可以通过内服及外治治疗更好地控制恶性胸腔积液、腹水,且具有毒副作用小、改善临床症状、提高生活质量、延长生存期等特点,中医药治疗的同时还应积极治疗原发病。

参考文献

[1] 贺雪黛,李烜,胡守友.苓桂术甘汤合葶苈大枣泻肺汤治疗晚期肺腺癌合并恶性胸水临床观察[J].中国中医急症,2016,25(12):2340-2342.

[2] 中华医学会呼吸病学分会.恶性胸腔积液治疗的中国专家共识(2023年版)[J].中华结核和呼吸杂志,2023,46(12):1189-1203.

[3] 中日友好医院.中医恶性腹腔积液的诊疗指南(草案)[C]//中华中医药学会.2007国际中医药肿瘤大会会刊.2007:491-483.

[4] 张帆,陈斌,伍玉南,等.十枣散外敷治疗湿热血瘀型肝癌并腹水的临床研究[J].时珍国医国药,2020,31(3):633-635.

[5] 王丽红,杨丽芳.温阳利水方穴位贴敷联合局部深部热疗治疗癌性腹水的临床观察[J].中国民间疗法,2019,27(20):37-39.

[6] 王文,司文涛,杨萍,等.消胀利水散外敷联合艾灸治疗脾肾阳虚证胃癌腹水40例临床观察[J].中医杂志,2019,60(16):1389-1394.

第三节 肿瘤现代治疗相关毒副反应的问题和策略

第22问 中医药如何减轻肿瘤治疗相关的消化道反应?

肿瘤治疗相关性消化道反应包括恶心、呕吐、食欲减退、腹泻、便秘等,常见于化疗、放疗、靶向治疗的患者,依据临床表现,归属于中医"呕吐""痞满""腹泻""便秘"等病证范畴。

针对肿瘤治疗药物导致的呕吐,现代医学常采用5-羟色胺受体拮抗剂、神经激肽-1(NK-1)受体拮抗剂、糖皮质激素、非典型抗精神病药物等治疗,其中5-羟色胺受体拮抗剂联合地塞米松是目前较常用的防治方案,但控制率仍不尽如人意,约30%的患者恶心、呕吐症状未得到有效控制[1]。肿瘤患者或脾胃素虚或病久体虚,抗肿瘤疗法进一步损伤脾胃,导致脾胃受盛水谷和化生精微功能受到影响,食滞胃中,升降失司,浊阴上逆为呕[2]。《景岳全书·呕吐》指出:"呕吐一证,最当详辨虚实,实者有邪,去其邪则愈;其虚者无邪,则全由胃气之虚也。"治疗上应首辨虚实,实证多为食滞、痰饮、肝气等实邪犯胃,胃气痞塞壅滞,气机升降失调,导致胃气上逆呕吐;虚证多由脾胃气虚、阴虚或脾胃阳虚导致[3]。治疗以和胃降逆为主,食滞内停证予保和丸加减,消食化滞;痰饮内阻证予小半夏汤和苓桂术甘汤加减、温中化饮、和胃降逆;肝气犯胃证予四七汤加减,疏肝理气、和胃降逆;脾气虚证予香砂六君子汤健脾益气、和胃降逆;脾胃阳虚证予理中汤温中健脾、和胃降逆;胃阴不足证予麦门冬汤滋养胃阴、降逆止呕[4]。

肿瘤治疗相关性腹泻主要病机为脾胃运化功能失调,肠道分清泌浊、传导功能失司。以脾胃虚弱为本、湿浊阻滞为标,治疗上辨清虚、实、寒、热,健脾益气以扶其本虚,行气化湿以解其标实,并随证加减。寒湿内盛证以藿香正气散加减散寒化湿;湿热伤中证以葛根芩连汤清利湿热;脾胃湿热证以参苓白术散加减健脾益气、化湿止泻;肾阳虚衰证以四神丸加减温肾健脾、固涩止泻;肝气乘脾证以痛泻要方抑肝扶脾。泄泻甚者,可适当使用诃子、肉豆蔻等收涩药,但切忌过早使用收涩药或收涩太过,以免有闭门留寇之虞。情志抑郁、胸胁胀闷不舒者为肝郁之象,重在疏肝健脾。同时,此类患者应注重饮食调护,忌食生冷和油腻的食物[5]。

肿瘤治疗相关性便秘主要病机为大肠传导失司,与肺、脾、胃、肝、肾密切相关。根据导致便秘的虚实病因对症治疗,实证通泻,虚证滋补[6]。麻子仁丸加减泻热导滞、润肠通便,治疗热秘证;六磨汤加减顺气导滞,治疗气秘证;温里汤合半硫丸加减温里散寒、通便止痛,治疗冷秘证;黄芪汤加减益气润肠治疗气虚便秘;润肠丸养血润燥,治疗血虚便秘;增液汤加减滋阴通便,治疗阴虚便秘;济川煎温阳通便,治疗阳虚便秘。

除中药汤剂治疗外,对肿瘤治疗相关性消化道反应还可应用针刺、艾灸、穴位贴敷、耳穴压豆等中医非药物治疗方法[7],耳穴压豆主要选取的穴位有脾、胃、小肠、大肠、神门等,其他治疗方法选择的穴位主要包括脾俞、胃俞、中脘、内关和足三里等。肿瘤治疗相关性恶心、呕吐主要推荐针刺及耳穴压豆,针刺可降低急性和延迟性呕吐的发生率,耳穴压豆可减少延迟性恶心呕吐[8]。肿瘤治疗相关性腹泻主要选择脾经、胃经穴位,起到健脾和胃的作用。肿瘤治疗相关性便秘的中医外治法[7]包括穴位贴敷、中药保留灌肠[9]、针灸、耳穴压豆等,一般选取大、小肠经,脾经,胃经等经的穴位。

参考文献

[1] 姜文奇,巴一,冯继锋,等.肿瘤药物治疗相关恶心呕吐防治中国专家共识(2019年版)[J].中国医学前沿杂志(电子版),2019,11(11):16-26.

[2] 肖彩芝,王维,夏冬琴,等.化疗所致恶心呕吐中西医诊治专家共识[J].中国医院用药评价与分析,2023,23(12):1409-1415,1421.

[3] 宋亚刚,李艳,崔琳琳,等.中医药治疗肿瘤放化疗消化道不良反应的探讨[J].中药新药与临床药理,2019,30(7):885-890.

[4] 吴勉华,石岩.中医内科学[M].5版.北京:中国中医药出版社,2021:191-193.

[5] 胡洁,林丽珠,骆肖群,等.EGFR-TKI不良反应管理专家共识[J].中国肺癌杂志,2019,22(2):57-81.

[6] 顾佳麟,唐琳,霍介格.化疗相关性便秘中医外治临床研究进展[J].中医药临床杂志,2020,32(1):186-190.

[7] 上海市抗癌协会癌症康复与姑息治疗专业委员会,上海市抗癌协会肿瘤药物临床研究专业委员会,中国老年保健协会肿瘤防治与临床研究管理专业委员会.抗肿瘤治疗所致恶心呕吐全程管理上海专家共识(2024年版)[J].中国癌症杂志,2024,34(1):104-134.

[8] 杨椿浩,黄学宽,杨英姿.恶性肿瘤化疗相关性便秘中医药外治法临床研究进展[J].内蒙古中医药,2024,43(2):152-155.

[9] 杨丽惠,张可睿,王曼,等.中药灌肠在肿瘤相关疾病中的应用[J].中医杂志,2018,59(17):1513-1516.

第23问 **抗肿瘤治疗中出现肝功能、肾功能损伤中医如何应对?**

化疗、靶向治疗、免疫治疗等抗肿瘤药物产生的肝肾毒副作用属于中医

"药毒""邪毒"等范畴。

通常情况下,肝藏血主疏泄,药物随血入肝,受肝之疏泄而解毒。若先天禀赋异常肝脏亏损在前,药物易蓄积于肝体成毒,致肝失疏泄,气机郁滞;药毒也可直接损伤肝体,致气滞湿阻,肝胆郁热,或久病入络化瘀,肝肾阴血亏虚。抗肿瘤治疗所致肝损伤临床常见湿热内蕴、肝郁脾虚、寒湿瘀阻、气滞血瘀、肝肾阴虚等中医证型。根据《中草药相关肝损伤临床诊疗指南》[1]的推荐,湿热证见黄疸者治以清热利湿退黄;寒湿瘀阻证治以温化寒湿、活血化瘀;气滞血瘀证治以疏肝理气、活血化瘀;肝肾阴虚证治以滋补肝肾。茵陈蒿汤、龙胆泻肝汤、茵陈五苓散、大柴胡汤等为清热利湿类代表方剂。茵陈术附汤温化寒湿,一贯煎可养阴柔肝。气滞血瘀证予逍遥散合鳖甲散,肝脾不调予归芍六君子主以疏肝健脾。此外,甘草酸、水飞蓟宾、多糖类等具有护肝作用的中药活性成分目前已应用于临床。

抗肿瘤药物引起的肾功能损伤归属于中医"肾风""水肿""虚劳"等范畴。"小便不通,浊邪于三焦壅塞,正气升降不顺,阴阳闭绝",这是肾损伤症状的中医描述。抗肿瘤药物在发挥作用的同时可直接损伤肾脏,或抗肿瘤药毒留滞于肾,从而导致肾功能受损。脾、肾为先后天之本,日久导致脾、肾二脏俱虚,脾失健运,肾气化无力,水湿浊邪壅塞,可见乏力虚劳症状;药物毒邪壅滞经络,络脉不利,则致浊瘀堵塞,瘀阻水停亦可见水肿;湿毒阻塞,清气不升,浊气不降,则浊毒之邪上逆可见恶心、呕吐、腹胀等症状。

肾损伤总的病机为正虚为本,邪实为标,脾肾亏虚为本,水湿、毒、瘀等邪实为标。黄露艳[2]认为肾损伤的中医证型可分为脾肾气虚证、肝肾阴虚证、脾肾阳虚证、气阴两虚证、阴阳俱虚证5种证型,应分别予补益脾肾、滋补肝肾、通腑泄浊、益气养阴、补肾温肾治疗。刘畅等[3]通过分析肾损伤文献,总结出气虚、湿浊、湿热、火毒与肾损伤程度相关,湿、热、瘀、毒等病理因素贯穿整个过程,治疗以益气、清热、解毒、祛湿、降浊为主。药物性肾损伤多以扶正祛邪为原则,具体采用滋阴补肾、温阳通下、清热解毒、祛湿化浊等治法,并结合鹿衔草、金蝉花、葛根、半枝莲等减轻化疗对肾脏的损害。《肿瘤姑息治疗中成药使用专家共识(2013版)》[4]中提出百令胶囊、金水宝胶囊、健脾益肾颗粒、参芪片等可通过补益的方式减轻药物性肾损伤,尿毒清颗粒、济生肾气丸等可通过活血化瘀、利湿降浊等保护肾功能。

针刺治疗亦可减轻肝功能、肾功能损伤,应用经皮穴位电刺激治疗铂类药物化疗后引起肝肾毒性的肺癌患者,可减缓化疗后肝功能、肾功能损伤的进程[5]。

参考文献

[1] 肖小河,李秀惠,朱云,等.中草药相关肝损伤临床诊疗指南[J].中国中药杂志,2016,41(7):1165-1172.

[2] 黄露艳.肾损伤的中医认识与治疗[J].四川中医,2020,38(4):44-47.

[3] 刘畅,饶向荣,安成,等.急性肾损伤中医证候要素及其与肾损伤分子-1的相关性研究[J].中国中西医结合肾病杂志,2010,11(2):138-140.

[4] 林洪生,李萍萍,薛冬,等.肿瘤姑息治疗中成药使用专家共识(2013版)[J].中国中西医结合杂志,2016,36(3):269-279.

[5] 侯黎莉,商丽艳,顾芬.经皮穴位电刺激对肺癌化疗患者肝肾功能损伤的影响[J].解放军护理杂志,2017,34(2):39-42.

第 24 问 肿瘤放化疗后出现骨髓抑制中医如何处理?

肿瘤放化疗后出现的骨髓抑制临床表现为外周血细胞数量减少,包括中性粒细胞、血小板和红细胞的减少,三者可以单独出现,也可以同时发生,通常发生在抗肿瘤治疗后,属于放化疗常见的血液学毒性。患者主要症状为乏力气短、头晕眼花、四肢疲软、睡眠障碍、心慌、发热等。对于1~2级骨髓抑制,可单纯采用中医药治疗,必要时配合粒细胞集落刺激因子(G-CSF)、重组人白介素-11(rh IL-11)、血小板生成素(TPO)、促红细胞生成素(EPO)等治疗。而对于3~4级骨髓抑制,建议中西医结合方式治疗,在西医升血治疗的基础上配合中医健脾补肾生髓方药以提高疗效,减少并发症的发生[1]。在经历多次抗肿瘤治疗后,骨髓抑制程度会逐渐加重,血象也更难恢复,且增加感染、出血、发热等事件的发生,影响后续的抗肿瘤治疗,进而影响预后,应得到充分重视,积极预防。

肿瘤放化疗后出现骨髓抑制可归于中医"虚劳"或"血虚"范畴,病机特点主要为正气虚损。药毒作用于机体,一则损伤脾胃,脾失健运,气血生化无源,导致气血亏虚;二则耗伤肾精,精不养髓,髓不化血,致阴阳两虚。根据《抗肿瘤药物引起骨髓抑制中西医结合诊治专家共识》[1]可知,中医内治法能有效减少抗肿瘤药物治疗后骨髓抑制的发生率,包括口服汤药、口服中成药、静脉输注中药制剂等多种治疗方法。根据辨证,口服汤药辨证分为心脾两虚证、气阴两虚证、肝肾阴虚证、脾肾阳虚证、阴阳两虚证5个证型论治。心脾两虚证用归脾汤或十全大补汤加减补益心脾;气阴两虚证用生脉饮加减益气养阴;肝肾亏虚证用左归丸滋补肝肾,滋养阴血;脾肾阳虚证用右归丸温补脾肾,助阳益髓;阴阳两虚证用龟鹿二仙胶加减温脾补肾,滋阴助阳。临床常用经典方剂有当归补血汤、八珍汤、归脾汤、甘麦大枣汤、四君子汤、补中益气汤等。针对骨髓抑制的中成药有生白口服液、复方阿胶浆、地榆升白片、复方皂矾丸、芪胶升白胶囊、艾愈胶囊等。此外,中药注射液参芪扶正注射液、黄芪注射液、参附注射液、艾迪注射液、参麦注射液等也能防治抗肿瘤药物所致骨髓抑制。中医外治法包括针刺、艾灸、穴位贴敷、穴位注射、耳穴治疗、刮痧、穴位埋线等。针刺常取合谷、大椎、中脘、足三里、三阴交、膈俞等穴,白细胞低者加三阴交、血海、地机,兼有失眠者可加强点刺激,脾肾阳虚明显者加肾俞、脾俞等。艾灸取穴主要以足太阳膀胱经和足阳明胃经、任脉、督脉、足太阴脾经为主,常用穴位如足三里、肾俞、脾俞、胃俞、膈俞、关元和大椎等,配穴三阴交、神阙、气海、血海等,可以采用隔姜灸、隔附子灸、雷火灸、麦粒灸、温和灸等灸法。穴位贴敷常选择神阙、关元、大椎、气海,以及双侧足三里、血海、肾俞、脾俞、膈俞,可根据辨证加减选穴,药物选择也根据中医辨证,气血虚者药选黄芪、当归、党参、白术、熟地黄、炒白芍、茯苓、炙甘草等,肾阳虚者药选肉桂、补骨脂、菟丝子、丁香、干姜等,肾阴虚者药选熟地黄、龟甲胶、麦冬、黄精、女贞子、枸杞子等。穴位注射常用黄芪注射液双侧足三里,每穴注射1 mL。耳穴刺激可以双向调节人体的免疫功能,主要选择与五脏及胃等脏腑相关的反射点进行耳穴治疗。用羊肠线于肾俞、脾俞、膈俞、气海、关元、足三里行穴位埋线治疗可加强患者自身免疫力,保护机体造血功能。

中医药防治骨髓抑制的治疗在临床上应用广泛,疗效确切,不良反应较少,患者依从性好,在改善骨髓抑制的同时还能改善生活质量,提高临床获益,中西医结合治疗,取长补短,优势互补,疗效更佳。

参考文献

[1] 中国临床肿瘤学会(CSCO)中西医结合专家委员会.抗肿瘤药物引起骨髓抑制中西医结合诊治专家共识[J].临床肿瘤学杂志,2021,26(11):1020-1027.

第 25 问　抗肿瘤药物相关皮肤不良反应临床如何处理?

抗肿瘤药物相关皮肤不良反应是指与化疗、靶向治疗、免疫治疗等抗肿瘤药物治疗相关的皮肤黏膜及其附属器发生的不良反应。常见细胞毒性化疗药、分子靶向药及免疫检查点抑制剂治疗后,以靶向药引起的皮肤不良反应发生率为最高,可达90%,细胞毒性化疗药与免疫治疗药次之,为30%~70%。抗肿瘤药物相关皮肤不良反应主要包括手足综合征和手足皮肤反应、银屑病样疹、色素沉着、甲沟炎、脱发、反应性皮肤毛细血管增生症、血管样皮疹、皮肤干燥和皲裂、水疱大疱性皮肤病、口腔苔藓样改变等[1]。临床根据美国国家癌症研究所发布的国际常见不良事件评价标准 5.0(common terminology criteria for adverse events version 5.0, CTCAE 5.0)评价皮肤不良反应程度和分级管理。1 级(皮疹累及<10%体表面积,或脱发<50%)无症状或轻微患者,可暂不治疗或使用局部外用药治疗;2 级(皮疹累及 10% ~ 30% 体表面积,或脱发 ≥ 50%)患者伴有轻度症状,影响工作、家务等工具性日常生活,需局部或口服药物治疗;3 级(皮疹累及>30%体表面积)伴有中度症状,影响自理性日常生活,需要系统性治疗;4 级为出现遍布全身的皮疹,可危及生命,需要紧急治疗;5 级为发生了与不良反应相关的死亡。

手足综合征好发于化疗患者,通常表现为手掌和足底的水肿性红斑,伴感觉异常、麻木刺痛或烧灼感。靶向药引起的手足皮肤反应有别于化疗药物引起的手足综合征,多发生在指尖、足跟及关节等弯曲或受压部位,主要表现为在红斑基础上的角化过度。对于 2 级及以下的手足皮肤反应,应注意保持手足部位的皮肤湿润,大于 2 级的手足皮肤反应伴有疼痛不适者可考虑暂停或更换抗肿瘤治疗方案,水杨酸制剂或尿素霜可用于角化过度性皮疹,利多卡因外用可缓解疼痛,局部糖皮质激素外用有助于减轻局部炎症反应。手足综合征可归属于中医"痹症""药疹""药毒"等范畴,一般临床辨证分为三型进行内外结合的综合治疗[2]:阳虚血瘀证外治常用方药为红花 10 g、当归 20 g、紫草 10 g、老鹳草 20 g、桂枝 10 g,该方具有温经通络、活血生肌的作用,将中药加 500 mL 水煎煮 30 分钟后,加入 1 000 mL 水置于恒温(35~37℃)足浴桶内,每天浸泡手足 2 次,每次 20 分钟,14 天为 1 个疗程。内服常用黄芪桂枝五物汤加减,煎煮后每次 200 mL 口服,每天 2 次,14 天为 1 个疗程。热毒蕴结证外治常用方药为大黄 20 g、牡丹皮 20 g、紫草 10 g、马齿苋 20 g、苦参 20 g,具有清热凉血、解毒生肌的功效,用法可参考阳虚血瘀证外治法浸泡手足。或以金黄散[3](大黄 25 g,黄柏 25 g,姜黄 25 g,苍术 10 g,厚朴 10 g,陈皮 10 g,甘草 10 g,白芷 10 g,天花粉 10 g,忍冬藤 25 g,络石藤 25 g;有水疱的患者可加苦参 20 g、明矾 6 g;伴瘙痒、脱皮的患者加白鲜皮 15 g、防己 15 g;皲裂者加白芍 30 g、白及 20 g)清热化湿解毒、活血化瘀通络、消肿散结止痛,用法参考阳虚血瘀证外治法浸泡手足。内服常用仙方活命饮加减。血虚风燥证外治常用消风散加减调和血脉,用法参考阳虚血瘀证外治法浸泡手足。内服常用滋燥养荣汤加减养血活血、祛风润燥[4]。

痤疮样皮疹是表皮生长因子受体-酪氨酸激酶抑制剂(epidermal growth factor receptor-tyrosine kinase inhibitor, EGFR-TKI)最常见的皮肤不良反应,发生率可超过 90%,表现为丘疹及脓疱疹。皮肤护理可有效改善皮肤干燥、瘙痒等症状,糖皮质激素类药物局部外用可改善 1 级、2 级患者症状,3 级及以上者需要考虑药物减量或停药。中医将其归为"粉刺""面疱""面粉渣"等,发病主要与风、湿、热、毒、瘀因素相关,孙建立等[5]认为热毒伤阴、余毒未净为本病的病因病机,治疗应在辨证的基础上佐以解毒凉血祛湿治疗,可选用牡丹皮、土茯苓、苦参、白鲜皮等。余国芳等[6]认为,其病机为阴虚血燥在内毒邪结聚在外,治疗上主要以养阴润燥为主,并分阶段佐以宣肺、清热、凉血药物,方以荆防四物汤(荆芥 10 g、防风 10 g、生地黄 20 g、赤芍 10 g、当归 10 g、川芎 10 g、白鲜皮 15 g、紫草 10 g、蝉蜕 10 g、甘草 6 g)加减,配合中药外洗方(忍冬藤 30 g、野菊花 15 g、紫花地丁 30 g、重楼 30 g、五倍子 15 g、地肤子 15 g、牡丹皮 30 g、赤芍 30 g)凉血解毒,临床取得良好疗效。耳穴压豆也是治疗痤疮样皮疹常用的方法,常取内分泌、皮质下、肺、心、胃等穴位。

参考文献

[1] 上海市医学会皮肤性病学分会,上海市医学会肿瘤靶分子专科分会.抗肿瘤药物相关皮肤不良反应管理专家共识[J].中华皮肤科杂志,2023,56(10):907-919.

[2] 贾立群,贾英杰,陈冬梅,等.手足综合征中医辨证分型及治法方药专家共识[J].中医杂志,2022,63(6):595-600.

[3] 祝朝富,李卓虹,李强,等.加味金黄散熏洗预防索拉非尼所致手足皮肤反应的疗效观察[J].中国基层医药,2016,23(10):1510-1512.

[4] Peng Y M, Duan H, Zhang J Y, et al. Application of zizao Yangrong Granules for treating targeted drugs-related skin xerosis: a randomized double-blinded controlled study[J]. Integrative Cancer Therapies, 2020, 19: 1-9.

[5] 孙建立,刘嘉湘.中医辨证结合吉非替尼治疗晚期非小细胞肺癌临床疗效及证候变化分析[J].四川中医,2009,27(11):64-66.

[6] 余国芳,林丽珠.林丽珠辨治表皮生长因子受体抑制剂相关皮疹的经验探析[J].世界科学技术(中医药现代化),2009,11(5):758-763.

第26问　化疗药物引起的周围神经病变中医如何应对?

化疗所致周围神经毒性(chemotherapy-induced peripheral neurotoxicity, CIPN)主要表现为四肢远端对称性的疼痛、麻木感和触觉异常,严重者可能累及四肢近端,伴有腱反射消失或运动失调。目前,已知可能导致CIPN的化疗药物有铂类(如顺铂、卡铂和奥沙利铂)、长春碱类(如长春新碱)和紫杉烷类(如紫杉醇和多西紫杉醇),相关的因素包括单次给药剂量、药物累积剂量及药物持续暴露时间、联合方案中的其他药物相互作用等。

根据其临床表现可归属于中医"麻木""痹症""痿病"等范畴。肿瘤患者本身存在正气不足,化疗药物属于有毒伤正之品,化疗药物进入机体后会进一步损伤机体正气,导致气血不足,营卫虚弱,气虚则推动无力,血行涩滞,血虚则荣养不足,最终经络闭阻不通、筋脉失养,出现四肢末梢疼痛、麻木等症状,基本病机不外乎本虚标实,即气虚阴虚为本,邪毒瘀血阻滞为标,临床以辨证论治为原则[1-2]。营血虚弱、寒凝经脉证多见于化疗早期急性CIPN者,尤其是应用奥沙利铂、紫杉类化疗药物早期,随着化疗疗程结束可以很快恢复,症状表现为四肢末梢麻木、肌肉、关节疼痛或口腔、舌体、咽喉、下颌区域不适及肌肉痉挛,遇寒(冷水、冰冷物体)症状加重,舌质淡苔薄白,脉沉细或弦细,治以温经散寒,养血通脉。气虚血弱、营卫失和证多见于化疗中后期,急、慢性周围神经病变症状交叉,慢性周围神经症状逐渐出现和加重者,症状表现为四肢末梢麻木、疼痛,可与冷刺激无关,部分患者症状持续存在,舌质淡苔薄白,脉微涩或脉紧,治以益气温经,和营通痹。气虚血瘀、络脉痹阻证多见于化疗后期或化疗结束后较长时间内持续伴有周围神经病变症状者,表现为四肢末梢麻木和刺痛,持续不缓解,可与冷刺激无关,部分患者可伴有精细运动(如扣纽扣、戴耳环、书写等)协调困难、感觉性共济失调(走路踩棉花感觉)和出汗、手抖、乏力等自主神经症状,舌质暗或紫暗或舌边有瘀斑,苔薄白,脉涩,治以补气养血,活血通络。

中医药治疗 CIPN 方法包括中药口服、中药外洗、针灸、中药涂擦、穴位贴敷、养生功法等,推荐使用黄芪桂枝五物汤、通络蠲痹汤、当归四逆汤及补阳还五汤等具有行气温经通络功效的中药复方。中医外治法对于 CIPN 具有显著疗效,可直达病所,不影响口服药物代谢及疗效。据报道,温络通洗剂[3]和补阳还五汤[4]外洗能有效降低 CIPN 症状且未发现任何不良反应。针灸治疗CIPN 可改善患者手脚麻木、疼痛及生活质量,常用的穴位有足阳明胃经的足三里、丰隆,手阳明大肠经的合谷、曲池,足太阴脾经的血海、三阴交。太极拳、八段锦等养生运动方法亦有助于改善 CIPN 的症状。

参考文献

[1] 中国中西医结合疼痛学会,中国抗癌协会中西医整合专业委员会,中国中医药研究促进会.化疗所致周围神经病理性疼痛中西医诊治专家共识[J].中华肿瘤防治杂志,2021,28(23):1761-1767,1779.

[2] 霍介格.化疗药物导致的周围神经病变中西医结合防治专家共识[J].中国肿瘤外科杂志,2023,15(6):521-530.

[3] 季漪,李国春,李黎,等.中药外洗预防奥沙利铂所致周围神经毒性的系统评价及Meta 分析[J].中华中医药学刊,2017,35(2):335-340.

[4] 魏晓晨,王慧,朱立勤,等.补阳还五汤预防奥沙利铂所致周围神经毒性疗效及安全性的系统评价[J].中国实验方剂学杂志,2016,22(22):186-190.

第27问 对肿瘤治疗相关间质性肺疾病的认识及治疗方法有哪些?

间质性肺疾病是指肺间质的炎性和纤维化疾病,以弥漫性肺实质、肺泡炎和间质纤维化为基本病理改变,最终导致肺泡-毛细血管功能的丧失。随着抗肿瘤治疗手段和药物的不断丰富,酪氨酸激酶抑制剂(tyrosine kinase inhibitor,TKI)、哺乳动物雷帕霉素靶蛋白(mammalian target of rapamycin,mTOR)抑制剂、抗体药物偶联化合物(antibody-drug conjugate，ADC)及免疫检查点抑制剂(immune checkpoint inhibitor，ICI)等药物的临床应用日渐广泛，治疗相关的间质性肺病发病率也呈逐年升高的趋势。临床常用的化疗药物如博来霉素、环磷酰胺、甲氨蝶呤等，小分子靶向药物 EGFR-TKI(吉非替尼、厄洛替尼、阿法替尼等)、mTOR 抑制剂(依维莫司、西罗莫司等)，ICI 类药物(帕博利珠单抗、阿替利珠单抗等)均可引起间质性肺疾病。临床主要症状为胸闷气短、干咳、喘憋、呼吸困难，少数可出现咯痰、痰中带血或胸痛，在肺纤维化逐渐加重的过程中会出现限制性通气功能障碍、低氧血症、乏力及肺部感染，中度肺动脉高压患者多伴有发绀，影像表现为双肺弥漫性病变。

美国临床肿瘤协会(American Society of Clinical Oncology，ASCO)将免疫治疗相关肺不良反应(肺炎)分为 G1～G4 级进行分级管理。G1 级无症状，病变局限于单个肺叶或<25%的肺实质，一般无须停用抗肿瘤药物，密切监测即可；G2 级有症状，累及 1 个以上肺叶或 25%～50%的肺实质，需要药物干预；G3 级为重度症状，累及所有肺叶或 50%的肺实质，应停用抗肿瘤药物并予以激素治疗；G4 级为危及生命的呼吸功能衰竭，需要紧急干预。间质性肺疾病的基础治疗包括吸氧、机械通气、输液、镇静、解痉，同时还要重视对基础疾病的治疗，减少发生肺炎的危险因素。糖皮质激素常用于改善中、重度药物相关性间质性肺炎，急性发作患者症状，以及促进肺损伤修复，应用糖皮质激素时，一般需要停用抗肿瘤药物。目前，关于激素应用的治疗剂量和疗程尚缺乏高级别循证依据，《抗肿瘤药物相关间质性肺病诊治专家共识》[1]建议抗肿瘤药物治疗时可参考间质性肺疾病分级管理原则，根据患者的基础疾病、合并症、不良反应严重程度及激素耐受情况进行个体化治疗。此外，如患者对激素不敏感或其他疾病导致激素使用受限时，可以选择其他药物进行替代治疗。激素治疗未缓解的患者可应用吗替麦考酚酯、英夫利昔单抗或注射用免疫球蛋白治疗。尼达尼布和吡非尼酮是临床常用抗纤维化治疗药物[1]。

间质性肺疾病中医归属于"肺痿""喘病""肺痹""咳嗽""肺胀"范畴。间质性肺疾病病理因素为痰浊、血瘀，正如《丹溪心法·咳嗽》所谓"肺胀而咳，或左或右，不得眠，此痰挟瘀血……"诸多医家对其诊治进行阐述。宫晓燕认为间质性肺疾病的病机是气虚血瘀，经络痹阻[2]。晁恩祥认为"气阴不足，气机失畅"是间质性肺疾病的基本证型[3]。周颖等[4]总结临床实践得出间质性肺疾病主要病机为气阴两虚、痰瘀互结。杨兆庚[5]结合各类文献总结出本脏不足多归于肺、脾、肾之脏虚,气阴两虚,气阳不足,病机特点为本虚标实、虚实夹杂,其中虚、痰、瘀、热为本病病理关键,因此补益肺、脾、肾是扶正法的重点。陈晨等[6]认为免疫相关性肺炎的治疗在于扶正与通络的灵活应用,扶正在于益气养阴、补肺益肾,通络法以化瘀通络、祛痰通络为主。气阴两虚证者采用沙参麦冬汤加减益气养阴;痰浊壅肺证者予苏子降气汤合三子养亲汤加减,胸闷不能平卧加葶苈子泻肺平喘;痰热壅肺者以桑白皮汤清肺化痰、降逆平喘;痰热内盛,痰黏稠不易咯者加鱼腥草、金荞麦、瓜蒌皮、浙贝母等;久病及肾者予平喘固本汤合补肺汤补肺纳肾平喘,或夹瘀者可加丹参、地龙、桃仁、红花、赤芍等。

参考文献

[1] 抗肿瘤药物相关间质性肺病诊治专家共识专家委员会.抗肿瘤药物相关间质性肺病诊治专家共识[J].中华肿瘤杂志,2022,44(7):693-702.

[2] 赫卫彦.宫晓燕教授治疗间质性肺疾病经验[J].中国实用医药,2012,7(13):229-230.

[3] 王春娥,王辛秋.晁恩祥治疗肺间质纤维化经验小结[J].福建中医药,2018,49(4):58-59.

[4] 周颖,魏毅,陈嘉斌,等.抑肺饮治疗免疫检查点抑制剂相关肺炎的临床观察[J].浙江中医杂志,2021,56(8):561-563.

[5] 杨兆庚.中医药治疗间质性肺病的研究概况[J].上海中医药杂志,2003,37(4):60-64.

[6] 陈晨,贾立群,娄彦妮,等.免疫检查点抑制剂相关性肺炎发病及治疗的中医思考[J].中国中医急症,2022,31(3):425-428.

第28问 抗血管生成药物治疗后易出现血瘀证表现,如何进行治疗?

目前,临床中常用的抗肿瘤血管生成靶向药主要包括三类:小分子多靶点血管生成抑制剂(安罗替尼、阿帕替尼、索拉非尼等)、大分子单靶点血管生成抑制剂(贝伐珠单抗、雷莫芦单抗等),以及内源性泛靶点血管生成抑制剂(重组人血管内皮抑制素)。临床中应用最多的是血管内皮生长因子及其受体抑制剂。此类药物治疗后,血管内皮的受损导致凝血因子、血小板与血管内皮下成分直接接触,可引发凝血级联反应,形成血栓;血管内皮细胞凋亡可能会调节磷脂酰丝氨酸的分布,从而增强凝血酶原因子X的促凝活性,促使血栓形成。此外,恶性肿瘤导致的高凝状态及血压升高也是导致血栓的因素[1]。抗血管生成药物治疗导致静脉血栓栓塞(venous thromboembolism, VTE)的患者,需停止抗血管生成药物的使用,并使用低分子量肝素进行抗凝治疗。VTE≤3级的患者,在低分子量肝素治疗后可恢复抗血管生成药物治疗;VTE≥4级或抗凝治疗后复发难治性血栓栓塞的患者,需终止抗血管生成药物治疗。

西医的血栓相当于中医学中的"瘀血",它既是体内血液停积而形成的病理产物,又具有致病作用。抗血管生成药物在治疗过程中会出现一些中医症状、证素的变化,如长期应用贝伐珠单抗往往出现唇紫、眼干涩、倦怠乏力等血瘀证表现,以血瘀、阴虚为主要病性证素,且随着使用时间、剂量的累积,逐渐表现为血瘀加重[2]。中医通过辨证,辨别不同的血瘀病机,以减轻症状,提高患者的整体生活质量。《血瘀证中西医结合诊疗共识》[3]把血瘀证分为气虚血瘀证、血虚血瘀证、气滞血瘀证、寒凝血瘀证、痰浊血瘀证、热毒血瘀证等进行治疗。气虚血瘀予补阳还五汤,血虚血瘀以桃红四物汤加减,气滞血瘀予血府逐瘀汤加减,寒凝血瘀以当归四逆汤加减,痰浊血瘀证予栝蒌薤白半夏汤加减,热毒血瘀证以桃核承气汤加减。此外,可针对瘀血所在部位选择相应的中药,头部瘀血刺痛可用当归、生地黄、红花、桃仁、赤芍、川芎、丹参;胸中血瘀可选当归、生地黄、赤芍、川芎、桃仁、红花、乳香、没药、蒲黄等;腹部血瘀可用赤芍、三棱、莪术、丹参、郁金、益母草、当归、丹参、牡丹皮、红花;腰部血瘀可选当归、鸡血藤、益母草、泽兰、桃仁。

参考文献

[1] Brandes A A, Bartolotti M, Tosoni A, et al. Practical management of bevacizumab-related toxicities in glioblastoma[J]. The Oncologist, 2015, 20(2): 166-175.

[2] 董慧静,鲁星好,彭艳梅,等. 贝伐珠单抗对肿瘤患者中医证素影响的前瞻性研究[J/OL]. 中医学报,2024:1-8. (2024-09-13)[2025-03-14]. https://kns.cnki.net/kcms/detail/41.1411. R.20240912.1652.071. html.

[3] 杜金行,史载祥. 血瘀证中西医结合诊疗共识[J]. 中国中西医结合杂志,2011,31(6):839-844.

第四节　肿瘤的康复与护理

第 29 问　肿瘤患者应怎样进行随访复查？

肿瘤患者定期随访复查能监测病情变化，及时发现复发或转移的情况。对随访时间和随访内容建议如下。

1. 随访时间

不同癌种、不同病理类型和分期的肿瘤患者随访复查的时间、频次会有所不同。一般来说，术后患者 2 年内需要每 3~6 个月复查一次，如果病情稳定，可以逐渐延长复查的间隔时间，2~5 年之间建议每年随访复查一次。如病情不稳定或有异常症状出现，应立即就医并密切随访。而晚期或者带瘤生存患者，一般需要每 3 个月复查一次。不同项目的检查频率会有所差别，比如头部磁共振可以半年做一次，骨扫描每半年至一年做一次，内镜检查一年做一次。化疗患者治疗期间每周做 1~2 次血常规检查，每个化疗周期必须做一次肝肾功能检查，具体检查频率可以参照最新版的《中国临床肿瘤学会（CSCO）常见恶性肿瘤诊疗指南》。

2. 随访内容

随访复查的项目一般包括体格检查、实验室检查和影像学检查等。体格检查包括浅表淋巴结触诊、胸部听诊、腹部触诊等，以评估患者的身体状况和发现异常体征。实验室检查包括血常规、尿常规、粪常规、肝功能、肾功能、电解质、凝血功能、肿瘤标志物等。影像学检查包括 B 超、计算机体层成像（CT）、磁共振成像（MRI）等，检查部位为肺、肝、骨、脑等肿瘤常见转移部位。头颈部影像学检查优先选择 MRI，肺部选择平扫或增强 CT，肝脏选择 B 超、MRI，骨骼选择骨扫描，淋巴结选择增强 CT 和 B 超等，必要时可行正电子发射计算机体层成像（PET-CT）检查了解原发病灶和全身转移情况。

第 30 问　针对肿瘤患者的焦虑和抑郁如何进行心理干预？

焦虑和抑郁是恶性肿瘤患者常见的精神障碍。焦虑情绪在肿瘤患者中普遍存在,当焦虑的严重程度与客观的事件和处境不相称或持续时间过长则为病理性焦虑[1]。肿瘤相关性抑郁是指由肿瘤诊断、治疗及其合并症导致患者失去个人精神常态的情绪病理反应[1]。无论是焦虑还是抑郁,在干预前首先应根据国际公认的诊断标准和量表进行评估,明确诊断,然后再进行心理或药物干预。

如何对肿瘤患者焦虑和抑郁进行心理干预呢? 针对恶性肿瘤患者焦虑障碍的心理社会干预方法有很多,包括教育性干预、认知行为治疗、正念疗法、支持性疗法、补充和替代疗法。对于肿瘤患者的抑郁障碍,可采取个体心理治疗和团体心理治疗的方式,常用的心理治疗方法还包括支持性疗法、认知行为治疗等[1]。

支持性心理治疗适用于所有肿瘤就诊对象,各类焦虑、抑郁障碍患者均可采用,可帮助患者减少孤独感,学习应对技巧。认知行为治疗可以缓解患者特殊的情绪、行为和社会问题,以减轻焦虑、抑郁和痛苦[1]。《中国肿瘤心理临床实践指南 2020》中推荐使用个体心理干预、认知行为治疗,改善恶性肿瘤患者的焦虑症状,推荐团体心理治疗改善肿瘤患者的抑郁情绪。

对于轻度的焦虑和抑郁患者,可由医护人员通过宣教、对症治疗等方式帮助患者减轻心理痛苦,如果评估为中重度心理问题,应立即向精神科医师、心理治疗师转诊,接受专业精神治疗或心理干预。

总之,针对肿瘤患者的抑郁和焦虑需要综合考虑患者的生理、心理和社会需求,及时进行心理干预,提供个体化的心理支持和治疗。

参考文献

[1] 唐丽丽.中国肿瘤心理临床实践指南 2020[M].北京:人民卫生出版社,2020:3-20,91-104.

第31问　肿瘤患者如何进行康复运动?

大量研究表明,运动可以改善癌症患者的症状和功能障碍,如失眠、疲乏、焦虑、淋巴水肿、外周神经病变等,还能协同癌症放化疗和免疫治疗,以减缓肿瘤进展[1-2]。那么,肿瘤患者进行康复运动的原则和方法有哪些呢?

肿瘤患者康复运动的基本原则是因人而异、循序渐进、持之以恒[2]。因人而异是指针对肿瘤患者的年龄、体质、病情和具体的功能目标等,并综合考虑个人喜好和运动环境等因素,制订个体化的运动处方。例如,肺癌患者肺叶切除术后要加强胸部的运动锻炼来改善呼吸功能;乳腺癌根治术后要加强上肢的活动,避免淋巴水肿。应规律复评患者体能状态,及时调整运动方案。运动强度、持续时间应根据每个患者的病情、体能水平、健康状况,以及运动后身体改善情况逐步增加,做到循序渐进。持之以恒是指患者的运动方案应尽可能贯穿癌症全程,围手术期、放化疗期间、疾病稳定期,以及长期生存期间运动方案和运动目标可能会有改变,重要的是尽可能鼓励患者保持运动的好习惯。

《以功能障碍为中心的中国癌症患者运动康复专家共识》推荐的运动方式包括有氧运动、抗阻运动、柔韧性运动、神经肌肉功能训练、整合运动、传统功法、高强度间歇性运动。有氧运动又称为耐力运动或心肺运动,体能状态较好者可从中等强度开始,整体状态较差者可从低强度开始,循序渐进地调整至适宜有氧运动强度。抗阻运动是指肌肉在克服外来阻力时进行的主动运动,如俯卧撑、举杠铃、负重深蹲等,也应从低强度开始,根据患者耐受程度逐渐递增负荷重量。柔韧性运动通常安排在有氧运动或抗阻运动后的整理活动中,推荐静力性牵伸。神经肌肉功能训练包括平衡、协调、步态、灵活性和本体感觉控制技能等,癌症患者神经肌肉功能训练的主要目标是预防跌倒。太极、八段锦、气功、瑜伽等整合运动方式能安全有效地改善癌症患者躯体和情志相关症状,是癌症患者适宜的综合运动方式。传统功法易筋经、五禽戏、太极拳、八段锦等强调身心息兼调,调整人体的精神、气血和津液,从而达到增强脏腑功能和防癌抗癌的效果。高强度间歇性运动仅适用于健康状态良好的癌症患者运动方案的进阶阶段,且需在运动医学专家评估授权和监督下进行[2]。

肿瘤患者的运动康复需要在专业人员指导下,根据病情和体质,选择适宜的运动项目、恰当的运动强度和运动时间,循序渐进,长期坚持,方能奏效。

参考文献

[1] 李增宁,鲁徐宁,宋菲.运动对肿瘤康复及防治的探讨[J].肿瘤代谢与营养电子杂志,2023,10(3):330-335.

[2] 中国康复医学会肿瘤康复专业委员会,江苏省整合医学研究会.以功能障碍为中心的中国癌症患者运动康复专家共识[J].中国康复医学杂志,2023,38(1):1-7.

第 32 问 肿瘤患者如何进行自我生活起居调护?

早在《黄帝内经》中就提出了"食饮有节,起居有常,不妄劳作""虚邪贼风,避之有时,恬淡虚无,精神内守"等生活起居原则,对肿瘤患者的生活起居调养也有很好的借鉴作用,可以从饮食、运动、作息、心理等几方面加以调护。

1. 饮食调养

恶性肿瘤为消耗性疾病,加之手术耗伤气血,放化疗胃肠道反应影响了营养的吸收利用,约三分之一的肿瘤患者存在营养不良,导致抗病能力下降,甚至出现恶病质,因而饮食调养对肿瘤患者的康复起着极为重要的作用,合理而科学的饮食可以起到防癌抗癌的作用。许多患者会问,怎样的饮食适合自己?吃哪些保健品好? 专业人员建议,肿瘤患者膳食调养应遵循以下几项原则:①合理膳食,适当运动;②保持适宜的、相对稳定的体重;③食物的选择应多样化;④适当多摄入富含蛋白质的食物;⑤多食蔬菜、水果和其他植物性食物;⑥多食富含矿物质和维生素的食物;⑦限制精制糖摄入;⑧抗肿瘤治疗期和康复期患者膳食摄入不足,在经膳食指导仍不能满足目标需要量时,建议给予肠内、肠外营养支持治疗[1]。能量和营养素摄入量、食物选择等具体可以参考2017 年中华人民共和国国家卫生和计划生育委员会发布的《恶性肿瘤患者膳食指导》。日本国立癌症预防研究所对 26 万人饮食与癌症的关系进行统计调查,证明了蔬菜的防癌作用明显,如红薯、芦笋、花椰菜、卷心菜、菜花、欧芹、茄子皮、甜椒、胡萝卜、番茄、大葱、大蒜、黄瓜、大白菜等具有预防肿瘤的作用。要做到忌烟酒和辛辣刺激、油煎、烧烤、油腻的食物,要控制脂肪摄入,不食霉烂变质食物,少食腌制、烟熏食品。进食应细嚼慢咽,不食过烫食物。不要过度依赖补品,保健品不是治疗疾病的药品,要在医生指导下选择适合自己的保健品,还要认清保健食品的批准文号,不要被假冒商品所欺骗。

2. 运动康复

适当的运动锻炼可以帮助肿瘤患者增强体质,提高免疫力,缓解病情,对于一些癌症患者常见的症状、并发症和功能障碍如癌症相关性疲乏、情感障碍、疼痛、心肺耐力下降、肌肉骨骼障碍、二便问题、淋巴水肿、神经系统症状、睡眠障碍、认知功能障碍等,运动也可以改善上述常见症状和功能障碍。但是,运动锻炼时要根据患者的身体状况和医生的建议来选择合适的运动频率、强度、时间和方式[2]。一般来说,轻度的有氧运动及整合运动方式比较适合肿瘤患者,如散步、慢跑、太极拳等,应遵循因人而异、循序渐进、持之以恒的原则。

3. 科学作息

科学作息是肿瘤患者生活起居调护的关键。肿瘤患者当顺应春夏秋冬四时变化规律,结合自身状况和医生建议,合理安排作息时间并持之以恒。要创造一个安静、舒适的睡眠环境,避免熬夜和过度疲劳,保证充足的睡眠和休息,有助于调和阴阳、恢复体力、缓解病情。一旦出现失眠或过度疲劳等症状,应及时就医。

4. 心理调护

恶性肿瘤患者承受着巨大的心理压力,焦虑、抑郁、恐惧、绝望和愤怒是常见的心理反应,这些心理情绪的改变导致生活质量明显下降,躯体功能、心理功能和社会功能等方面均明显降低,因而心理调护也是肿瘤患者生活起居调护的重要方面。医护人员和家属要多与患者沟通,消除其恐惧、焦虑等负性情绪,帮助患者保持良好心情。可以通过听音乐、阅读、做手工等方式来放松心情,缓解压力。当患者产生严重的焦虑、抑郁、谵妄等心理问题时应及时就医,寻求专业人员的帮助。

参考文献

[1] 中华人民共和国国家卫生和计划生育委员会. 恶性肿瘤患者膳食指导:WS/T 559—2017[S].北京:中国标准出版社,2017.

[2] 中国康复医学会肿瘤康复专业委员会;江苏省整合医学研究会.以功能障碍为中心的中国癌症患者运动康复专家共识[J].中国康复医学杂志,2023,38(1):1-7.

第33问 肿瘤患者的中医食疗养生原则和注意事项有哪些?

中医食疗是在中医药理论指导下,研究食物的性能、配伍、制作和服用方式,以及食物与健康的关系,并利用食物来保持健康、防治疾病。饮食疗法在肿瘤康复中发挥着独特作用,可弥补药物或其他疗法的不足,减轻治疗过程中的不良反应,使患者保持较好的营养状态,维持机体功能。

辨病与辨证施膳是肿瘤患者食疗养生的原则,也就是根据不同的病情,结合患者体质、症状等因素综合分析,准确地辨别出不同的"证",然后利用食物的不同属性,达到平衡人体气血阴阳、扶正祛邪的目的。辨证施膳则较为复杂,需专业的中医师为患者进行辨证,再配合对"证"的食物施膳。辨病施膳是根据不同的瘤种来选取食物,如肺癌以除痰清肺、益气养阴为原则,可选用川贝百合猪肺汤滋阴润肺、祛痰止咳,鹧鸪北杏雪梨汤润肺祛痰、补虚止咳;肠癌以清肠解毒、补益脾肾为原则,可选用马齿苋粥清热解毒、健脾涩肠,芡实莲子粥健脾止泻、涩精补肾。此外,根据不同的治疗方式(如放化疗、靶向治疗等)所带来的不同副反应,也可选取适合的食物来调理,减轻治疗带来的痛苦,如化疗后白细胞降低者,可选用黄芪、黄精、女贞子、枸杞子等制作膳食,血红蛋白降低者,可选用当归、大枣、阿胶、龙眼肉等配制膳食[1]。

中医治疗提倡"三因制宜",顺应四时,天人合一,同样在肿瘤中医食疗中也有"三因制宜"[2],即因时、因地、因人选择不同的饮食进行调理。因时制宜指的是因天时、季节或者因病时、病期对患者进行饮食调理。例如,春天宜升补,夏天宜清补,秋天宜平补,冬天宜温补;病程早期,可选择解毒散结、化痰软坚、活血化瘀的食物,如夏枯草、绿豆、昆布、海藻、山楂、桃仁等,而久病或术后体虚的患者,则可选择一些补益之品,如人参、山药、白扁豆、大枣、核桃仁、阿胶、龙眼肉、石斛、百合、龟、鳖等。因地制宜就是因地域不同而选择不同食物,如南方天气炎热、潮湿,要多食补气清热祛湿之品;北方严寒干燥,应多食乳、肉等温补滋润之品等。因人制宜,是指根据患者病种、体质与病情进行食物选择,如热毒伤阴者可选用如石斛、麦冬、甘蔗、荸荠等养阴的食物;脾胃虚弱食欲不振等,则可选补气健脾、消食开胃的药膳。

肿瘤患者食疗要注意食物与食物之间的配伍相宜、膳食与药物性味相宜、膳食与服药禁忌[3]。同时烹饪或食用的食物之间功效应相互加强,而不应产生不良或有害的作用。例如,百合炖秋梨加强了清肺热、养肺阴的效果而无不良反应。膳食与药物性味相宜是指食物和药物的性味相同,起到增强药效和食效的作用,如两者相抵触则可能降低疗效甚至导致不良反应。要注意膳食与服药禁忌,在服用某些药物时,应暂时对某些特定的食物进行忌口,如西柚会影响包括厄洛替尼、吉非替尼、克唑替尼、依托泊苷、奥拉帕利等多种药物的药效;大蒜、生姜、当归等会使抗凝药物的抗凝效果变弱,增加出血的风险;乳腺癌患者日常饮食要避免雌激素较多的食物,如蜂王浆、燕窝、雪蛤、紫河车(胎盘)等。

中医食疗是肿瘤治疗的有益补充,合适的食疗可以改善患者营养状况,增强抗病能力,提高生活质量。应该强调的是,需在专业人员指导下根据病情进行食物调理,从而有助于肿瘤的康复。

参考文献

[1] 周岱翰,林丽珠.中医肿瘤食疗学[M].广州:广东科技出版社,2020:97,162-168,186-194.

[2] 韩欣璞,肖海娟,方瑜,等.中医食疗在恶性肿瘤中的研究进展[J].辽宁中医杂志,2022,49(11):203-206.

[3] 杨柱,陈学习.肿瘤的中医食疗理论浅析[J].辽宁中医杂志,2002,29(5):263-264.

第二章 各 论

第一节 脑 瘤

第1问 脑瘤的发病和中医病机有何特点?

脑瘤是指生长于颅脑的肿瘤,可分为原发性脑瘤和继发性脑瘤两类,原发性脑瘤以神经胶质瘤最常见,继发性脑瘤是指由其他部位肿瘤转移至脑部而成。癌症流行病学数据显示,2020 年中国脑瘤新发病例约 8.0 万人,死亡约 6.5 万人,年龄标化发病率和死亡率分别为 4.1/10 万和 3.2/10 万[1],近 20 年来发病率及死亡率呈持续上升趋势。目前,脑瘤的发生发展机制尚不清楚,缺乏行之有效的早期防控手段[1]。脑瘤可归属于中医"真头痛""呕吐""中风""癫痫""目盲"等范畴。

一般认为,脑瘤的发生与先天不足、房劳、感染邪毒、外伤、饮食不节、内伤七情、正气亏虚等多种因素有关。先天不足或房劳伤肾,肾精亏虚,水不涵木,肝风内生,而脑为髓海,肾主髓,髓同肾,脑髓空虚,风邪易犯人体空虚之位,兼夹痰、浊、瘀、毒上扰脑窍,聚而为瘤[2]。或因外伤,脑络受损,瘀血着而不去,阻碍气血津液运行,气机逆乱,久而成癌;或因饮食不节,脾胃受损,气血精微难化生,正气亏虚,脏腑功能减退,外邪易侵入人体;或因内伤七情,疏泄失常,气机郁滞,湿停痰聚,痰瘀互结,阻于清窍。

中医名家从多方位阐述了对脑瘤病因病机的认识。国医大师刘嘉湘认为脑瘤的病机以正虚为本、以邪实为标。正虚主要表现在肝肾阴虚、脾肾两虚,肝肾阴虚则虚风内动、扰乱清窍,脾肾两虚则清阳不升、髓海失充;标实主要表现在痰、毒、瘀的胶结[3]。朴炳奎对于脑瘤的主要病机概括为三焦虚损、痰瘀闭窍、风邪内动,他认为脑窍亏虚,皆亏在三焦,下焦肾精不足,中焦脾气不健,上焦肺气不宣,导致气血、津液运行渐至迟缓,日久血凝成瘀,津聚成痰,上泛于脑而发病[4]。钱伯文教授根据中医文献记载,结合现代临床所见,认为痰湿内阻、气血郁结、头颅外伤、肝肾亏损、肝风内动等与本病的发生、发展有一定的关系[5]。刘伟胜将脑瘤的病因分为虚实两方面,实者责之于风痰瘀,痰湿内结,肝风内动,凝于颅内,脑瘤自生;虚者责之先后天精不足,脾肾两虚,津液输布失常,痰浊内生,盘踞于脑络,久而成积;并强调情志因素与脑瘤发病密切相关,其中忧和怒最易造成气机阻滞、瘀血内生[6]。

总之,脑瘤的发生是内外合邪的结果,为本虚标实、虚实夹杂之证,脏腑亏虚为本,主要表现在肝肾阴虚,脾肾两虚,邪实主要表现在痰、毒、瘀互结,为病之标[2]。脑瘤病位在脑窍,与肝、肾、脾密切相关,亦可涉及心、肺。

参考文献

[1] 雷少元,李玉龙,孙菲,等.中国脑瘤发病和死亡流行现况及预测[J].基础医学与临床,2024,44(4):454-458.

[2] 樊芬,王欣妍,曹康迪,等.论风药治脑瘤[J].辽宁中医杂志,2023,50(7):91-93.

[3] 上海市中医文献馆.跟名医做临床·肿瘤科难病[M].北京:中国中医药出版社,2011:192-194.

[4] 王兵,赵彪,侯炜,等.朴炳奎辨治脑瘤经验[J].中医杂志,2013,54(17):1455-1457.

[5] 郭晨旭,朱国福.钱伯文治疗脑瘤临床思辨特点总结[J].世界中医药,2015,10(10):1552-1554.

[6] 陈奕祺,李柳宁.刘伟胜中医辨证治疗脑瘤经验浅谈[J].江苏中医药,2017,49(6):17-19,22.

第 2 问　如何从"虚""痰"论治脑瘤?

脑瘤与肝、肾、脾三脏关系密切,为本虚标实之证,脾肾不足、肝肾亏虚为本,痰毒瘀互结为标,根据病机特点,临床治疗常从"虚""痰"论治。

脑瘤从"虚"论治重在健脾补肾和补益肝肾。脾为生痰之源,肾为生痰之本,脾阳根于肾阳,肾阳充足则脾阳健旺,脑瘤治疗在健脾同时需适当应用温补肾阳之品,以健旺脾阳,则痰无以生成,方用右归丸或肾气丸之类以温补脾肾[1],适当配伍附子、肉桂、细辛、淫羊藿、吴茱萸等收效更佳。脑瘤患者临床常见头痛、头晕、抽搐、偏瘫等症状,为肝血不足、髓海失充或肝阳夹风、上扰清空所致,而肾藏精、精生髓,因此养肝阴血需结合补肾阴,补益肝肾之法亦为脑瘤从"虚"论治的重要体现,常用六味地黄丸或左归丸之类。纵观各肿瘤名家诊治脑瘤经验,无不重视从"虚"论治。周仲瑛总结脑瘤的虚证以阴虚、气亏多见,针对肝肾阴虚、脑髓失养者常选鳖甲、生地黄、女贞子、墨旱莲、枸杞子等补益肝肾;若阴虚动风、风阳内盛见头痛、眩晕、耳鸣、肢体抽搐者,加钩藤、石决明、蒺藜平肝息风;肝火上亢见烦躁、目赤、便秘者,加夏枯草、牡丹皮、栀子清肝泻火;阴虚气耗之证常选太子参、黄芪、天冬、麦冬、石斛、玄参、天花粉、女贞子、墨旱莲、熟地黄、枸杞子、山茱萸、制首乌等益气养阴[2]。刘嘉湘运用经验方(生地黄、熟地黄、女贞子、枸杞子、生南星、蛇六谷、天葵子、蜂房、夏枯草、海藻、生牡蛎、赤芍、牡丹皮、蒺藜)治疗肝肾阴虚证之脑瘤,注重在补益肝肾的同时,酌情加淫羊藿、肉苁蓉等温肾壮阳之品,旨在"阳中求阴",使阴得阳升而泉源不竭,加强益肾填精之效[3]。此外,在脑瘤治疗过程中也应时刻不忘顾护脾胃,培植后天之本,中医说"有胃气则生",脾胃不败,生化之源不竭,可以为后续治疗打好基础,故处方常配合健脾助运的药物,包括党参、白术、陈皮、神曲、鸡内金、焦山楂、炒谷芽、炒麦芽、砂仁等以顾护胃气[4]。

清代医家汪昂曰:"百病多因痰作祟。"痰之所驻,随气而至,无处不到,痰毒凝结于上则易形成脑瘤,痰既是脑瘤的发病因素,又是其发生发展过程中的重要病理产物,化痰法为脑瘤治疗的重要法则,在疾病不同阶段常根据兼夹证灵活应用,以消其有形之肿物。刘嘉湘重视扶正法与化痰散结法的联合应用,在补气养血、益肾填精、温补脾肾同时联合蛇六谷、生南星、生半夏、天葵子、夏枯草、海藻、生牡蛎等化痰软坚散结之品,且生南星、生半夏用量较大,以期更好地控制瘤灶[3]。朴炳奎认为清窍喜通,痰阻易于闭窍,且瘀与痰往往相伴,所以化痰同时兼以开窍、活血祛瘀治疗脑瘤,可抑制癌细胞生长、转移,并增强手术、放疗、化疗的疗效[5]。钱伯文认为脑瘤系痰湿郁阻、气血郁结所致,临床症见头痛、呕吐、癫痫抽搐、肢体麻木、舌暗苔腻、脉弦滑,常用化痰开郁、软坚消肿、活血化瘀法治疗,药物选用半夏、天南星、昆布、海藻、牡蛎、浙贝母、山慈菇、黄药子、白芥子、僵蚕、石菖蒲、远志、三棱、莪术、丹参、当归、川芎、赤芍、红花等[6]。周仲瑛根据痰之兼夹进行施治,风毒多夹痰为患,风痰宜散,常用僵蚕、白附子、制胆南星等祛风化痰通络;痰热互结,热痰宜清,常用泽漆、海藻、夏枯草、山慈菇、浙贝母、天竺黄等;寒痰宜温,常用法半夏、干姜、细辛等;顽痰胶固不化,上蒙清窍,酌用石菖蒲、皂荚豁痰开窍。《本草纲目》曰:"泽漆利水,功类大戟。"泽漆是针对痰毒的特色用药之一,周仲瑛取其化痰散结之功,常用剂量为 10~20 g[1]。

临证可以根据脑瘤患者的不同表现,辨别"虚""痰"的具体情况加以论治,补虚、化痰可以贯穿脑瘤治疗的始终,协同运用更可提高疗效。

参考文献

[1] 张少聪.《伤寒杂病论》辨治肿瘤病思路探讨与典型案例分析[D].广州:广州中医药大学,2011.

[2] 夏飞,李柳,沈泽怡,等.国医大师周仲瑛复法组方辨治脑瘤经验[J].中医学报,2022,37(6):1204-1208.

[3] 刘苓霜.刘嘉湘治疗脑瘤经验[J].中医杂志,2006,47(8):578.

[4] 贾晓玮.周仲瑛教授辨治脑瘤的临证经验及学术思想传承研究[D].南京:南京中医药大学,2012.

[5] 王兵,赵彪,侯炜,等.朴炳奎辨治脑瘤经验[J].中医杂志,2013,54(17):1455-1457.

[6] 郭晨旭,朱国福.钱伯文运用化痰散结法辨治脑瘤验案3则[J].江苏中医药,2015,47(8):49-50.

第 3 问 如何对脑瘤进行分阶段治疗?

临床多采用手术、放疗、化疗手段治疗脑瘤,术后或放疗、化疗后肿瘤虽得到一定程度控制,但正气亏虚、气血耗伤,且余毒未尽,中医治疗以扶正培本、协调脏腑气血功能为主,兼顾祛邪[1],根据疾病的不同阶段及患者整体状况进行辨证辨病治疗。

脑瘤早期标实证明显,元气未损,攻不宜缓,缓则养成其势,反以难制[1]。此时治疗目的在于抑制肿瘤的生长,延缓疾病进展,减少其对周围组织的压迫和损害。故治疗多以攻邪为主,或大攻小补,或先攻后补,攻中有补,防止邪毒伤正[2]。治疗原则以化痰软坚、行气活血散瘀为主,常用药物有生南星、生半夏、蛇六谷、夏枯草、海藻、桃仁、红花、赤芍、僵蚕等,以软坚散结、活血化瘀[3]。

脑瘤中期肿瘤发展到一定程度,正气亦伤,元气受损,正邪相争,势均力敌。病机特点为标本互见、虚实夹杂,宜采取攻补并重策略,攻邪兼顾养正。气虚血瘀型治以益气化瘀、软坚化痰法,肝肾阴虚型治以滋阴平肝、化痰行瘀法,脾肾阳虚型治以温补脾肾、化痰软坚法。

脑瘤晚期患者往往已接受多种抗肿瘤治疗且疗效不佳,疾病发展至严重阶段,表现为消瘦、乏力、纳差,甚至出现恶病质表现,元气已衰,已不任攻伐,应养正重命,缓缓图攻,顾及胃气[1]。此时治疗目的在于缓解症状、提高生活质量、延长生存期,当以扶正为主,或益气养血,或补益肝肾,或温补脾肾,少佐祛邪抗癌药物[1],并注重调理脾胃,顾护正气。

参考文献

[1] 冯天明,雍履平.中医治疗原发性脑瘤用药思路[J].中医药临床杂志,2010,22(5):382-383.

[2] 王兵,赵彪,侯炜,等.朴炳奎辨治脑瘤经验[J].中医杂志,2013,54(17):1455-1457.

[3] 刘苓霜.刘嘉湘治疗脑瘤经验[J].中医杂志,2006,47(8):578.

第 4 问　中医"引经药"在脑瘤治疗中如何应用?

尤在泾所著《医学读书记》中提到:"药无引使则不通病所。"引经药是指那些能够引导其他药物直达病灶,增强药物疗效的药物。中医在治疗脑瘤的过程中,引经药的正确应用是提高疗效的关键策略之一。引经药包括祛风药、轻清上扬药、搜风通络药等。

1. 祛风药的使用

清代汪昂《医方集解》[1]记载:"头痛必用风药者,以巅顶之上,惟风可到也。"风药轻清上达,在方中具有"先驱"作用,能够率领诸药直达病所,合理应用风药的引经作用,聚合方中诸药之力,引药直达头部,可以提高治疗效果。

《医方集解》又载:"此足三阳药也。羌活治太阳头痛,白芷治阳明头痛,川芎治少阳头痛,细辛治少阴头痛,防风为风药卒徒,皆能解表散寒,以风热在上,宜于升散也。"临床运用引经药需细化所引局部部位,如头痛在前额、面颊、眉棱骨属阳明,可选择白芷作为引经药;痛在头侧属少阳,可用川芎、柴胡;痛在颈项属太阳,可选羌活;痛在巅顶属厥阴,可用藁本;头痛位置不定属少阴,可用细辛[2]。

2. 轻清上扬药的使用

脑瘤者痰毒瘀诸邪聚于脑髓,病位在上,用药宜轻不宜重,宜选用轻、清上扬之性的药物[3],"小方轻药"气厚味薄,质轻升浮如石菖蒲、郁金、川芎、木香等,有利于药势上行至脑,增加头脑局部的药物浓度,可更好地发挥治疗作用[4]。此外,药性属升的药物,如藁本、桔梗、柴胡等也可作为引经药引导诸药上行,直达病所[3]。

3. 搜风通络药的使用

脑瘤之痰多为"老痰、顽痰",非搜风通络之虫类药难以引药入脑而奏效,故临证常用虫类药搜风走窜、化痰解毒、通络定痛、活血消积。常用药物有蜈蚣、全蝎、守宫、僵蚕、土鳖虫、地龙等,此类药通透性强,既可从血液进入脑和神经组织屏障而直捣巢臼,又有功效兼容之能,如地龙适用于伴高血压者,全蝎、蜈蚣对具有恶性肿瘤特性的神经胶质瘤颇宜[5]。

总之,临床需根据患者的具体病情和体质,以及脑瘤的类型和位置,选择合适的引经药,并与其他抗肿瘤、利水、清利头目等药物配合使用,以期达到最佳的治疗效果。

参考文献

[1] 汪昂.医方集解[M].苏礼,等整理.北京:人民卫生出版社,2006:80-82.

[2] 樊芬,王欣妍,曹康迪,等.论风药治脑瘤[J].辽宁中医杂志,2023,50(7):91-93.

[3] 李园.李佩文中医药治疗脑瘤临证经验[J].北京中医药,2011,30(3):183-185.

[4] 王兵,赵彪,侯炜,等.朴炳奎辨治脑瘤经验[J].中医杂志,2013,54(17):1455-1457.

[5] 张少聪.《伤寒杂病论》辨治肿瘤病思路探讨与典型案例分析[D].广州:广州中医药大学,2011.

第二节 甲状腺癌

第 5 问 如何理解甲状腺癌的病因病机？

甲状腺癌是一种起源于甲状腺滤泡上皮或滤泡旁上皮细胞的恶性肿瘤，近年来发病率呈持续上升趋势。分化型甲状腺癌（differentiated thyroid cancer，DTC）约占 95%，包括甲状腺乳头状癌、甲状腺滤泡癌和嗜酸细胞癌。甲状腺髓样癌（medullary thyroid carcinoma，MTC）属于神经内分泌肿瘤，介于分化型甲状腺癌和未分化癌之间，占比较低。甲状腺癌可归属于中医"瘿瘤"范畴。宋代陈无择在《三因极一病证方论》中描述石瘿为"坚硬不可移者"，其质地坚硬、移动度差、病程长的特点与现代甲状腺癌颇为相似，分析其病因病机，主要与以下几个方面有关。

1. 情志内伤，肝失条达，气、血、痰、瘀互结

历代医家均重视情志内伤对本病发病的影响。《素问·举痛论》言："百病生于气也。"隋代巢元方在《诸病源候论》中指出"瘿者，由忧恚气结所生"，提出情志因素与"瘿瘤"发病的关系。《圣济总录》云："妇人多有之，缘忧恚有甚于男子也。"宋代《严氏济生方》也指出："瘿瘤者，多由喜怒不节，忧思过度，而成斯疾焉。大抵人之气血，循环一身，常欲无滞留之患，调摄失宜，气凝血滞，为瘿为瘤。"

从经络学说角度而言，《灵枢·经脉》提出"肝足厥阴之脉，……循喉咙……连目系""脾足太阴之脉，……上膈，挟咽，连舌本""肾足少阴之脉，……从肾上贯肝膈，入肺中，循喉咙"。甲状腺癌位于肝、脾、肾经循行路线，肝主疏泄喜条达，若情志久伤，肝失疏泄，肝气郁结，则气机升降失常，气血运行不畅；气郁化火，煎灼津液为痰；肝主藏血，肝气郁结，气滞而血行失畅，瘀血内停；肝郁而脾虚，脾为生痰之源，脾失健运，聚湿成痰，痰浊内阻；肝郁日久化火，则肝肾阴虚，气、血、痰、瘀相互搏结，发为积聚。因而，情志失调，肝气郁结常是甲状腺癌发病之起始。

2. 饮食水土失宜，脾失健运，水湿内停，聚而成痰

早在《吕氏春秋》就有"轻水所，多秃与瘿人"的记载，即战国时期古人已

经发现饮食失调是"瘿瘤"发生的直接因素。《儒门事亲》有"颈如险而瘿,水土之使然也"之说;《诸病源候论》提出"诸山水黑土中出泉流者……常食令人作瘿病";《圣济总录》也提出"石与泥则因山水饮食而得之"。水土失宜,外邪侵袭,饮食失调,损伤脾胃,水湿内停,后天气血生化乏源,正虚而无力抗邪,痰毒聚结于颈部,发为瘿瘤。

3. 外感邪毒,痰毒凝聚

现代医学认为甲状腺乳头状癌的发生与接触放射线有一定相关性,中医认为放射线等外邪客于肌表,正气亏虚则由表及里,损害脏腑功能,致病理产物积聚而生癌毒,正如明代陈实功《外科正宗》所云"夫人生瘿瘤之症,非阴阳正气结肿,乃五脏瘀血、浊气、痰滞而成"。

4. 劳倦内伤,肝肾不足,正气虚损

劳倦内伤,精神疲惫,胃虚纳少,脾运乏力,谷气不充,气血生化不足。起居不慎,形劳失节,劳倦内伤,后天脾胃虚惫,肝血不充,肾精不足,正气虚损,阴阳失调,邪气乃生。

总体而言,甲状腺癌因正气亏虚、情志内伤、饮食水土失宜、外感邪毒等因素而发病,肝肾不足为发病之本,气滞、血瘀、痰毒为发病之标,病位在颈,与肝、脾、肾关系密切。

第 6 问 甲状腺癌患者不同治疗阶段的中医治疗策略有何不同?

甲状腺癌的现代医学治疗方式主要有手术治疗、放射性碘治疗、内分泌治疗和靶向治疗等。中医治疗以整体观和辨证论治为核心,扶正祛邪、攻补兼施是基本治则。疾病早期可以疏肝理气、祛瘀化痰、解毒散结为主;中晚期则以益气扶正、攻补兼施为主。配合甲状腺癌不同的西医治疗阶段,中医治则治法也有所调整。

1. 术后中医药巩固治疗

手术是临床治疗甲状腺癌的主要手段。从中医角度而言,手术可耗伤人体气血、津液。而术后辅助治疗,如放射性核素、促甲状腺激素(TSH)抑制治疗,均属火热邪毒,使气阴进一步耗伤,致气阴两虚。有文献报道[1],甲状腺癌术后患者气阴两虚约占53.9%、肝郁气滞占36.8%。手术后情绪失调、肝失疏泄、肝郁气滞的状态可持续存在,加之对疾病复发的恐惧,肝气郁滞多见。因而,术后治疗当以益气养阴扶正为本,辅以清热解毒药物,同时注重疏肝解郁。陆德铭认为,甲状腺癌术后在扶助正气的同时,"宜用药缓缓消磨"以祛邪散结,扶正常以生黄芪合四君子汤益气健脾,以淫羊藿、山茱萸、肉苁蓉益肾填精,柴胡、夏枯草、象贝母、制胆南星等疏肝理气、化痰散结,石见穿、白花蛇舌草、半枝莲、龙葵、山慈菇等清热解毒、化痰散结,莪术、天龙、桃仁等消瘀散结[2]。陈如泉认为,甲状腺癌术后治疗可导致气、血、津液的耗伤,加之放射性核素属热毒,左旋甲状腺素钠片"性温",皆易耗气伤阴,拟定沙参麦冬汤或二至丸加减进行治疗[3]。唐汉钧认为,甲状腺术后治疗以健脾扶正、解毒祛邪为根本,同时兼顾脾胃运化功能,重视活血理气;在此基础上灵活运用化痰软坚、养阴润肺、补益肝肾等多种治疗[4]。徐蓉娟将甲状腺乳头状癌术后分为三期:早期,肝气郁滞、气机不畅、血瘀,治以疏肝理气、消瘿散结;进展期,治以理气消瘿、健脾利湿、化痰解凝;晚期,治疗上注重扶正,治以健脾益气、滋阴养血[5]。

甲状腺癌术后通过 TSH 抑制治疗一方面纠正甲状腺癌术后甲状腺功能低下;另一方面抑制垂体 TSH 分泌,减少 TSH 依赖性甲状腺癌的复发与转移。长期使用超生理剂量的甲状腺激素,可导致亚临床甲状腺功能亢进(以下简称"甲亢"),增加心血管不良事件、骨质疏松的风险,出现心慌、胸闷、失眠、烦躁、骨关节疼痛等症状。中医药通过病证结合,辨证用药,治疗 TSH 相关亚临床甲亢。根据全国名老中医伍锐敏经验方研制的益养丸,以生脉饮为基本方,其由党参、麦冬、五味子、夏枯草、白芍、黄芪、丹参等组成,通过益气养阴、消瘿散结,缓解心慌、烦躁、乏力、多汗等症状,并可缓解 TSH 治疗引起的心律失常[6]。阙华发认为左旋甲状腺素钠片耗气伤阴,常用沙参麦冬汤及大补阴丸治疗[7]。周岱翰认为,TSH 治疗后亚临床甲亢多属阴虚火旺证候,辨证论治基础上重视"药食双补",宜多食养阴生津的食物,如马蹄汁、梨汁等[8]。

2. 晚期甲状腺癌靶向治疗期间中医药治疗

靶向治疗已经成为晚期甲状腺髓样癌、甲状腺未分化癌等的标准治疗方法。靶向药包括多靶点激酶抑制剂、鼠类肉瘤病毒瘤基因同源物 B1(BRAF)抑制剂、丝裂原活化蛋白激酶(MAPK)抑制剂、转染原癌基因抑制剂、原肌球蛋白受体激酶(TRK)抑制剂等。根据靶向药的不同,可能产生高血压、腹泻、蛋白尿、消化道反应等多种不良反应,目前,此治疗阶段中医药干预文献报道相对较少,治疗上总体以辨证论治为核心。晚期患者颈部瘿结日久,可因实致虚,局部属实,全身则可见肝、脾、肾三脏气虚、阴虚、阳虚等表现,未分化癌、髓样癌患者肿块生长快、症状重。例如,甲状腺肿块伴颈部胀满、刺痛,入夜尤甚,舌暗或有瘀斑,脉弦涩,为痰瘀交阻证,可用活血化瘀、软坚散结之法。若出现甲状腺肿块伴形体消瘦,头晕目眩,纳呆,腰膝酸软,舌质红,苔少,脉沉细,为肝肾阴虚证,治以滋补肝肾、解毒散结。

参考文献

[1] 周玉,关青青,刘守尧,等.甲状腺癌术后中医证候聚类分析[J].北京中医药大学学报,2017,40(9):783-789.

[2] 刘静.陆德铭教授治疗甲状腺疾病经验总结[J].中医药导报,2018,24(4):59-61.

[3] 赵勇,徐文华,陈如泉.陈如泉运用益气养阴扶正法治疗甲状腺癌术后经验[J].湖北中医杂志,2013,35(11):24-25.

[4] 周敏,陆叶,刘鑫烨,等.唐汉钧治疗甲状腺癌术后医案的数据挖掘[J].湖北中医杂志,2015,37(5):20-23.

[5] 陆若琳,徐蓉娟.徐蓉娟教授从气痰热瘀治疗甲状腺乳头状癌术后经验[J].云南中医中药杂志,2016,37(1):4-6.

[6] 刘昕怡.益养丸防治甲状腺癌术后TSH抑制治疗心血管不良反应的临床研究[D].北京:北京中医药大学,2020.

[7] 仇莲胤,阙华发.阙华发治疗甲状腺癌的经验[J].上海中医药杂志,2020,54(6):75-78.

[8] 蒋梅.周岱翰教授从"三层广义"理念疏调肝脾论治甲状腺癌[J].环球中医药,2016,9(9):1098-1100.

第 7 问 中药材中含碘高的草药如海藻、昆布等能用于甲状腺癌的治疗吗?

放射线暴露、女性激素、肥胖是目前较明确的甲状腺癌危险因素,碘缺乏或者碘过量会影响甲状腺的形态结构和生理功能,但碘摄入量是否影响甲状腺癌的发生尚存争议[1]。根据我国流行病学调查,食盐碘化后,甲状腺乳头状癌的发病率明显升高,但甲状腺滤泡癌和未分化癌的发病率则下降[2]。一篇荟萃分析指出[3],碘摄入过量会增加甲状腺乳头状癌的发病,适当摄入碘则对甲状腺乳头状癌的发生有保护作用。对于已确诊甲状腺乳头状癌的患者而言,研究发现[4]高碘摄入量是 BRAF^{V600E}基因突变相关危险因素,也是肿瘤复发的危险因素。

那么富碘中药可否运用于甲状腺癌的治疗? 王旭等[5]采用氧化还原滴定法测定常用消瘿中药的碘含量显示,昆布、海藻含碘量较高,分别为 4 993 μg/kg、575 μg/kg;牡蛎、香附含量次之,分别为 115 μg/kg、93 μg/kg;夏枯草、玄参含量较低,分别为 38 μg/kg、19 μg/kg。世界卫生组织(World Health Organization,WHO)推荐的成人碘摄入量为 150 μg/d,最大耐受量为 600~1 100 μg/d,常规剂量的海藻、昆布碘含量远未达到成人每日碘摄入量。《外科正宗》所载海藻玉壶汤是临床治疗瘿瘤应用较广泛的方剂之一,方中除了海藻、昆布、海带外,还有贝母、陈皮、青皮、当归、川芎、半夏、连翘、甘草、独活,基础研究发现[6],其含药血清对 BRAF^{V600E}基因突变的人甲状腺乳头状癌细胞株 B-CPAP 的增殖具有抑制作用。

因此,目前并无证据表明富碘中药不能用于甲状腺癌的治疗。甲状腺癌的发病、预防与碘的相关性复杂,亟须更多基础及临床研究证实,为甲状腺癌的中医用药提供指导意见,尚需根据患者的病理类型、基因突变等情况分别对待,同时配合患者的生活起居,制订更合理、个体化的中西医结合策略。需要指出的是,在碘-131 治疗期间,需避免摄入含碘食物及药物。

参考文献

[1] 汪正园,臧嘉捷,吴凡.甲状腺癌及其危险因素[J].环境与职业医学,2021,38(11):1169-1172.

[2] 吴恋,于健春,康维明,等.碘营养状况与甲状腺疾病[J].中国医学科学院学报,2013,35(4):363-368.

[3] 尉志伟,徐斐,王廷.碘摄入量与甲状腺乳头状癌关系的 Meta 分析[J].中国肿瘤外科杂志,2024,16(3):253-260.

[4] 李小妹,李想,王利利,等.BRAF^{V600E}基因突变与 PTC 患者病灶数目及碘摄入量的相关性分析[J].生物医学工程与临床,2022,26(6):761-766.

[5] 王旭,尤爱琴,李伟,等.临床常用消瘿中药含碘量测定研究[J].南京中医药大学学报,2007,23(6):387-388.

[6] 张凤暖,高天舒.海藻玉壶汤调控蛋白质翻译后修饰抑制甲状腺乳头状癌细胞增殖的机制研究[J].海南医学院学报,2022,28(15):1121-1126.

第 8 问 如何正确看待和处理甲状腺结节?

甲状腺结节是甲状腺细胞异常增生后形成的病变。近年来,甲状腺结节的发病率呈上升趋势,在人群中的检出率高达 65%。甲状腺结节早期无疼痛、压迫等症状,主要通过超声检查等方式发现。且超声检查可通过评估甲状腺结节的大小、数量、位置、质地、形状、边界等特征,量化评估结节的恶性风险。《2020 甲状腺结节超声恶性危险分层中国指南:C-TIRADS》[1] 将甲状腺结节分为 1~6 类(1 类,无结节;2 类,良性;3 类,良性可能;4A 类,低度可疑恶性;4B 类,中度可疑恶性;4C 类,高度可疑恶性;5 类,高度提示恶性;6 类,活检证实的恶性)。对可疑的结节可进行细针穿刺活检以进一步明确结节的性质。5%~15% 的甲状腺结节为恶性。现代医学主要以碘-131 治疗、消融、手术等治疗手段为主,但可能引起甲减、局部组织破坏等不良反应。中医治疗甲状腺结节有其独特的优势。

甲状腺结节属于中医"瘿病""瘿瘤"范畴,可以通过调畅气机,调节阴阳平衡,软坚散结,达到消瘿散结的目的。《素问·阴阳应象大论》曰:"阳化气,阴成形。"索文栋等[2]认为,阳气亏虚,制化失司,阴津聚敛,成痰致瘀,甲状腺结节的病机以阳气亏虚为本,痰湿郁滞、阴结为要。治疗以"益火之源"以促阳化气,并散结祛邪,"以消阴翳",应温阳扶正与散结祛邪并举。杨泽佩等[3]认为"阳动不足,阴凝太过"为甲状腺结节的病机核心,阳虚则气化推动不力,气血津液代谢失常,浊气、痰湿、瘀血相互胶结,流注于喉结,聚而成形;在治疗时,通过化痰散结通络、疏肝健脾燥湿以消散阴邪,配合使用少火,温阳益气,消散有形之体。黄金昶认为少阳是人体气机升降出入的枢纽,三焦为津液输布的通道,少阳枢机不利,水液输布代谢失节,气滞水停日久成痰;相火输布失节,热迫血妄行成瘀血,聚集颈部,发为甲状腺结节;从少阳枢机不利角度辨治甲状腺结节,通过定位疏剿法,疏通经络,调节气机,围刺治疗甲状腺结节,并配合中药内服,起到一定疗效[4]。

参考文献

[1] 中华医学会超声医学分会浅表器官和血管学组,中国甲状腺与乳腺超声人工智能联盟. 2020 甲状腺结节超声恶性危险分层中国指南:C-TIRADS[J]. 中华超声影像学杂志,2021,30(3):185-200.

［2］索文栋,周雨桐,李红.基于"阳虚阴结"理论辨治甲状腺结节[J].中国中医药信息杂志,2022,29(12):144-146.

［3］杨泽佩,丁治国,安超,等.基于"阳化气,阴成形"探讨甲状腺结节的中医证治[J].中华中医药杂志,2023,38(2):656-659.

［4］张善辉,姜欣,董珍珍,等.黄金昶从少阳探讨针刺治疗良性甲状腺结节经验总结[J].辽宁中医杂志,2022,49(5):13-15.

第 9 问 如何从中医角度理解甲状腺癌与乳腺癌的并病?

乳腺癌和甲状腺癌的高发人群均为女性,发病率分别居女性恶性肿瘤的第一位和第七位。近年来,多原发癌(cancer of multiple primary,CMP)的发病率与检出率正在增加,研究发现,以乳腺癌为第一原发癌的多原发癌中,甲状腺癌是最常见的第二原发癌[1]。2.6%乳腺癌患者再发甲状腺癌,4.3%甲状腺癌患者再发乳腺癌[2]。生活方式的改变、环境因素的影响、第一种恶性肿瘤的治疗等均可导致 CMP 的发生,其具体发病机制尚不明确。甲状腺和乳腺均是下丘脑-垂体-肾上腺轴调控的激素依赖器官,甲状腺激素与性激素水平的紊乱为现代医学研究的热点。

从中医角度而言,情志不畅、气机失调是乳腺癌、甲状腺癌的共同主要病因病机。情志失调,肝气郁结,肝气乘脾,均可导致气滞、痰凝、毒聚,日久可发为瘿瘤和乳岩。仝小林认为"诸结癖瘤,菱形发病,皆属于郁",女性各种结节、增生、肿块多聚集于甲状腺、乳腺、子宫,气郁、血郁、痰郁为主要病因,并提出"女性三联征"[3]。从经络角度而言,足厥阴肝经"上贯膈,布胁肋,循喉咙",足阳明胃经"下人迎,循喉咙,入缺盆",甲状腺与乳腺均位于足厥阴肝经、足阳明胃经循行路线,经络病变可能导致并病。

针对甲状腺癌、乳腺癌多原发癌的治疗,目前现代医学并无相应的诊疗指南及规范。可根据原发灶的病理、分期,选择手术或适当的姑息治疗方案。《外科正宗》曰:"瘰、痰注、气痞、瘿瘤之属,治法不必发表攻里,只当养气血,调经脉,健脾和中,行痰开郁治之。"中医治疗甲状腺癌、乳腺癌并病,以整体观及辨证论治为核心,贯穿治疗的全程,在分期、分型辨证论治基础上,注重疏肝理气、健脾化痰,可选择四逆散、逍遥散等治疗。

参考文献

[1] 郑希希,贾勇圣,史业辉,等.乳腺癌多原发癌的临床病理特征及预后分析[J].中国肿瘤临床,2017,44(5):219-223.

[2] An J H, Hwangbo Y, Ahn H Y, et al. A possible association between thyroid cancer and breast cancer[J]. Thyroid, 2015, 25(12): 1330-1338.

[3] 王翰飞,潘孜文,朱向东,等.全小林从异病同治辨治"女性三联征"的思路和经验探讨[J].辽宁中医杂志,2020,47(3):63-66.

第三节 乳腺癌

第 10 问 中医对乳腺癌的病因病机认识如何?

乳腺癌是女性发病率最高的恶性肿瘤,属于中医"乳岩"范畴,又称"石榴翻花""妒乳"等。历代医家对乳腺癌的探究源远流长,宋代陈自明《妇人良方大全》云:"初起内结小核,或如鳖棋子,不赤不痛,积之岁月渐大,巉岩崩破如熟石榴,或内溃深洞,血水滴沥,此属肝脾郁怒,气血亏虚,名曰乳岩。"提出了"乳岩"病名,对其临床表现进行了详细的描述,并提出乳岩肝郁气滞,肝气乘脾,脾失运化,气血亏虚的病因病机。结合历代医家对乳腺癌病因病机的认识,可以概括为以下几个方面。

1. 正气亏虚,经络瘀阻

正气不足、气血虚弱是乳腺癌发病的根本原因。金代窦汉卿云:"乳岩乃阴极阳衰,虚阳积而成。"《诸病源候论》记载:"风寒气客之,则血涩结成痈肿……但结核如石,谓之乳石痈。"国医大师刘嘉湘认为乳腺癌以正气亏虚为本,十二经脉气血失调,乳络受阻,可发为乳岩。

2. 七情内伤,肝失疏泄,气机郁结

《外科正宗》曰:"忧郁伤肝,思虑伤脾、积想在心,所愿不得志者,致经络痞涩,聚结成核,初如豆大,……不疼不痒……名曰乳岩。"《医宗金鉴》指出乳岩"由肝、脾两伤,气血凝结而成"。元代朱丹溪《格致余论》曰:"忧怒郁闷,昕夕累积,脾气消阻,肝气横逆,遂成隐核,如大棋子,不痛不痒,数十年后,方为疮陷,名曰奶岩。"国医大师周仲瑛认为,乳岩起于无形之气,以气郁为先[1]。肝主疏泄,调畅一身之气机,肝气郁结,肝失疏泄,则肝气乘脾,脾失运化,气血生化乏源,气滞则血瘀,气血瘀阻于经络,相互交结于乳房,则发为乳腺癌。

3. 饮食失调,痰浊壅滞

长期饮食失调,嗜食肥甘厚味、辛辣刺激之物,损伤脾胃,或酿湿生痰,或气血不足,乳房属足阳明胃经,为阳明气血汇集之处,气血亏虚,气行瘀滞,痰瘀壅滞于乳房,发为乳腺癌。

4. 过度劳累,年老体虚,肾气不足

肾藏精,主先天。过度劳累或年老体虚,肾阳虚而水泛则生痰;阳气不能温煦则寒凝经脉、气血运行不畅,可发为乳腺癌。

中医认为本病发病缓慢,病位在乳房,与肝、脾、肾关系密切。注重情志失调、肝郁气滞对于发病的重要性。病性属本虚标实,以脾肾虚弱为本,气滞、血瘀、痰凝、毒结为标。治疗应扶正祛邪,攻补兼施。

参考文献

[1] 倪明欣,程海波.癌毒病机理论辨治乳腺癌探讨[J].中华中医药杂志,2022,37(3):1448-1451.

第11问 乳腺癌患者如何进行分期辨治?

现代医学治疗乳腺癌的手段主要为手术、放疗、化疗、内分泌治疗、靶向治疗等,随着现代医学和精准医学的发展,针对人表皮生长因子受体2(human epidermal growth factor receptor 2, HER2)阳性患者使用靶向药,针对激素受体阳性患者使用内分泌治疗已经成为主要且有效的治疗方式。中医治疗以扶正祛邪、攻补兼施为乳腺癌的基本治疗原则,同时注重疏理气机,调肝护脾。2009年由中华中医药学会乳腺病防治协作工作委员会制定的《乳腺癌分期辨证规范(试行)》,将乳腺癌分为围手术期、围放疗期、围化疗期等进行辨证治疗,不同治疗阶段的中医治疗侧重各有不同。依据不同的临床分期、不同的现代医学治疗手段,配合中医药治疗,可以减轻药物不良反应,防止复发转移,以进一步提高临床疗效,中西医结合治疗仍需要不断探索与总结。

1. 围手术期

手术在乳腺癌的治疗中具有重要地位,一旦确诊和符合手术指征应尽可能行乳房根治切除术和淋巴结清扫术。围手术期指从患者入院开始到手术结束后第一次化疗的时间。手术前乳腺癌以"郁"为主,多表现为实证;手术耗气伤血,术后则出现"虚"证表现,以虚证为主[1]。术前应治以疏肝理气、化痰祛瘀、调理冲任;术后则注重健脾和胃化湿、益气养阴补血。《乳腺癌分期辨证规范(试行)》将围手术期分为术前的肝郁痰凝证、痰瘀互结证、冲任失调证、正虚毒炽证和术后的脾胃不和证、气阴两虚证 6 个证型。

2. 围放疗期

放疗是乳腺癌的主要治疗手段之一。新辅助放疗可降低乳腺癌分期,为不可切除乳腺癌患者提供手术机会;术后进行放疗可降低乳腺癌复发转移率;晚期亦可进行放疗达到对肿块局部控制的目的。围放疗期指放疗开始到放疗结束后 1 周的时间。放疗常见放射性肺炎、放射性皮肤损伤等不良反应,围放疗期配合中医治疗可减轻放疗毒副反应。

放疗属中医"热毒"范畴。文献报道热毒伤肺、气阴两虚为放疗后放射性肺炎最常见的中医证型,治以清热解毒、养阴润肺,可选择沙参麦冬汤为基础方进行治疗[2]。放射性皮炎临床表现为皮肤灼热疼痛,皮肤干燥、皲裂、红斑、脱屑等,现代医学以外用药物如三乙醇胺乳膏、重组人表皮生长因子治疗。李全根据"诸涩枯涸,干劲皴揭,皆属于燥"理论,认为"燥热邪气,伤津灼肤"为放射性皮炎的病因病机,治以益气养阴润燥,选择生脉散、增液汤加减[3]。中医外治可使用加味四妙勇安汤油剂(金银花 30 g、玄参 30 g、当归 20 g、生甘草10 g、生黄芪 30 g、连翘 30 g、蒲公英 30 g、紫草 30 g、冰片 10 g)[4],直达病所,清热解毒活血、散结消瘀止痛。

3. 围化疗期

化疗是肿瘤综合治疗的重要组成部分。通过细胞毒药物杀伤肿瘤细胞的同时,其可带来骨髓抑制、乏力、恶心呕吐等不良反应。围化疗期指化疗开始到化疗结束后 1 周的时间。在化疗过程中配合使用中医治疗,可起到减毒增效的作用。

《乳腺癌分期辨证规范(试行)》[5]将乳腺癌围化疗期分为脾胃不和证、气血(阴)两虚证、肝肾亏虚证、脾肾两虚证四型进行辨证论治。李春阳等[6]通过横断面调查的临床研究方式,针对400例乳腺癌化疗患者,构建"乳腺癌化疗期中医辨证分型判别模型",模型中涉及的中医证型包括肝郁阴虚证、气阴两虚证、脾虚血亏证、气血瘀滞证,其中又以气阴两虚证为化疗期的主要证型。李欣荣等[7]分析216例辅助化疗乳腺癌患者,认为化疗期间证型以虚证为主;建议化疗前期以补肝、健脾为要;随着化疗疗程的增多,由阳病转为阴病;至后期,可出现五脏羸弱的病机变化,应以顾护脾胃运化为先,酌情配伍益气养阴生津药物。侯俊明基于"甘温除热"理论,认为乳腺癌属于慢性消耗性疾病,化疗属于外来"邪毒",致使机体气血阴阳失衡,气机升降异常,"中气亏虚,阴火上冲",表现出虚热性证候,故而治疗当以"甘温除热",化疗相关性便秘多以甘温之剂配伍凉润通下之品,化疗后骨髓抑制多以人参、白术、黄芪、当归、地黄等甘温之品补益中焦气血,滋养下焦阴津[8]。

4. 内分泌治疗期

约80%乳腺癌患者呈激素受体阳性,《中国临床肿瘤学会(CSCO)乳腺癌诊疗指南2024》推荐的内分泌治疗的常规治疗时间为5~10年,其间可出现类更年期综合征、骨质疏松等不良反应。有学者认为,气郁、痰瘀、血瘀阻滞三焦是内分泌治疗不良反应的关键病因。气郁阻滞上焦,影响心气的运行,汗为心之液,心主神明,可发为潮热汗出、夜寐不安、头晕耳鸣;痰瘀中焦,肝失疏泄,则胸闷烦躁,脾脏气机不利,肝气乘脾,气血生化乏源,则乏力纳差,骨骼失养;血瘀下焦,则月经失调。故此期当治以行气解郁、健脾化痰、理气化瘀[9]。

5. 靶向治疗期

20%~30%乳腺癌患者过表达HER2,靶向药曲妥珠单抗虽显著改善了HER2阳性患者的预后,但其心脏毒性不容忽视。曲妥珠单抗的心脏毒性主要表现包括左心室射血分数下降、充血性心力衰竭等,联合蒽环类药物化疗、既往接受放疗是其出现心脏毒性的危险因素。目前,西医治疗以β受体阻滞剂、血管紧张素转化酶抑制剂和血管紧张素受体抑制剂类药物治疗为主。根据患者的临床表现,曲妥珠单抗引起的心脏毒性可属于中医"胸痹""心悸""喘病"等范畴。肿瘤耗伤人体气血,气血推动无力,加之"药毒"损伤,致气滞、血瘀、痰浊损伤心络,心脉不通,临床多见心慌、胸闷、气短,动则加剧。中医治疗当以疏肝养心,益气养阴,化痰行气为治则。中药方剂可选用归脾汤、生脉饮等加减。同时,应注重疏肝理气,气行则血行。疏肝理气应贯穿乳腺癌治疗的全程。

参考文献

[1] 司徒红林,陈前军,李娟娟,等.501例乳腺癌围手术期患者中医证候分布规律的临床研究[J].辽宁中医杂志,2010,37(4):595-598.

[2] 张解玉.放射性肺炎中医证候探讨及"养阴清肺解毒方"干预放射性肺炎实验研究[D].北京:中国中医科学院,2020.

[3] 毛万鹏,宋凤丽,康宁,等.李全教授防治乳腺癌放射性皮肤损伤经验[J].中国医药导报,2021,18(8):137-140.

[4] 杨文博,李京华,宋凤丽,等.加味四妙勇安油外涂防治急性放射性皮炎临床研究[J].中华中医药杂志,2017,32(11):5246-5248.

[5] 中华中医药学会乳腺病防治协作工作委员会.乳腺癌分期辨证规范(试行)[J].上海中医药杂志,2010(1):4-5.

[6] 李春阳,董梦婷,帕提古丽·加帕尔,等.早期乳腺癌化疗期中医辨证分型系统及判别模型的建立及应用[J].云南中医中药杂志,2023,44(11):49-55.

[7] 李欣荣,龚黎燕,包文龙.216例辅助化学治疗期乳腺癌患者中医证候分布和演变规律研究[J].安徽中医药大学学报,2015,34(3):35-39.

[8] 郑美芳,侯俊明.侯俊明基于"甘温除热"论治乳腺癌化疗不良反应经验[J].中医药导报,2024,30(1):169-171.

[9] 王静,石凤芹,刘少玉,等.从"三瘀"阻滞三焦论治乳腺癌类更年期综合征[J].环球中医药,2021,14(2):254-257.

第 12 问　乳腺癌接受内分泌治疗期间如何配合中医药治疗?

针对乳腺癌雌激素受体阳性患者的内分泌治疗在带来临床获益的同时也会引起一系列不良反应,如类更年期综合征(心烦易怒、潮热盗汗等)、骨质疏松、血脂异常、肝功能异常等。内分泌治疗期间可配合中医药治疗,减轻相关不良反应,提升患者的生活质量及治疗依从性。

内分泌治疗后产生的多种不适症状可归属中医"脏燥""百合病""骨痿""不寐"等范畴。中医认为,内分泌药物可引起肾-天癸-冲任轴平衡失调,脏腑功能失和,与肝、脾、肾、心关系密切。《素问·上古天真论》记载:"七七,任脉虚,太冲脉衰少,天癸竭,地道不通,故形坏而无子也。"冲任之脉系于肝肾,肝肾不足,冲任失养,经血紊乱。肾水亏虚,心肾失交,心失所养,则潮热汗出,疲劳乏力,失眠,腰腿酸痛。肝失条达,气机不畅,则情志不畅,心烦易怒。肝属木,脾属土,肝克脾,则脾虚运化失司,痰浊水饮内停,则食欲不振、腹泻便秘等。

中医辨证治疗应注重平衡阴阳、调摄冲任,可选择知柏地黄丸、二仙汤等加减,以知母、黄柏、熟地黄、生地黄等滋阴清热,仙茅、淫羊藿、肉苁蓉、巴戟天等温肾助阳,有调理冲任的作用。同时可配合柴胡疏肝散、丹栀逍遥散等方剂疏肝解郁。内分泌治疗患者如出现肝功能异常可在辨证的基础上加用垂盆草、矮地茶、茵陈、虎杖等清肝利湿,肝功能恢复正常后以枸杞子、女贞子、墨旱莲、五味子等调补肝肾。内分泌治疗所导致的血脂异常,病当责之脾失健运,痰浊内生,阻滞中焦,治以健脾化痰、益气除湿化浊。

第13问 乳腺癌术后引起的患侧上肢水肿中医如何应对?

乳腺癌腋窝淋巴结清扫术后,由于淋巴管正常回流受限,细胞外液在组织间隙滞留,易发生上肢水肿,是术后最常见的并发症之一,临床发生率为20%~30%。上肢淋巴水肿可影响患者患肢运动及感觉功能,临床主要表现为患侧上肢肿胀疼痛、麻木、活动受限,日久容易出现感染、溃疡等并发症,严重影响患者的生活质量。现代医学干预措施包括综合消肿法(手法淋巴引流、压力治疗、皮肤护理和功能锻炼四部分)、手术治疗、预防感染、适当的体育锻炼等。

中医对本病症可以参考"水肿"进行诊治,对改善乳腺癌术后患侧上肢水肿及症状方面具有一定疗效。乳腺癌患者经手术创伤,正气亏虚,气虚则不能运化水湿,津液不能循经而行溢于脉外,导致水湿停聚,发为水肿。手术也可导致脉络损伤,血行失畅,瘀血内停,津液输布异常,脉络不通,亦可发为水肿。故而本病以气虚、湿盛、血瘀为主要病机,治以益气、健脾利湿、活血化瘀。可结合中医辨证选取黄芪桂枝五物汤、当归芍药散等方剂加减用药。

中医外治法对于本病同样具备一定的疗效,如中药外敷、中药熏洗、穴位按摩、针刺艾灸、刺络拔罐等。中药外敷、中药熏洗常选用活血通络利水方药,或将这些方药制成热奄包、药膏外用。通过熏洗手太阴肺经之太渊、手厥阴心包经之天泉及手阳明大肠经之曲池等穴位,可疏通上肢经络气血,使中药药性从腠理进入人体,从而达到活血化瘀、利水消肿止痛的作用[1]。针灸则多"以肿为腧",可选取手背、前臂掌侧、上臂掌侧肿胀最为明显的部位确定阿是穴,配合肩髃、肩髎、臂臑、曲池、外关、合谷进行针刺治疗[2]。艾灸通过温热传导以温通经络、行气活血、驱寒散瘀,循经艾灸可促进血液和淋巴循环,促进乳腺癌术后上肢的功能恢复,缓解淋巴水肿[3]。

参考文献

[1] 冯秀梅,苏惠贞,高峰清,等.中药熏洗联合加味金黄膏穴位贴敷治疗乳腺癌术后上肢淋巴水肿的疗效观察[J].现代肿瘤医学,2023,31(7):1252-1256.
[2] 赵薇,张宏如,陆萍,等.力动针结合功能锻炼治疗乳腺癌术后上肢淋巴水肿:随机对照试验[J].中国针灸,2023,43(10):1123-1127.
[3] 茅传兰,庞永慧,莫钦国,等.经络艾灸防治乳腺癌根治术后患侧上肢水肿的效果评价[J].上海针灸杂志,2020,39(4):416-419.

第14问 补肾法在乳腺癌治疗中如何应用?

肾为先天之本,天癸之源,冲任二脉受肾中精气温煦濡养。天癸至,任脉通达,太冲脉盛,得以维持乳房的正常形态与功能。肾经的支脉又与乳房直接相连,与冲、任、肝、胃四脉共同发挥对乳房生长发育的调节作用。而且我国乳腺癌发病年龄高峰在45~59岁,"(女子)七七,任脉虚,太冲脉衰少,天癸竭",肝肾不足,天癸枯竭,气虚血弱,冲任二脉空虚。因此,调摄冲任,固摄先天为乳腺癌扶正治疗的重要原则。补肾法可运用于乳腺癌治疗的各个阶段。

1. 补肾法预防芳香化酶抑制剂(aromatase inhibitor, AI)骨不良事件

AI可降低内源性雌激素的合成,使雌激素对骨的保护作用减弱,加速骨丢失,加剧骨折风险。"肾藏精,精生髓,髓生骨",肾为先天之本,主骨生髓,肾精不足,筋骨失养,则骨痿不用,造成骨量减少、骨质疏松。可使用牛膝、桑寄生、骨碎补、补骨脂、狗脊等中药,强筋骨、填精髓,改善患者骨痛等症状,减少骨不

良事件的发生。

2. 补肾法改善乳腺癌化疗的不良反应

化疗在攻邪时易耗气伤血。脾为药毒所伤,则运化失司,气血生化乏源。肾主骨生髓,肾为药毒所伤,髓海失充。脾肾亏虚,则出现骨髓抑制等不良反应。因而在化疗期间,配合使用枸杞子、菟丝子、山茱萸、骨碎补等中药,补肾填精,固本培元,补气调血,可减轻化疗后骨髓抑制。

肾主水,药毒伤肾,可使水液不能输布,水湿内停,痰浊内生,加之脾胃虚弱,气机升降失常,可发为恶心呕吐。化疗期间可选择香砂六君子汤、参苓白术散等以健脾利湿,脾阳虚证增加温肾阳之品,以改善化疗期间消化道不良反应。

肾主骨、藏精,脾主肌肉四肢。通过黄芪桂枝五物汤、补阳还五汤等汤剂,配合鸡血藤等中药,补肾健脾、补气活血通络以濡养四肢,减轻化疗引起的外周神经毒性。

3. 补肾法治疗乳腺癌相关抑郁状态

《冯氏锦囊秘录》曰:"阳气者,内化精微,养于神气。"肝体阴用阳,肾阳亏虚,无以蒸腾、温煦肝木,肝失濡养,疏泄失司,肝气郁结,发为抑郁。故而在治疗乳腺癌相关抑郁状态时,除了疏肝理气外,可配合仙茅、淫羊藿、桂枝等中药,温补肾阳、温经通络。

第15问 中医"调神"法如何运用于乳腺癌的治疗中?

现代医学认为,心理应激反应(指各种负面情绪或行为改变,包括焦虑、抑郁、愤怒、惊吓等状态)通过下丘脑-垂体-肾上腺轴、内分泌、免疫等影响机体内环境的稳定,可导致乳腺癌的发生、发展[1]。《医学正传》云:"此疾多生于忧郁积忿中年妇人。"中医学也认为,七情内伤、肝失疏泄是乳腺癌发生、发展的重要因素。柴可群认为,平素性情急躁易怒或平素性情忧郁者易患乳腺癌,而患病后迁延的病程、疾病本身带来的痛苦及相关治疗副作用均会加重情志不畅,故而他提出的中医防治乳腺癌应"全程调神"[2]。

神,指精神,也是一身之主宰。人的生理活动依赖"神"的主导,恶性肿瘤患者的病情转归也与"神"息息相关。"形神并调,内外兼治"是国医大师刘嘉湘"扶正治癌"学术思想和理论方法的重要体现[3],乳腺癌患者尤其要注重身心两方面的治疗和调养。

《素问·汤液醪醴论》言:"精神不进,志意不治,故病不可愈……精气弛坏,营泣卫除。"通过调畅情志可以安神定志,使精神内守,疾病向愈。调神可分为内治法和外治法。内治法主要指中药辨证治疗,《素问·生气通天论》提出"阳气者,精则养神",温补阳气可以安神宁志。《素问·八正神明论》提出"血气者,人之神",通过滋阴养血亦可养神[4]。临证常可选用柴胡疏肝散、逍遥散等方药调畅情志、安神定志;选择补中益气丸、肾气丸等方药温阳益气;选择归脾汤、四物汤等养血、养心安神。外治法则多可通过耳针、中医导引(如易筋经、八段锦等)、五行音乐等非药物治疗以调畅气血、形神共调,改善失眠、焦虑抑郁、疲乏等状态,以达到"调神"的目的。有研究发现,疏肝调神耳针疗法(选择心、神门、交感、脾、肝、肾、皮质下、垂前、枕共9个穴位)可有效缓解乳腺癌患者的焦虑情绪,提升生活质量[5]。八段锦等中医康复技术,神与形合、动静相兼,可调理脏腑功能,调畅情志状态。临床研究结果显示,乳腺癌术后患者采用八段锦康复后,贝克抑郁量表评分下降,匹兹堡睡眠质量指数量表评分降低,可改善乳腺癌康复期患者的抑郁情绪和睡眠质量[6]。

参考文献

[1] 刘雪梅,刘慧敏,马乐乐,等.基于心理应激视角探讨中医七情内伤与乳腺癌发病机制的相关性[J].中国中药杂志,2021,46(24):6377-6386.

[2] 郑婕,陈嘉斌,胡琴琴,等.柴可群教授运用四则四法论治乳腺癌经验[J].浙江中医药大学学报,2024,48(5):562-565,571.

[3] 刘嘉湘,田建辉.传承中医药学术精华,促进肿瘤学创新发展[J].上海中医药杂志,2020,54(7):29-33.

[4] 张传龙,王桂彬,高梦琦,等.从"神不使"探讨EGFR-TKI耐药形成机制及延缓耐药策略[J].中华中医药杂志,2024,39(3):1368-1371.

[5] 梅荷婷,卢雯平,常磊,等.疏肝调神法治疗原发性乳腺癌合并广泛性焦虑障碍的随机对照研究[J].北京中医药大学学报,2024,47(2):277-287.

[6] 曾倩,李艳,刘玉雪,等.八段锦锻炼对乳腺癌术后康复期患者抑郁情绪、睡眠质量及生活质量的影响[J].中国运动医学杂志,2024,43(6):458-464.

第四节　肺　癌

第16问　中医对于肺癌病因病机有怎样的认识？

据《2022 年中国恶性肿瘤流行情况分析》[1]显示，肺癌发病率和死亡率均居我国恶性肿瘤首位，新发病例 106.06 万，占全部恶性肿瘤的 22.0%，死亡病例 73.33 万，占 28.5%，严重威胁国民的健康。肺癌属于中医"肺积""息贲""咳嗽""胸痛""咯血""肺痿""痰饮"等范畴。

古医籍记载了诸多医家对肺癌相关病证病因病机、治疗等方面的论述，如张元素《活法机要》提出"壮人无积，虚人则有之，脾胃虚弱，气血两衰，四时有感，皆能成积"，从正虚致病加以论述；《杂病源流犀烛·积聚癥瘕痃癖痞源流》提出"邪积胸中，阻塞气道，气不宣通，为痰，为食，为血，皆得与正相搏，邪既胜，耳不得而制之，遂结成形而有块"，从外邪致病分析其病因病机。

当代医家在继承前人论点基础上从正气内虚、痰瘀毒聚两方面对肺癌病因病机展开论述。刘嘉湘认为肺癌主要是由于长期劳倦过度、饮食不节、情志不畅等因素导致正气虚损，阴阳失衡，卫外不固，六淫之邪、四时不正之气或烟毒秽浊之气乘虚入肺，导致肺脏功能失调，肺气膹郁，宣降失司，气机不利，血行受阻，津液失于输布，津聚为痰，痰凝气滞，瘀阻脉络，于是痰气瘀毒胶结，日久形成肺部积块[2]。肺癌是因虚而得病，因虚而致实，是一种全身属虚、局部属实的疾病。肺癌的虚以阴虚、气阴两虚为多见，实则不外乎气滞、血瘀、痰凝、毒聚之病理变化。周仲瑛提出"癌毒"理论，认为癌毒为患，夹毒伤人，同时产生痰、热、湿、毒、瘀等多种病理因素，久积肺部，致使津气血郁滞化热，最终导致气阴耗伤[3]。

综上古代、当代医家对肺癌病因病机认识可见，肺癌病位在肺，与脾肾两脏关系密切，因虚得病，因虚致实，虚为病之本，实为病之标，是一种全身属虚、局部属实、本虚标实、虚实夹杂的病证。肺癌的虚以阴虚、气阴两虚为多见，实则不外乎气滞、血瘀、痰凝、毒聚之病理变化。在病变过程中，病机变化多端，初期以肺脾气虚或脾虚痰湿为多见，病久则热毒伤阴劫液，出现阴虚内热、气阴两虚、阴阳两虚之证，并与"痰""毒""瘀"胶结，形成各种复杂病证。

参考文献

[1] 郑荣寿,陈茹,韩冰峰,等.2022年中国恶性肿瘤流行情况分析[J].中华肿瘤杂志,2024,46(3):221-231.

[2] 上海市中医文献馆.跟名医做临床·肿瘤科难病[M].北京:中国中医药出版社,2011.

[3] 周计春,邢风举,颜新.国医大师周仲瑛教授治疗癌毒五法及辨病应用经验[J].中华中医药杂志,2014,29(4):1112-1114.

第 17 问　晚期肺癌如何进行中西医治疗?

目前,晚期肺癌的治疗主要以化疗、放疗、靶向治疗、免疫治疗及中医药治疗的多学科、分阶段综合治疗为主。研究表明,中医药联合现代医学方法治疗晚期肺癌可延长患者生存期、改善生活质量。

1. 肺癌化疗阶段的中医治疗

化疗是晚期肺癌姑息治疗的主要方法之一,化疗药物对人体来说是一种"药毒",常耗伤人体气血津精,损伤脏腑经络生理功能,治疗过程中或治疗后常出现不同程度的毒副反应,诸如骨髓抑制、消化道反应,以及心、肝、肾功能损害等,使患者生活质量下降,部分患者因反应大不能顺利完成疗程而影响疗效。中医治疗以扶正培本、调整失调之阴阳平衡为主,可以减轻化疗不良反应,在一定程度上提高化疗疗效,化疗结束后继续应用起到缓解和稳定病灶的作用,并调整机体免疫功能、提高生活质量,最终达到延长患者生存期的目的。

化疗常见消化道反应主要表现为食欲减退、胃脘不适、嗳气、恶心、呕吐、舌苔薄白或腻等,辨证属脾虚湿阻、胃失和降,常用治疗方法有健脾理气、和胃降逆、健脾化湿等,酌情选用平胃散、二陈汤、温胆汤、黄连温胆汤、旋覆代赭汤、橘皮竹茹汤、姜茹半夏汤等方加减。化疗后骨髓抑制者血象偏低,包括白细胞下降、贫血、血小板减少,临床主要表现为头晕乏力、面色萎黄或苍白、腰膝酸软,舌质淡苔薄,脉细软无力等,辨证属气血两虚、肝肾不足,常用益气养血、补益肝肾、补肾填精等方法,可选用十全大补汤、六味地黄汤、二至丸等方加减。化疗致肝功能损害以肝酶异常为主要诊断依据,治疗多以疏肝理气、清热利湿、养阴柔肝等方法,可以在辨证治疗基础上加田基黄、垂盆草、茵陈、虎杖、矮地茶等保肝降酶辨病治疗。肺癌化疗常用药物顺铂对肾功能常有一过性损害,出现蛋白尿、肾功能指标的异常,中医辨证属下焦湿热或肾阴不足、肾阳亏虚,可在辨证治疗的基础上结合辨病治疗,选用八正散、草薢分清饮、六味地黄丸、肾气丸等加减,分别予以清利湿毒、滋阴补肾、益气温阳方法治疗。

一项多中心、随机对照研究[1],纳入 359 例晚期非小细胞肺癌(non-small cell lung carcinoma, NSCLC)患者,随机分为化疗组、中医综合治疗组(中药+化疗),并设中药平行治疗组。中医辨证治疗针对阴虚者予口服养阴合剂,气虚者口服益气合剂,气阴两虚者口服金复康口服液,结合软坚解毒合剂联合华蟾素注射液静脉滴注进行中医辨病治疗。结果表明,中医综合治疗组中位总生存期较化疗组延长(19.8 个月 vs. 14.53 个月,$P < 0.05$);中医综合治疗组 1 年、2 年生存率分别为 67%、44.2%,化疗组分别为 58.3%、28.3%。针对腺癌的亚组分析显示,中医综合治疗组中位总生存期较化疗组延长(21.17 个月 vs. 12.5 个月,$P = 0.004$),单纯中医治疗组中位总生存期也达到 14.23 个月,提示扶正为主的中医综合治疗方案可以延长晚期 NSCLC 患者生存期及提高生存率。对其中 61 例气阴两虚型 NSCLC 患者的化疗毒副反应及生活质量进行观察[2],中医综合治疗组与化疗组恶心及呕吐发生率分别为 17% vs. 75%($P < 0.0001$)和 14% vs. 56%($P < 0.002$);中医综合治疗组较化疗组改善患者体力状况(90% vs. 69%,$P = 0.04$);2 个月治疗后,中医综合治疗组社会和家庭功能板块生活质量优于治疗前($P < 0.02$,$P < 0.03$),化疗组生活质量总得分、身体状况和情绪板块生活质量差于治疗前($P < 0.03$,$P < 0.0001$,$P < 0.003$)。

2. 肺癌放疗阶段的中医治疗

放射线属中医"热毒"范畴,在放疗过程中,除了照射范围局部组织会受到损伤外,还可引起放射性肺炎、放射性食管炎。病因病机与热毒外侵,灼伤肺胃之阴,肺络受阻有关,症见咳嗽痰少或痰中带血、咽痛、胸骨后痛、吞咽受阻、舌质红或红绛、脉细数等热毒伤阴、络脉瘀阻的症状,治疗上以养阴清热润肺为主,酌情配合化瘀通络治疗,对放疗起到增效减毒作用。养阴清热可选用生地黄、元参、沙参、桑白皮、百合、鱼腥草、金荞麦、山海螺、杏仁、蒲公英、麦冬、天冬、天花粉、山豆根、金银花、浙贝母、芦根等,丹参、地龙等活血化瘀药对放疗后肺纤维化有一定防治作用。放疗后往往会出现乏力、食欲不振、腹胀、口干等症状,常用健脾理气助运中药增加患者食欲,减轻腹胀。益气健脾、养阴生津中药,可以减少放疗所造成的气、阴耗伤,改善乏力、口渴等症状。

张代钊等[3]应用扶正增效方联合放疗治疗肺癌患者 36 例,与单纯放疗 35 例对照,结果表明,扶正增效方联合放疗近期有效率为 69.67%,高于单纯放疗的 40.9%(P<0.05);且放疗后出现的食欲下降、口干咽燥、倦怠乏力等副反应亦明显低于单纯放疗;扶正增效方联合放疗的一、二、三年生存率及中位生存期分别为 79.41%、49.44%、23.27%、1.5 年,高于单纯放疗的 57.58%、26.46%、14.70%、1.1 年。一项含麦冬方剂防治放射性肺炎的系统回顾及荟萃分析[4]结果显示,含麦冬的方剂可明显降低放射性肺炎总发生率及重度放射性肺炎发生率,提高放射性肺炎治疗总有效率及治愈率,并改善患者生活质量,缓解呼吸困难并降低炎症因子表达,表明含麦冬的方剂可有效防治放射性肺炎且使用安全。Liu 等[5]开展复方苦参注射液防治肺癌放疗患者毒副反应的研究,结果显示,复方苦参注射液辅助放疗治疗肺癌较单纯放疗不仅能提升放疗对肿瘤的抑制效果,还能减少放疗所致毒副反应、抑制机体炎症反应、提高生活质量。

3. 肺癌靶向治疗阶段的中医治疗

分子靶向治疗的飞速发展使晚期肺癌患者的生存得到很大改善,但分子靶向药的耐药问题、临床不良反应等仍需进一步改善。肺癌靶向药常见不良反应为痤疮样皮疹、腹泻、口腔溃疡等,属于中医"药毒"范畴,在靶向药治疗同时联合中医辨证辨病治疗可以起到增效减毒的作用。痤疮样皮疹,中医药辨证以风、湿、热为主,常用解毒、利湿、凉血、祛风治法,内服在辨证基础上酌情加用牡丹皮、苦参、白鲜皮、地肤子等,外用可选三黄洗剂、盐酸小檗碱乳膏等外涂。靶向药可损伤脾胃,导致脾气虚弱,痰湿内生,湿热内蕴,大肠失于传导则出现腹泻症状,临床上常根据辨证,予以清热利湿的葛根芩连汤、健脾渗湿的参苓白术散、涩肠止泻的四神丸酌情灵活应用。靶向药引起的口腔溃疡属于中医"口疮"范畴,多责之药毒的火热之邪侵犯心脾、耗伤气阴,临床在顾护气阴基础上,酌情选用导赤散、银翘散、交泰丸等,或在辨证处方中加生地黄、金银花、蒲公英、方儿茶等以清热解毒敛疮。

一项包含 15 个分中心的前瞻随机对照临床试验[6]结果显示,第一代 EGFR-TKI 联合口服中药的治疗组和 EGFR-TKI 治疗的对照组,疾病无进展生存期分别为 13.5 个月和 10.9 个月($P=0.0064$),两组客观缓解率分别为 64.32% 和 52.66%($P=0.026$),表明中医药联合 EGFR-TKI 可延长 EGFR 突变的晚期肺腺癌患者无进展生存期。沈丽萍等[7]观察中医辨证汤剂联合埃克替尼对比单用埃克替尼治疗 EGFR 突变老年晚期肺腺癌,结果显示两组中位无进展生存期分别为 15.40 个月和 13.07 个月($P=0.024$),中位总生存期分别为 29.90 个月和 25.07 个月($P=0.045$),表明中医辨证治疗联合埃克替尼可延长 EGFR 突变老年晚期肺腺癌患者的无进展生存期及总生存期。

4. 肺癌免疫治疗阶段的中医治疗

随着医学免疫学和分子生物学技术的发展,免疫疗法在肺癌治疗中广泛应用。中医药在肺癌免疫治疗中的作用主要体现在增效减毒方面。刘芳芳等[8]通过前瞻性队列研究发现,扶正方药联合免疫治疗等标准西医治疗方案治疗三线及以上晚期 NSCLC 患者具有延长无进展生存期(7.5 个月 vs. 6.3 个月,$P<0.05$)、改善生活质量、调节免疫微环境(sCD137、sPD-L1、sPD-L2、sLAG-3)等作用。綦向军[9]的回顾性分析显示,益气除痰法方药联合程序性死亡受体 1(PD-1)/程序性死亡受体配体 1(PD-L1)抑制剂能够显著延长 Ⅲa～Ⅳ 期 NSCLC 患者的中位无进展生存期(1.46 年 vs. 0.71 年,$P<0.0001$)。Jiang 等[10]研究证明,吴茱萸碱可通过上调 CD8$^+$T 细胞和下调肿瘤相关抗原黏蛋白 1-C(MUC1-C)/PD-L1 轴抑制 NSCLC。Yang 等[11]通过体内外实验证实,桔梗通过降低 CD8$^+$T 细胞表面 PD-1 的表达发挥抗肿瘤作用。姜怡等[12]研究发现,益气养阴解毒方及黄芪甲苷通过下调可溶性细胞毒性 T 淋巴细胞相关抗原 4(sCTLA-4)和膜型细胞毒性 T 淋巴细胞相关抗原 4(mCTLA-4)的表达,从而逆转细胞毒性 T 淋巴细胞相关抗原 4(CTLA-4)介导的肺癌免疫逃逸。免疫治疗相关不良反应包括免疫治疗相关性肺炎、心肌炎、肠炎、皮疹等,免疫治疗阶段中医药可发挥减毒的作用,周颖等[13]应用抑肺饮加减可降低 PD-1 单抗引起免疫治疗相关性肺炎的分级,改善患者生活质量。李明花等[14]对于 PD-1 治疗出现的免疫治疗相关性不良反应予以生脉饮合沙参麦冬汤加减,有效改善了免疫治疗相关性自汗、乏力、心烦失眠等不适症状。

参考文献

[1] 刘嘉湘.扶正治癌 融汇中西 继承创新[J].中国中西医结合杂志,2019,39(1):10-12.

[2] Guo H R, Liu J X, Li H G, et al. In metastatic non-small cell lung cancer platinum-based treated patients, herbal treatment improves the quality of life. A prospective randomized controlled clinical trial[J]. Frontiers in Pharmacology, 2017, 8: 454.

[3] 张代钊,徐君东,李佩文,等.扶正增效方对肺癌放射增效作用的临床和实验研究[J].中国中西医结合外科杂志,1998,4(2):71-75.

[4] 邓博,程志强,邓超,等.麦冬防治放射性肺炎的系统回顾及Meta分析[J].中华中医药学刊,2018,36(6):1294-1300.

[5] Liu J, Yu Q X, Wang X S, et al. Compound Kushen injection reduces severe toxicity and symptom burden associated with curative radiotherapy in patients with lung cancer[J]. Journal of the National Comprehensive Cancer Network, 2023, 21(8): 821-830.

[6] Jiao L J, Xu J F, Sun J L, et al. Chinese herbal medicine combined with EGFR-TKI in EGFR mutation-positive advanced pulmonary adenocarcinoma (CATLA): a multicenter, randomized, double-blind, placebo-controlled trial[J]. Frontiers in Pharmacology, 2019, 10: 732.

[7] 沈丽萍,刘苓霜,姜怡,等.中医辨证治疗联合埃克替尼对EGFR突变老年晚期肺腺癌患者生存期的影响[J].上海中医药杂志,2021,55(4):40-44.

[8] 刘芳芳,蔡雨晴,姜怡,等.扶正方药治疗三线及以上晚期非小细胞肺癌临床疗效及对血清可溶性免疫检查点表达的影响[J].上海中医药杂志,2024,58(4):72-78.

[9] 綦向军.中医药联合PD-1/PD-L1抑制剂治疗NSCLC的临床回顾性分析及核心配伍探究[D].广州:广州中医药大学,2023.

[10] Jiang Z B, Huang J M, Xie Y J, et al. Evodiamine suppresses non-small cell lung cancer by elevating CD8$^+$ T cells and downregulating the MUC1-C/PD-L1 axis[J]. Journal of Experimental & Clinical Cancer Research, 2020, 39(1): 249.

[11] Yang R J, Pei T L, Huang R F, et al. *Platycodon grandiflorum* triggers antitumor immunity by restricting PD-1 expression of CD8$^+$ T cells in local tumor microenvironment[J]. Frontiers in Pharmacology, 2022, 13: 774440.

[12] 姜怡,蔡雨晴,张朋,等.益气养阴解毒方及黄芪甲苷体外对CTLA-4介导的肺癌免疫逃逸的影响[J].中成药,2021,43(8):2173-2177.

[13] 周颖,魏毅,陈嘉斌,等.抑肺饮治疗免疫检查点抑制剂相关肺炎的临床观察[J].浙江中医杂志,2021,56(8):561-563.

[14] 李明花,柴水珍,董志毅,等.中医药辅助PD-1单抗治疗非小细胞肺癌的临床辨析[J].上海中医药杂志,2021,55(10):28-30,33.

第 18 问 **如何开展以中医药为主的晚期肺癌辨证辨病治疗?**

晚期肺癌患者,中医药为主的治疗主要适合于无手术、放化疗指征的老年患者,或器官功能储备不足的患者,或不愿接受西医治疗的患者。可以在辨证分型论治的基础上结合辨病治疗。

辨证分型论治首先要根据患者的症状、体征、舌苔、脉象、病理类型,结合年龄、病程长短、体重变化等情况,分清标本缓急、脏腑虚实,然后以扶正为主、祛邪为辅、标本兼顾的原则进行辨证、立法、处方,常分为以下 5 种证型进行辨证治疗。

1. 脾虚痰湿证

主要症状为咳嗽痰多,胸闷气短,纳少便溏,神疲乏力,面色㿠白,舌质淡胖有齿印,苔白腻,脉濡缓或濡滑,治以益气健脾,肃肺化痰,方选六君子汤合二陈汤为主方随症加减。局部肿块可加用夏枯草、海藻、昆布、生牡蛎;若痰多色白可加白芥子、天浆壳、佛耳草;痰多色黄者可加鱼腥草、黄芩、山海螺、野荞麦根;舌苔厚腻可加苍术、厚朴;食少纳呆者可加鸡内金、谷芽、麦芽等。

2. 阴虚内热证

主要症状为咳嗽无痰或少痰,或泡沫痰,或痰中带血,口干、气急、胸痛,低热,盗汗,心烦失眠,舌质红或红绛,少苔或光剥无苔,脉细数,治以养阴清肺,软坚解毒,方选养阴清肺消积汤为主方随症加减。痰血者加仙鹤草、生地榆、白茅根;低热者加银柴胡、地骨皮;不寐者加酸枣仁、合欢皮、首乌藤;大便干结者加瓜蒌仁、火麻仁等。

3. 气阴两虚证

主要症状为咳嗽少痰,咳声低弱,痰血气短,神疲乏力,自汗或盗汗,口干不多饮,舌质淡红有齿印,苔薄,脉细弱,治以益气养阴,清化痰热,方选四君子汤合沙参麦冬汤为主方随症加减。气虚明显者,加生晒参、太子参;偏于阴虚者,加西洋参、女贞子、玄参、百合;痰少而黏、咯吐不畅者,加杏仁、浙贝母、桑白皮;痰黄者,加桑白皮、黄芩、野荞麦根等。

4. 阴阳两虚证

主要症状为咳嗽气急,动则气促,胸闷乏力,耳鸣,腰酸膝软,畏寒肢冷,夜间尿频,舌质淡红或暗,苔薄白,脉细沉,治以滋阴温肾,消肿散结,方选沙参麦冬汤合赞育丹为主方随症加减。气急较甚者加参蛤散、紫石英、菟丝子;肾阳虚肢冷者加附子;喘甚者加地龙、蚕蛹。

5. 气滞血瘀证

主要症状为咳嗽不畅或有痰血,胸闷气急,胸胁胀痛或剧痛,痛有定处,颈部及胸壁青筋显露,唇甲紫暗,大便干结,舌质暗红,舌有瘀斑,苔薄黄,脉弦或涩,常见于肺癌并发上腔静脉压迫综合征、骨转移患者,治以理气化瘀,软坚散结,方选复元活血汤为主方随症加减。痰血明显者去桃仁、丹参、王不留行,加仙鹤草、生地榆、茜草根、参三七;头面部肿者,加生黄芪、防己、车前子、桂枝、茯苓;疼痛甚者,加延胡索、没药、乳香、徐长卿等。

肺癌治疗时需要在辨证论治的基础上结合辨病治疗,即根据癌种、临床分期、病理类型、治疗阶段等,酌情运用针对肺癌的"抗癌"中草药,达到抑制癌瘤发展的作用。中草药辨病治疗强调分清气滞、痰凝、血瘀、毒聚的不同,分别选用理气活血、化痰软坚、清热解毒等药物。理气常用陈皮、预知子、瓜蒌皮等;活血化瘀常用莪术、丹参、石见穿、蜂房、王不留行、干蟾皮等;化痰软坚常用夏枯草、海藻、昆布、生南星、生牡蛎、山慈菇、泽漆、猫爪草等;清热解毒常用石上柏、白花蛇舌草、重楼、蜀羊泉、半枝莲等。中成药可选择金复康口服液、参一胶囊、康莱特注射液、斑蝥或苦参类制剂等。

第19问　中医药在防治肺癌术后复发转移方面有何作用?

肺癌术后复发转移是导致患者死亡率居高不下的重要原因,术后进行积极防治至关重要,对提高生存率意义重大。肺癌术后根据 TNM 分期进行术后辅助治疗并随访观察,辅助放化疗对术后患者的生存获益有限,辅助分子靶向治疗、免疫治疗只能使部分特定患者临床获益,如何更有效地预防肺癌术后复发转移一直是学术界研究的方向之一。多项研究表明,中医药治疗肺癌术后患者具有改善症状、配合化疗减毒增效、提高生活质量、预防复发转移及延长生存期的作用[1]。

中医认为,肺癌术后病机特点主要是正气亏虚,余毒未清,一旦正不遏邪则死灰复燃,发生复发转移。"肺主一身之气,吐故纳新""肺为娇脏、喜润恶燥",肺癌术后和放化疗后容易造成气阴亏损的病机特点,正气虚损主要表现在气虚、阴虚和气阴两虚,涉及脏腑以肺、脾、肾为主,治疗上注重扶正培本、顾护气阴,兼清余毒,达到恢复正气以防复发转移的目的。术后的中医治疗以扶正为主的辨证方药适当结合祛邪治疗。气虚证主要表现为咳嗽痰多色白,气短乏力,纳少便溏,舌淡胖有齿印,舌苔白腻,脉濡缓或濡滑,治以健脾化湿、理气化痰,予六君子汤合导痰汤加减;阴虚证主要表现为咳嗽无痰,或痰少而黏,口干,低热盗汗,心烦失眠,舌红少苔或剥苔,脉细数,治以养阴清热、润肺化痰,予沙参麦冬汤合百合固金汤加减;气阴两虚证主要表现为咳嗽少痰,痰中带血或咯血,乏力气短,自汗盗汗,口干,舌淡红有齿印,苔薄,脉细弱,治以益气养阴、清热化痰,予生脉饮合沙参麦冬汤加减。

目前,已有大量研究结果证实了中医药在 NSCLC 患者术后辅助治疗阶段的应用价值[2-4]。中药治疗时间是 NSCLC 完全切除术后患者预后的独立保护因素,术后中医药分阶段持续性干预能够延长无病生存期、预防复发转移,并且中药干预时间与患者无病生存时间呈正相关,提示长期中医辨证为主的治疗可预防或延缓 NSCLC 患者术后疾病的复发、转移[5-8]。一项随机对照研究纳入已完成辅助化疗的Ⅲa 期 NSCLC 术后患者,通过追加给予气、阴辨证中药口服汤剂加强干预措施、延长干预时间,结果显示,与随访观察比较,从气、阴两方面辨证的中药口服汤剂治疗延长了Ⅲa 期 NSCLC 术后患者无病生存期(未达到 vs. 25.5 个月),降低复发转移风险 62.2%[风险比(HR)= 0.378,95%置信区间(95%CI):0.157~0.912,P=0.03],并能改善生活质量、下调外周血中调节性 T 细胞免疫抑制表型 CTLA-4 的表达,证实了基于气、阴辨证的中医治疗对高复发转移风险的Ⅲa 期 NSCLC 术后患者的应用价值[9]。

参考文献

[1] 李丛煌,花宝金.中医药防治非小细胞肺癌术后复发转移研究现状[J].北京中医药,2014,33(10):794-796.

[2] Wang Q, Jiao L J, Wang S F, et al. Adjuvant chemotherapy with Chinese herbal medicine formulas versus placebo in patients with lung adenocarcinoma after radical surgery: a multicenter, randomized, double-blind, placebo-controlled trial [J]. Biological Procedures Online, 2020, 22: 5.

[3] 顾琳萍,叶翔赟,徐云华,等.中医药联合辅助化疗治疗早期非小细胞肺癌的随机双盲对照临床研究[J].肿瘤研究与临床,2016,28(6):394-398.

[4] 侯宛昕,李和根,陈智伟,等.中医药联合辅助化疗治疗完全性切除非小细胞肺癌的临床研究[J].中国中西医结合杂志,2015,35(6):648-653.

[5] 孔德琦,刘苓霜,姜怡,等.中医药干预Ⅲa 期非小细胞肺癌根治术后无病生存期及预后相关因素分析[J].国际中医中药杂志,2019(1):8-13.

[6] 朱丽华,李和根,史美育,等.非小细胞肺癌根治术后无瘤生存期影响因素分析及中药干预效果评价[J].上海中医药杂志,2013,47(2):11-15.

[7] 王中奇,徐振晔,邓海滨,等.中医药结合化疗防治非小细胞肺癌术后复发转移的临床研究[J].上海中医药杂志,2011,45(5):36-39.

[8] 顾怿丰,王怡超,亓奥,等.非小细胞肺癌术后中医药分阶段康复治疗策略[J].上海中医药杂志,2023,57(6):16-19.

[9] Jiang Y, Liu F F, Cai Y Q, et al. Oral decoctions based on qi-Yin syndrome differentiation after adjuvant chemotherapy in resected stage ⅢA non-small cell lung cancer: a randomized controlled trial[J]. Integrative Cancer Therapies, 2024, 23: 1-11.

第 20 问 · 中医如何辨治肺癌相关性咳嗽?

肺癌相关性咳嗽是指因肺癌、肺癌并发症及治疗引起的咳嗽,发生率为51%~75%[1],也可见于转移性肺癌患者和合并肺部感染者。肺癌典型性咳嗽表现为刺激性呛咳,可伴有痰血,严重者咳嗽剧烈,可引发胸闷气急、呼吸困难,甚则出现呼吸、循环系统并发症,危及生命。

《医学三字经》曰:"肺为脏腑之华盖……只受得本脏之正气,受不得外来之客气,客气干之则呛而咳矣,亦只受得脏腑之清气,受不得脏腑之病气,病气干之,亦呛而咳矣。"表明咳嗽是脏腑内伤和感受外邪,邪干于肺而引发。外感引起的咳嗽多属实邪,六淫之邪犯肺,肺气上逆则咳嗽,正如《河间六书·咳嗽论》所述:"寒、暑、燥、湿、风、火六气,皆令人咳。"内伤咳嗽为脏腑功能失调、内生之邪袭肺而引发,肺系疾病迁延不愈,日久则耗气伤阴,肺肃降失调,肺气上逆而咳嗽,此为肺脏自病;它脏伤肺亦可导致咳嗽,如多食肥甘厚味伤及脾胃,酿湿生痰而咳嗽,辛辣刺激、烟酒熏灼肺胃亦可致咳,情志不畅,肝失疏泄,郁而化火则可致肝火犯肺而咳嗽。

肺癌相关性咳嗽多因素体正虚,癌毒久羁,劫烁阴液,七情郁结,内生痰浊、瘀血、癌毒等病理产物积聚胸中,肺气失于宣肃,上逆而发为咳嗽;肺癌患者正虚卫外失司、外邪引动,或放化疗等抗肿瘤手段攻伐太过损及脾胃,气血内耗,土不生金,导致肺肃降无力,也是不可忽视的因素。肺癌相关性咳嗽病机特点为整体虚损、局部邪实,邪实不离风、痰、瘀、毒,正虚多责之气虚、阴虚,病机根本在于肺失宣降、肺气上逆,临床可以从以下几个方面论治。

1. 从风论治

《太平圣惠方》云:"夫久咳嗽者,由肺虚极故也。肺气既虚,为风寒所搏。"阳虚之人常带三分表证,正虚之人风邪内伏,特别是肺癌术后患者,咳嗽缠绵不愈,扶正的同时常需要用疏风之品。风寒袭肺,宜疏风散寒、宣肺止咳,方选三拗汤加减,若风寒外束、肺热内郁,予华盖散或麻杏石甘汤加减以外散风寒、内清郁热;若见咳嗽上气,痰液清稀,则予小青龙汤温肺化饮止咳。风热犯肺,宜疏风清热、宣肺止咳,可选用桑菊饮加减;肺热甚者,加黄芩、鱼腥草以清泄肺热;咳甚者,加百部、枇杷叶以清热止咳;咽痛者,加射干、山豆根以清热利咽;热伤肺津,咽燥口干者可予南沙参、天花粉、芦根清热生津。

2. 从痰论治

手太阴肺经起于中焦,脾失健运所生之痰从肺脉上至于肺,久而积聚于胸中,肺失宣降发为咳嗽。四季脾旺不受邪,脾气健运则肺气宣降正常,咳嗽自止,治疗多用六君子汤、三子养亲汤等并根据脾虚与痰湿的权重化裁。痰浊犯肺之咳嗽可分为痰湿蕴肺证和痰热郁肺证,痰湿蕴肺证治以燥湿化痰、理气止咳,方选二陈汤加减。痰色白质黏伴泡沫,予干姜、细辛温肺化饮;久病脾虚者,加党参、白术益气健脾;热郁肺证宜清金化痰汤加减以清热化痰、肃肺止咳,痰热甚或痰黄如脓腥臭者,可加竹沥、天竺黄、竹茹、薏苡仁、冬瓜仁、金荞麦以清热化痰解毒;痰热伤津、口干者,可加北沙参、天冬、天花粉以养阴生津。

3. 从瘀论治

《医林改错》中"气无形不能结块,结块者必有形之血也。血受寒,则凝结成块,血受热,则煎熬成块",指出有形之邪与瘀血关系密切。化痰消瘀不仅是治疗肿瘤的重要大法,也是久咳久痰的治疗方法之一。清代《血证论》载:"盖人身气道,不可有塞滞。内有瘀血,则阻碍气道,不得升降,是以壅而为咳。"李家庚善以桃红四物汤加减治疗瘀血所致的咳嗽[2]。

4. 从毒论治

治疗肺癌相关性咳嗽需要重视癌毒致病,可选用解毒、攻毒的药物。周仲瑛提出癌毒是机体在内外多种因素作用下、脏腑功能失调的基础上产生的病理产物,而癌毒本身也是致病因子,癌毒阻滞导致津液内停、血行不畅而生痰浊、瘀血,相互胶结,阻滞气机,肺气上逆而为咳嗽[3-4]。他认为,解毒、攻毒法应在治疗全过程中占据主导作用,应在辨证的基础上,结合癌毒的病理因素以加减用药,山慈菇、僵蚕、制天南星、白芥子等可治疗痰毒胶结;白花蛇舌草、半枝莲、漏芦、冬凌草、龙葵等可清解热毒;肿节风、狗舌草、莪术等治以瘀毒互结之证。

5. 从虚论治

肺癌咳嗽虚证多为肺阴亏虚、肾气不足证。癌毒久羁,正气虚损,肺气宣降失司上逆为咳,日久也必耗气伤阴,肺阴亏虚证以沙参麦冬汤养阴清热、润肺止咳。肺气不敛、久咳气促,加五味子、诃子敛肺止咳;热伤血络、痰中带血,加牡丹皮、白茅根、仙鹤草、藕节以清热止血。久病及肾、肺肾同病者,肾不纳气、肺气失敛而咳,肺肾阴虚证方选金水六君煎加减调补肺肾、化痰降逆;大便不实而多湿者去当归加山药。肾阳亏虚证以人参蛤蚧加减温阳补肾,纳气平喘,呼多吸少、咳喘甚者加葶苈子、大枣;痰多壅盛者加紫苏子、前胡、橘红;形寒肢冷者加干姜、当归、鹿角霜[5];痰盛气滞胸膈不快者加白芥子;阴寒盛而嗽不愈者加细辛。

6. 重视宣降气机

肺癌相关性咳嗽病机根本在于肺失宣降、肺气上逆,在根据辨证论治肺癌本病的同时,也应注意宣降气机以止咳,常用的药物为紫菀、款冬花、白前、桔梗等[6]。郁仁存治疗肺癌相关性咳嗽常用前胡配杏仁,前者善宣发肺气、疏风散热,后者善肃降肺气、止咳平喘,两者配伍一宣一降,肺气宣降正常,则咳喘自平[7]。

7. 外治法

针对咳嗽的中医外治法[8]包括穴位贴敷、针刺、艾灸等方法。穴位贴敷用疏风宣肺、止咳化痰类中药贴敷于肺经为主的穴位(天突、大椎、肺俞、中府等穴);针刺选穴以肺俞、中府、列缺、太渊为主穴,并根据不同病因选用次穴。风寒袭肺证加肺门、合谷;风热犯肺证加大椎、曲池、尺泽;燥邪伤肺证加太溪、照海;痰湿蕴肺证加足三里、丰隆;痰热郁肺证加尺泽、天突;肝火犯肺证加太冲、行间、鱼际;肺阴亏虚证加膏肓、太溪;肺脾气虚者可加脾俞、足三里。艾灸穴位主要选大椎、肺俞、风门、膏肓等穴。

参考文献

[1] 罗素霞,赖国祥,张力,等.中国肺癌患者咳嗽管理现状及医护人员观念和实践调研[J].中华医学杂志,2021,101(21):1583-1591.

[2] 汪珺,李家庚,魏仁贤,等.李家庚"散、清、消、补"四法辨治咳嗽经验浅谈[J].中华中医药杂志,2020,35(12):6154-6156.

[3] 王珊珊,郭茗,朱垚,等.国医大师周仲瑛教授辨治肺癌经验[J].中华中医药杂志,2015,30(12):4332-4335.

[4] 蔡云,陈远彬,叶放,等.国医大师周仲瑛从癌毒理论辨治肺癌经验述要[J].中华中医药杂志,2020,35(6):2879-2882.

[5] 林丽珠,王思愚,黄学武.肺癌中西医结合诊疗专家共识[J].中医肿瘤学杂志,2021,3(6):1-17.

[6] 白海春,杨建雅,李素云,等.肺癌术后顽固性咳嗽的中西医临床研究进展[J].实用中医内科杂志,2022,36(12):33-36.

[7] 容志航.北京市名老中医治疗肺癌的经验总结与临床研究[D].北京:北京中医药大学,2013.

[8] 孙增涛,师艺航,李小娟.咳嗽中医诊疗专家共识意见(2021)[J].中医杂志,2021,62(16):1465-1472.

第 21 问 肺癌脑转移的中医诊治思路如何?

肺癌脑转移发生率高,诊断后 1 年内发生脑转移的概率高达 20% 左右,肺癌脑转移患者生存期短,自然平均生存时间仅为 1~2 个月,故而预后较差。其临床表现主要包括局灶性症状体征(癫痫、精神症状、感觉和运动障碍、失语等),以及颅内压增高症状(头痛、呕吐等)。以手术、放疗、化疗、靶向治疗、免疫治疗等为主的综合治疗是目前肺癌脑转移的主要治疗手段,在一定程度上可改善生活质量、延长生存期,然疗效仍待提高。

中医典籍中虽没有关于脑转移的明确论述,但一些相关记载与其相似,如"脑转则引目系急""髓者以脑为主,脑逆故令头痛"等。对于肺癌脑转移的认识散见于古代文献关于"真头痛""头痛""卒中""癫痫""厥逆""中风""偏枯"等病证中,临床诊治可参考"脑瘤"。

《兰室秘藏·头痛门·头痛论》曰:"高颠之上,惟风可到。"风性善行,风邪夹痰上犯髓海,易致痰堵、血滞、成毒,聚而成积。痰瘀阻于脑腑,气血不畅,筋脉失养,生风内动,并夹痰瘀蒙蔽神机,故肺癌脑转移患者可见头痛、癫痫发作、眩晕、瘫痪等表现[1]。肝为风木之脏,主疏泄,对脏腑气机的畅达具有重要调节作用,如《读医随笔·平肝者舒肝也非伐肝也》曰:"凡脏腑十二经之气化,皆必藉肝胆之气化以鼓舞之,始能调畅而不病。"故肺癌脑转移患者常用平肝息风、化痰祛瘀之法,可以在辨证分型治疗方药中加入天麻钩藤饮、镇肝熄风汤的药味,如天麻、钩藤、羚羊角、远志、石菖蒲、胆南星等[2]。痰瘀深入脑络,闭阻神机,可根据一般状况适当给予虫类药物以化痰通络,如全蝎、蜈蚣、僵蚕等,也可选用安宫牛黄丸、鸦胆子制剂等改善症状,控制病情。

除了在辨证基础上重视平肝息风、化痰祛瘀外,还要重视脑转移兼症的治疗。减轻脑水肿是改善脑转移瘤患者临床症状、提高生活质量的关键。《血证论·瘀血》云:"血积既久亦能化为痰水。"血不利则为水,水血互结是脑水肿的关键病机,癌毒内蕴进一步影响津液之输布,使之停聚在有形肿块四周,化为局部水肿。五苓散出自张仲景的《伤寒论》,用以治疗太阳蓄水"小便不利,微热消渴"之证,取猪苓、茯苓二味为代表用于治疗脑转移以减轻脑水肿,临床收效颇丰,因猪苓和茯苓水煎剂有明显的利尿、增强机体免疫功能、抗肿瘤和保肝作用。伴有颅内高压者临床表现为头痛、呕吐,可仿温胆汤之意,取法半夏、淡竹茹二味以清热化痰、和胃降逆,因半夏得淡竹茹则苦降清热,和胃降逆之效强而速,共达清通开郁、畅中焦枢机而运清降浊之功。

参考文献

[1] 张兰鑫,周彤,王家伟,等.基于"痰挟瘀血,遂成窠囊"从痰瘀论治肺癌脑转移[J].天津中医药,2023,40(2):183-187.

[2] 何姝霖,胡佳奇,刘瑞,等.花宝金教授"调气解毒"理论治疗小细胞肺癌脑转移经验[J].世界中医药,2023,18(1):104-107.

第22问　肺结节如何进行中医诊疗?

近年来,随着全民体检的普及及低剂量螺旋 CT 的广泛应用,肺结节的检出率呈现出明显的增高趋势,肺结节检出后如何处理和治疗已成为目前临床十分关注的问题。通过对结节的部位、大小、密度、单发或多发,实性成分比例、形态等情况的综合评估,有助于判断结节的良恶性概率,为下一步的随访及治疗策略提供依据。肺结节当属中医"肺积""积聚"范畴。肺积属五积之一,患者一般无明显症状,甚至无证可辨。也有部分患者伴有一些躯体或心理不适,包括咳嗽、咳痰、焦虑、失眠等症状。

路志正强调肺结节的形成涉及肝升肺降、脾升胃降和心肾相交三对六个脏腑的气机升降运动[1]。脾胃居中州,为气机升降之枢纽,一升清阳,一降浊阴。脾为肺金之母,肺失清肃,肝失疏泄,脾失运化,胃失受纳,痰浊内生,气滞痰凝互结易生痰饮,日久结聚而为痰积(即结节),其中"肺失清肃,气滞痰凝"是导致肺结节的主要病理基础。周仲瑛认为邪实正虚是肺结节形成之基础,气郁贯穿肺结节形成之始终,痰瘀是肺结节形成之核心因素,正虚与气郁、痰瘀之间相互错杂致病,虚、郁、痰、瘀是肺结节形成的基本病因,痰瘀热郁、毒聚络损是肺结节癌变的关键因素[2]。刘志明认为肺失宣降、清阳不升是肺结节发生的始动因素;脾失运化、痰浊内生是肺结节产生的核心环节;肝失疏泄、浊邪不去是肺结节形成的重要病理过程;肾失温煦、气化失职是肺结节形成的重要因素[3]。肺结节的发生与肺、脾、肝、肾等多脏器功能失调,尤其是气血津液的宣降失调,运行不畅,导致痰、湿、瘀、毒留滞不去密切相关。

临床专家根据个人经验和基础理论辨证论治,形成不同理法方药。针对肺结节的具体致病因素与致病特点,将汗、吐、下、和等治法酌而用之。针对外因之风寒湿邪为患,用汗而发之逐邪而去。若其化热或感暑燥之火,用清法清而除之;因情志所伤、饮食失常、劳逸失当为患则用和法,和肝肺、和脾肺、和气血,复平衡之态,若情志郁而化火,湿食郁而化热,须用清法。病理产物之痰湿瘀毒内聚者用下法以导邪而去,痰瘀化热则用清法配以下法[4]。路志正提出了"调畅气机以使痰有出路,轻灵宣肺令痰无居所,活泼醒脾先安未受邪之地"的基本治疗原则,常用南沙参、枇杷叶、杏仁、川贝母、竹茹、蛤蚧之属使凝结之痰饮化为津液,令肺气调达,使用青黛、旋覆花等疏肝或泻肝之品以行气化痰。

参考文献

[1] 刘学春,王光涛,路志正.国医大师路志正治疗肺结节病学术经验[J].中华中医药杂志,2023,38(6):2629-2632.

[2] 郁文越,朱佳.基于复合病机理论探讨肺结节中医辨治思路[J].南京中医药大学学报,2023,39(1):1-5.

[3] 侯道瑞,彭朝霞,朱华丹,等.国医大师刘志明运用升清降浊法治疗肺结节经验[J].中医药导报,2024,30(4):158-160,164.

[4] 廖尖兵,廖用兵,曲妮妮,等.肺结节病的中医证治探讨[J].中华中医药学刊,2024,42(4):97-101.

第五节　食管癌

第 23 问　古代文献和现代中医对食管癌的认识如何?

中医对食管癌病名的认识源远流长,古代中医文献类似食管癌病名的称呼多种多样,如"噎膈""膈""反胃""翻胃"等。早在《山海经》就有"咽"(即"噎")病的记载。"噎膈"一名最早见于《黄帝内经》,称为"鬲咽""膈""鬲塞""否鬲""膈中""膈塞"等。《诸病源候论》有"气噎、忧噎、食噎、劳噎、思噎"五噎和"忧膈、恚膈、气膈、寒膈、热膈"五膈记载。唐代孙思邈《千金方·噎噻论》中引载《古今录验》对五噎证候的描述:"气噎者,心悸,上下不通,噫哕不彻,胸胁苦痛;忧噎者,天阴苦厥逆,心下悸动,手足逆冷;劳噎者,苦气膈,胁下支满,胸中填塞,令手足逆冷,不能自温;食噎者,食无多少,惟胸中苦塞常痛,不得喘息;思噎者,心悸动、喜忘、目视𥆧𥆧。此皆忧恚嗔怒,寒气上义胸胁所致。"补充了《诸病源候论》五噎描述只有气、食二噎的遗缺。对于噎和膈的区别,《丹台玉案》指出:"噎者,咽喉噎塞而不通,饮或可下,食则难食也;膈者,胃口隔截而不受,虽饮食暂下,少顷复吐。"可见,噎病位于食管的上段,症状为饮食难入;膈病位于食管的下段或者位于贲门,症状为食虽可入,难尽入胃,少顷复吐;但两者都属于从咽到贲门具有隔阻症状的病变,因此唐宋之后多将其合称为"噎膈"。

古代医家对噎膈病因病机的认识主要集中在七情内伤、饮食不当、年老体虚、先天禀赋不足等几方面。《黄帝内经》详细记载了噎膈病的症状和病因病机，如《灵枢·上膈》云："气为上膈者，食饮入而还出。"认为噎膈的形成与木盛伤土、胃脘受损有关。《素问·通评虚实论》认为膈塞与情志密切相关，谓："隔塞闭绝，上下不通则暴忧之病也。"嗜食肥甘或酗酒也是其重要的致病因素，朱丹溪谓："夫气之初病也，其端甚微，或因此少饮食不谨，或外冒风雨，或内感七情，或食味过厚，偏助阳气，积成膈热。"赵献可则认为本病与年老体虚、肾水枯涸有关，在《医贯·噎膈论》论膈证时谓："唯男子年高者有之，少无噎膈翻胃者……盖肾主五液，又肾主大小便，……肾水既干，阳火偏盛，煎熬津液，三阳热结。"明代张景岳认为与精血不足有关："阴伤则精血枯涸，……精血枯涸则燥结病于下。"清代尤怡强调津液不足的病机，在《金匮翼·膈噎反胃统论》中云："膈噎之证，大都年逾五十者，是津液枯槁者居多。"《临证指南医案·噎膈反胃》曰："气滞痰聚日拥，清阳莫展，脘管窄隘，不能食物，噎膈渐至矣。"明代徐灵胎认为："噎膈之证必有瘀血，顽痰逆气，阻隔胃气。"总体来说，古代医家认为由于先天禀赋不足，脾肾两虚，外加七情、酒食所伤，痰瘀互结，津枯血竭，致食管狭窄不通，日久噎膈乃成。病理因素主要有气滞血瘀、痰瘀互结、阴液亏虚。病位在食管，与肝、脾、肾三脏密切相关[1-2]。

现代中医认为食管癌的病因病机涉及情志失调、脾胃失和、肝气郁结、痰瘀气滞、津亏热结等多种因素。情志失调、脾胃失和引起气机升降失衡，进而导致痰、瘀内阻，是食管癌发生的基本病理过程，以脾肾亏虚、气阴不足为本，痰气瘀毒为标，治疗主要基于中医的整体观和辨证论治原则。沈舒文认为食管为胃之口，胃腑阳气隆盛，易化燥伤阴，导致胃阴不足，以气阴两虚为本，痰气瘀毒凝聚为标。单兆伟强调机体正气盛衰在食管癌的发病中起着至关重要的作用，认为人体正气虚弱，机体失于濡养，正虚无以气化，推动力不足，瘀血、痰湿等病变产物产生，且二者相互胶结，是食管癌发生发展的病变基础。周仲瑛认为"癌毒"是食管癌的根本致病因素，"癌毒"又分为"结毒"和"流毒"，"结毒"是痰、瘀等病理产物互相胶结，进而形成原发灶；"流毒"是"癌毒"随机体的经络气血向全身其他各处转移，是形成转移灶的重要原因，这与现代医学中肿瘤转移的理论相关联[3]。

融汇古今，食管癌的病位在食管，属胃气所主，病变脏腑归属于胃，又与肝、脾、肾三脏密切相关。多由情志忧思伤脾，抑郁忧怒伤肝，饮食起居失宜，或气血亏虚,久之损及脾胃,脾胃气阴亏虚、运化功能失司、气血津液输布失调,血运不畅致瘀血产生,同时肝气郁结、邪热熏蒸、虚热内灼,痰瘀等病理因素蓄积,导致气血阴阳逆乱、体内平衡状态被打破,日久癌毒内生,癌毒依附于痰、瘀等有形之邪增生,与之交杂复合搏结于食管,不断损伤食管脉络,最终形成食管癌。食管癌的核心病机可归结为气阴亏虚、痰气交阻、瘀毒互结,病理特点是虚、痰、毒、瘀交互为患,虚实夹杂,本虚标实。

参考文献

[1] 尤夏,彭海燕.食管癌中医药治疗进展[J].辽宁中医药大学学报,2016,18(10):100-103.

[2] 任明名,王俊壹,李柳,等.癌毒病机理论辨治食管癌探讨[J].中华中医药杂志,2022,37(2):839-842.

[3] 周衡,黄贵华.中医对食管癌的认识和治疗研究进展[J].辽宁中医药大学学报,2012,14(2):212-215.

第 24 问　食管癌如何进行中医辨证治疗?

食管癌的临床辨证应从虚实两方面入手,分病期治疗。初期以气结、痰阻、血瘀等实证邪盛为主,痰气交阻于食管胃腑,气血津液运化失常;症见吞咽时哽噎不顺,精神抑郁时加重,胸膈痞满,甚则疼痛,嗳气呃逆,呕吐痰涎,大便艰涩,舌质淡红,苔薄腻,脉弦滑。中期邪盛正虚,癌毒内生,与痰、瘀等病理因素交互搏结,兼夹复合,耗气伤阴,损伤人体正气;症见吞咽哽涩而痛,食饮难进,食后大部分食物吐出,胸膈疼痛,面色暗黑,肌肤枯燥,形体消瘦,大便干结,或吐下物如赤豆汁,或便血,舌质紫暗,或舌质暗红少津,脉细涩。晚期以正虚为主,癌毒损正,伤阴耗液,阴津日益枯槁;症见乏力消瘦,吞咽困难,胸膈痞满,胸骨后灼痛,五心烦热,口干咽痛,声音沙哑,便秘不畅,舌质红少津或有裂纹,苔黄燥,脉细弦数;终末期阴损及阳,脾肾阳气衰败,症见乏力气短,饮食不下,面色㿠白,精神疲惫,形寒肢冷,面浮足肿,泛吐清涎,舌质淡,苔白,脉沉细或细弱无力。

根据不同患者、不同时期的病因病机变化,食管癌主要分为以下几种证型进行辨证论治[1-2]。

1. 痰气互结证

临床多表现为食入不畅,吞咽困难,胸闷胸满,或伴隐痛,嗳气则舒,苔薄白,舌淡红,脉细弦。治宜开郁降气,化痰散结。方选旋覆代赭汤合四逆散加减。

2. 血瘀痰滞证

临床多表现为吞咽困难,胸背疼痛,甚则饮水难下,食后即吐,吐物如豆汁,大便燥结,小便黄赤,形体消瘦,肌肤甲错,舌质暗红,少津或有瘀斑、瘀点,脉弦。治宜祛瘀散结,化痰解毒。方选血府逐瘀汤加减。

3. 脾虚痰湿证

临床多表现为神疲乏力,胃纳欠佳,痰涎壅塞,胸膺不舒,腹胀便溏,苔腻而润,舌体胖而齿印,脉濡。治宜健脾理气,化痰消积。方选香砂六君子汤加减。

4. 阴虚热结证

临床多表现为进食哽噎不顺,咽喉干痛,潮热盗汗,五心烦热,大便秘结,舌干红少苔,或舌有裂纹,脉细而数。治宜养阴生津,泻热散结。方选沙参麦冬汤加减。

5. 气虚阳微证

病至晚期临床多表现为饮食不下,泛吐清水或泡沫,形体消瘦,乏力气短,面色苍白,形寒肢冷,面足浮肿,舌质淡,脉虚细无力。治宜益气养血,温阳开结。方选当归补血汤合桂枝人参汤加减。

参考文献

[1] 司富春,刘紫阳.食管癌中医证型和用药规律分析[J].中医学报,2012,27(6):655-657.

[2] 许永攀.沈舒文教授运用润降法治疗食管癌经验[J].陕西中医,2015,36(3):345-346.

第 25 问　食管癌放疗后放射性食管炎的中医治疗有何特色?

放疗是目前治疗食管癌的主要方法之一,其有效性已被广泛认可。然而,放疗常常伴随着一些并发症,其中最常见的是放射性食管炎,表现为吞咽疼痛,食管有烧灼感,口干咽燥,呕吐痰涎等症状。中医认为放射线属火毒之邪,与中医"火""热"等病邪相似,热毒火邪侵袭咽喉,气机升降失常,津液耗损严重,伤阴耗气,火毒之邪长久侵袭机体,气血津液俱虚,终形成津亏热结之证,因此"热毒炽盛,耗阴伤津"是放射性食管炎的主要病机。从舌象和脉象上看,患者多舌红,苔黄厚,脉弦数,这些都是体内热毒盛行的表现。放疗日久,损伤正气,正不胜邪,加之饮食难下,正气得不到充养,虚证逐渐表现出来,病性由实转虚,病情由轻转重。在此基本病机的基础上,可能出现气虚、血瘀、血热、痰湿气滞、胃失和降等病机变化,其中尤其以血瘀证型在放疗后期多见[1-2]。

中医药在治疗放射性食管炎方面具有独特的优势和应用价值。相关辨证用药规律研究显示,常见的证型为"热毒炽盛""耗阴伤津""瘀热互结",而用药类别则以清热解毒药、养阴生津药和凉血活血药为主。基于数据挖掘的研究显示,中医药防治放射性食管炎以清、补二法为主,强调清热解毒、养阴生津、益气消肿、凉血祛瘀、收敛止血等基本治法[3]。纵观放射性食管炎发生发展的整个过程,早期由于火热之邪自皮毛而入,皮毛者,肺之合也,邪气灼伤肺阴,热毒炽盛,治宜清热解毒为主,养阴清肺,可选用沙参麦冬汤合五味消毒饮加减;中期热毒之邪侵入中焦而从燥化,阳明燥热,患者逐渐出现咽干口渴、进食时胸骨后不适感、舌红苔干等津亏阴虚症状,治宜清热泻火为主,益气健脾,根据是否存在乏力、气短、自汗、食欲不振等症状决定是否加用补气药物,可选用凉膈散合四君子汤加减;后期热毒耗损真阴,肝肾俱虚,出现进食疼痛,甚至疼痛持续不解、痰中带血、舌质暗或有瘀点等,此属肝肾阴虚证,治宜补肾养肝为主,滋阴清热,酌情加入活血、凉血、消肿生肌等药物,可选用六味地黄丸合增液汤加减。

同时,还应强调饮食调理和情志调养的重要性。放疗患者在治疗期间应避免食用辛辣、刺激性强的食物,如辣椒、生姜、大蒜、芥末等,此外还应避免过冷、过粗、过硬、过热、调味过重的食物,以常温流质或半流质为宜。建议多食用清淡易消化的食物,以减轻消化系统的负担并缓解因吞咽困难带来的不适感,可以选择食用瘦肉、鸡肉、鱼肉、鸡蛋、豆腐等含优质蛋白丰富且容易消化的食物,并可适量食用具有健脾开胃、养血补气之功效的药膳,如山药、红枣与枸杞子等。建议患者采取少食多餐的饮食方式,以减轻消化系统的负担,进食时应细嚼慢咽,进食后保持坐姿半小时左右,避免食物反流。情志调理方面,主要通过心理疏导和情志疗法来帮助患者缓解负面情绪,提高生活质量。心理疏导通过鼓励患者说出自己内心的真实想法,引导患者解开内心郁结,宣泄压抑情绪,从而有助于患者负性情绪的疏解。情志干预方法则基于中医基础理论,即五志七情之说,通过"悲胜怒""怒胜思"等中医心理学理论,根据中医情志生克关系,采用情志干预、以情胜情、移情易性等方法来调节患者的情志,可缓解其负性情绪,从而改善心理状态,保持积极乐观的心态,同样有利于治疗后的恢复[4]。

参考文献

[1] 李晓东,曹有军.放射性食管炎的中医辨证用药规律分析[J].中国医药导报,2019,16(1):119-122.

[2] 李娟,李杰.益气扶正、解毒活血、凉补开郁三阶段防治放射性食管炎经验[J].环球中医药,2020,13(6):1050-1053.

[3] 王琮,李小江,杨佩颖,等.贾英杰教授"黜浊培本"疗法治疗放射性食管炎经验采撷[J].天津中医药,2021,38(8):986-989.

[4] 徐海丽,刘杨.中医情志干预对食管癌放疗患者自护能力和生活质量的影响[J].中国健康心理学杂志,2024,32(4):531-536.

第 26 问 对于食管癌不能进食的患者中医有哪些治疗措施?

随着食管癌病程发展,患者饮食困难症状可逐步加重。中期食管癌患者多见吞咽哽噎,食入即吐,胸骨后疼痛,面色晦暗,肌肤枯燥,形体消瘦,舌质暗,少津,脉沉涩,多为肝脾失调、痰瘀互结证。晚期多见进食不下,泛吐清涎泡沫,面色苍白,乏力少气,形寒怕冷,面部或双下肢水肿,大便不调,舌质淡胖,少苔,脉沉细或细弱症状,多为脾肾阳虚、顽痰瘤血证;如出现哽噎难下,口干咽燥,身体消瘦,大便燥结,舌红苔少,脉细或涩,则多属肝肾阴虚、顽痰瘤血证。中医除中药内服外,针刺、艾灸、穴位贴敷、按摩、中药保留灌肠、耳穴、放血、足浴、药熨等多种特色外治疗法在治疗食管癌进食不下患者中具有很好的临床应用价值,能够有效缓解患者的临床症状,提高生活质量,并抑制疾病进展[1]。

1. 针刺疗法

针刺疗法可以作为一种辅助治疗的手段改善食管癌患者病情,通过调节全身气血,改善消化,增加食管蠕动,缓解食管癌患者的哽噎症状。针刺疗法可以刺激人体穴位,调节脾胃功能,从而缓解食管癌症状。针刺巨阙、上脘、中脘可调节消化系统功能,配伍血海、大椎以增强免疫力和抵抗力。也可取心包经之内关,脾络之公孙,督脉之至阳,任脉之膻中、止呕、天突等穴位针刺,促进全身气血流通和食管运动,缓解进食困难等食管癌相关症状。还可针刺足三里,通过综合调节神经反射或神经体液活动,实现对食管运动的双向调节功能,同时配伍肝俞、脾俞、肾俞针刺以调理肝脾,补益气血。目前,临床上运用到的还有穴位照射法,将传统针刺疗法与现代高科技相结合,以膻中、巨阙、膈俞、中脘、足三里为主穴,并随症加减取穴,利用光辐射能作用于穴位以治疗。

2. 艾灸疗法

艾灸疗法被广泛应用于食管癌的治疗中,尤其是在缓解吞咽困难、恶心、呕吐等临床症状方面表现出较好的效果。艾灸疗法可减轻食管癌患者放化疗后出现的胃肠道反应、骨髓抑制、静脉炎等不良反应,能激发、提高机体的免疫功能,增强机体抗病能力,并可促进食管癌术后患者胃肠功能恢复,改善患者癌因性疲乏。常用的艾灸穴位包括神门、神阙、中脘、关元、天枢、膻中、足三里等,结合其他中药外治法如穴位贴敷疗法进行联合治疗能取得更好的效果。

3. 穴位贴敷疗法

穴位贴敷疗法通过将中药制剂贴敷在特定的穴位或病变部位,使药物有效成分透肤入内,直达病所,发挥调畅气机、疏通经络的作用。根据患者的病情,可以选择具有消肿止痛、活血化瘀、温经通络、解毒散结等作用的中药制剂进行贴敷,以促进气血运行,恢复胃肠功能,缓解食管癌症状,提高患者的生活质量。常用的中药贴敷穴位有膻中、巨阙、中脘、足三里等,这些穴位有助于改善食管癌患者的消化功能和进食困难症状。相关研究表明,选用生姜、莱菔子、吴茱萸、大黄、厚朴等药物进行腹部中药外敷,可改善食管癌患者临床症状和体征,促进胃肠功能恢复。

4. 其他辅助治疗

对患者进行心理疏导和情志治疗,使患者保持良好的心态对食管癌患者的康复具有重要意义。中医认为,情志不畅会导致肝气郁结,进而影响脾胃功能,因此在治疗过程中,患者应保持积极乐观的心态,避免情绪波动过大。另外,对于食管癌症状严重、难以进食的患者,可以采用静脉营养支持等方法缓解症状。

参考文献

[1] 许彦超,刘亚南,李吉磊,等.中医外治法治疗食管癌评述[J].中医学报,2020,35(8):1681-1684.

第 27 问 食管癌癌前病变的中医药干预方法?

《素问·四气调神大论》曰:"上工治未病。"强调未病先防和既病防变,将中医的"治未病"观念运用到肿瘤的防治工作中,则要将防癌重心前移,找到预防、阻断肿瘤发展的方法和药物。食管癌的癌前病变通常指的是食管黏膜在发生癌变之前的一系列病理变化,这些变化可能包括黏膜的炎症、增生、异型增生等。食管癌一旦发生,表现为气滞、痰凝、血瘀、气虚、阴虚多种证素,治疗食管癌癌前病变就是要通过调节这些证素,达到预防食管癌的目的。

现代中医药在防治食管癌癌前病变转癌方面的干预涉及单味中药及其有效成分、中药复方制剂、中药注射液等,作用机制包括抑制细胞过度增生或异常增殖、抑制炎症因子、改善局部微环境等方面。在中药单体或有效成分方面,药理学研究证实党参、人参、西洋参、三七等的有效成分人参皂苷可抑制食管癌细胞增殖、限制细胞迁移、延缓食管上皮内瘤变向食管癌转变的过程。甘草的有效成分甘草甜素可抑制食管癌细胞的异常增殖并加速诱导癌细胞凋亡,保护上皮细胞的形态和正常功能。白术的有效成分为苍术酮、白术多糖等,在介导炎症因子及肿瘤细胞凋亡坏死等方面有一定的疗效,并且白术挥发油对食管上皮细胞及其他消化道上皮细胞均有一定的保护作用,对抗肿瘤及预防肿瘤发生发展有一定功效。丹参、当归等活血类中药可以促进血液循环、抑制肿瘤细胞增殖迁移、加速细胞的凋亡分化。姜黄提取物姜黄素可以抑制相关信号通路转导,诱导食管癌细胞凋亡,抑制异常增生向癌细胞的转化。红花提取物红花黄色素及西红花提取物西红花酸均可以对食管癌癌前病变及早期食管癌起到预防疾病进展及复发的功效。藤梨根正丁醇提取物可抑制食管癌细胞生长。牡荆、山楂及金银花均含有有效成分牡荆苷,牡荆苷可以抑制食管癌细胞的增殖、侵袭与迁移,加速食管癌细胞的凋亡。陈皮、枳实、厚朴等可以调节细胞因子及炎症因子等,保护食管黏膜,对食管黏膜上皮异常增生有抑制作用[1]。

中药复方启膈散是食管癌防治中的经典名方,清代程国彭所著《医学心悟》中记载其为"通噎膈,开关之剂,屡效",具有润燥解郁、化痰降逆的功用,应用于食管类疾病效果显著,在食管癌癌前病变治疗中也扮演着重要的角色。启膈散中的沙参、丹参等药味具有活血化瘀、清热解毒的功效,能够改善食管黏膜的微循环,减轻炎症反应,这些药材的活性成分同时还能够促进食管黏膜细胞的正常代谢,增强细胞的修复能力,有助于受损黏膜的修复和再生。沙参麦冬汤是养阴润燥及滋养肺胃的代表方,可以降低血清中炎症因子水平及提高 T 细胞浓度、改善机体免疫功能,研究发现沙参麦冬汤可以抑制食管异常增生的细胞基因表达及信号转导。通幽汤具有活血化瘀、滋阴润燥的功效,对于早期食管上皮内瘤变及食管癌患者的瘀血内停,血燥津枯,幽门不通等症状可以起到缓解作用,研究发现通幽汤可以抑制食管上皮细胞的增殖、迁移、侵袭及血管新生,对受到损伤的食管上皮细胞可以保护性自噬、促进异常增生细胞凋亡。旋覆代赭汤或半夏泻心汤加减临床可以用于食管癌癌前病变患者反流、消化不良等症状,其机制涉及保护食管上皮细胞和黏膜完整性、调节胃酸分泌等方面,对于预防食管癌癌前病变具有一定作用。

中成药如增生平片具有清热解毒、化瘀散结的功效,适用于治疗食管和贲门上皮细胞增生,可缓解食管病变相关症状包括进食吞咽不利、口干、口苦、咽痛、便干等。苓桂半夏汤适用于巴雷特(Barrett)食管,Barrett 食管已被证实是食管腺癌的癌前病变,中医认为其多由于肝胃失和、痰气郁结所致,苓桂半夏汤主要功效是疏肝解郁、和胃降逆,并辅以清泄热浊、活血止痛,其组成包括瓜蒌、柴胡、郁金、丹参、赤芍、茯苓、泽泻、鳖甲、浙贝母、半夏、桂枝和甘草等。六味地黄丸可以滋阴补肾,改善阴虚体质的食管上皮内瘤变患者的临床症状,其药物有效成分益母草苷等可以抑制食管上皮细胞的异常增殖和分裂[2]。

除内服治疗外,中医还可通过针灸、穴位按摩、穴位贴敷、情志护理等缓解食管癌癌前病变相关症状,预防食管癌的发生发展。《灵枢·终始》云:"凡刺之道……持其脉口人迎,以知阴阳有余不足,平与不平,天道毕矣。"针灸治疗如毫针、电针、三棱针、钦针、耳针等均应用于食管癌癌前病变或早期食管癌患者,研究表明针灸治疗可以促进食管蠕动,减轻胃酸反流,避免食管上皮细胞损伤,同时起到双向调节作用,对机体免疫功能改善及多项神经递质的释放均起到重要作用。此外,穴位按摩、中药贴敷、中医理疗等其他疗法也可以改善机体免疫功能,预防食管癌的发生发展。

参考文献

[1] 赵彪,杜欣颖.中医药治疗食管癌前病变的可行性分析[J].世界中医药,2023,18(2):259-262.

[2] 苏菲,贾立群,程志强,等.中医药干预食管癌前病变转癌相关研究进展[J].中国实验方剂学杂志,2022,28(9):242-247.

第 28 问　如何理解"血液俱耗,胃脘干槁"与食管癌发生发展的关系?

朱丹溪《脉因证治·噎膈》曰:"大概因血液俱耗,胃脘亦槁。在上近咽之下,水饮可行,食物难入,间或可食,入亦不多,名之曰噎。其槁在下,与胃为近,食虽可入,难尽入胃,良久复出,名之曰膈,亦名翻胃,大便秘少如羊矢。名虽不同,病本一也。"通过融合中医整体观、探究脾胃与血液生成及运行的关系,描述了噎膈的病因和病机,强调气血损耗过度导致的胃失和降是其关键因素。在中医理论中,脾胃为后天之本、气血生化之源,脾胃的功能不仅体现在对食物的消化和吸收上,还包括气血的生成和运化,脾胃功能正常则水谷精微得以化生、气血充足,则人体生理功能正常。当脾胃功能受损时,运化失调影响食物的消化吸收,导致气血生成不足,进而影响全身的健康状态。"血液俱耗"反映了一个重要的病理现象,即气血津液严重亏虚。在中医理论中,气血是维持人体生命活动的重要物质,气具有推动、温煦、防御、固摄和气化等作用,血具有营养和滋润全身的生理功能,津液的功能不仅体现在滋润和运输上,还包括参与代谢废物的排泄等,津液的生成和输布依赖于脾胃的运化功能。在病理状态下,气虚则五脏六腑功能减弱,血瘀则血液运行不畅,津液不足则机体干燥,脏腑失养,气血津液的亏虚会影响脏腑经络的生理功能而发生疾病。食管癌患者由于长期受到肿瘤细胞的侵袭与消耗，加之治疗过程中的放疗、化疗等手段对身体的进一步损害，往往导致患者气血津液亏虚，出现"血液俱耗"之证，临床常表现为面色苍白无华，还伴有乏力、头晕、心悸等血虚症状。而"胃脘干槁"是中医理论中描述的一种病理状态，主要涉及脾胃功能失调和气血亏虚。胃为水谷之海，主受纳腐熟水谷，是人体消化食物、吸收营养的重要器官。当食管癌发生时，局部邪毒火炽，胃脘阴血枯涸，进而煎熬成痰，出现"胃脘干槁"之证，表现为食物难以下行，水饮可以进入但食物难以下咽，或食物虽能进入但不能被充分吸收，久而久之则食物复出。具体来说，槁在上脘，水饮可行而食物难入；槁在下脘，食物虽可入但久而复出。现代医学研究显示，食管癌患者在疾病发展过程中常伴随贫血、低蛋白血症、电解质紊乱等异常表现，这与中医"血液俱耗"的观点不谋而合。同时，胃镜等检查也直观地展示了食管癌患者胃脘部的病变情况，如黏膜充血水肿、糜烂溃疡，甚至肿瘤组织占据整个管腔等，这些病理变化无疑印证了中医对食管癌"胃脘干槁"的描述。因此，食管癌患者的"血液俱耗，胃脘干槁"这一表述不仅是对患者病理状态的高度概括，更体现了中医对疾病本质的深刻认识。以上提示后人在治疗上应当注重脾胃功能的恢复，通过健脾益气、养阴和胃等方法来改善气血亏虚的状况，从而达到缓解"胃脘干槁"症状的目的。

第六节　胃　癌

第29问　中医怎样认识胃癌及其病因病机？

据《2022 年中国恶性肿瘤流行情况分析》报告，2022 年我国胃癌新发35.87 万例，发病率为 25.41/10 万，位居恶性肿瘤第五位；死亡 26.04 万例，死亡率 18.44/10 万，居恶性肿瘤第三位，严重威胁居民健康[1]。早期胃癌预后良好，5 年总生存率达 90% 以上，进展期胃癌预后较差，五年生存率仅为30%[2]。早发现、早诊断、早治疗是提高胃癌患者总体生存率的关键。

胃癌的发病是多方面致病因素综合作用的结果，与既往胃病史、感染因素、遗传因素、精神心理因素、环境因素、生活习惯等密切相关。胃癌属于中医"胃脘痛""噎膈""反胃""积聚"等病证范畴，中医学者从不同角度探讨了胃癌的病因病机,主要有脾胃亏虚论、热毒论、血瘀论、痰证论、情志论、饮食致病论等。

1. 脾胃亏虚论

《医述》云:"凡人脾胃虚弱,或饮食过常,或生冷过度,不能克化,致成积聚结块。"提出脾胃亏虚是胃癌的主要病因病机。刘嘉湘认为胃癌病机离不开脾胃虚弱、气阴两伤、邪毒留恋,三者相互影响,互为因果[3]。刘沈林认为,胃癌发病以脾虚为本,癌毒为标,倡"脾虚毒蕴"学说[4]。花宝金认为胃癌是在正气不足的情况下,脏腑阴阳失衡,加之外邪侵袭,气滞、痰凝、血瘀、癌毒等病理产物在胃内逐渐积聚而成[5]。郑红刚认为"郁—虚—癌"是导致胃癌发生的核心机制,提出癌生于虚体,虚源于六郁之聚集[6]。

2. 热毒论

《医宗金鉴》记载:"热结不散,灼伤津液……贲门干枯,则纳入水谷之道路狭隘,故食不能下,为噎塞也;幽门干枯,则放出腐化之道路狭隘,故食入反出,为翻胃也。"可见热毒内蕴可形成肿瘤,以血遇热则凝、津液遇火则灼液为痰,热、瘀、痰胶结,气血痰浊阻塞脏腑经络可结成肿瘤之故。周仲瑛倡癌毒病机理论,认为癌毒蕴胃是胃癌病机的关键,治疗以"抗癌解毒,扶正祛邪,健脾和胃"为要[7]。

3. 血瘀论

《古今医统大全》中提到"凡食下有碍,觉屈曲而下,微作痛,此必有死血",《医林改错》中提到"气无形不能结块,结块者,必有形之血也",可见古人早就认识到瘀血与肿块的关系。脾主运化,胃主摄纳,脾升则健,胃降则和,如脾胃不和,中焦气滞,日久则生瘀血,久病入络,瘀血凝聚则成肿块。蒋文照认为,胃属腑以通为用,气滞、浊阻、血瘀是肿瘤形成的总的因素。气滞可由气虚、气实、气耗引起;浊阻可由湿浊、痰浊、饮浊、瘀浊引起;血瘀则由瘀滞、瘀积、瘀阻形成。主张胃癌治疗以泻浊导滞、活血化瘀为宜[8]。

4. 痰证论

中医素有"百病多为痰作祟"的说法,元代朱丹溪曾提出"凡人上、中、下有块者,多是痰",又言"痰之为物,流动不测,故其为害,上至巅顶,下至涌泉,随气升降,周身内外皆到,五脏六腑皆有",痰的广泛性及流动性表现与肿瘤及其转移极为相似。清代《景岳全书发挥》亦指出"膈者在胸膈胃口之间,或痰……阻滞不通,食物入胃不得下达而呕出,渐至食下即吐而反胃矣",明确了痰结是重要的病理因素,治疗当遵循《素问·至真要大论》"结者散之"的原则。魏品康认为"痰"是胃癌发生发展过程中自始至终的物质基础,提出消痰散结法治疗胃癌,应用天南星、半夏、土鳖虫、蜈蚣、全蝎等药物治疗取得较好的疗效[9]。

5. 情志论

明代李中梓《医宗必读》提出"大抵气血亏损,复因悲思忧恚,则脾胃受伤,血液渐耗,郁气生痰……噎塞所由成也",并且指出"境缘不偶,营求未遂,深情牵挂,良药难医"。可见,忧思过度、情志不遂等长期不良情绪导致肝气郁结,气滞则痰饮水湿输布不畅,瘀血内阻,易致痰凝血瘀内结。情志不畅可导致胃癌发生发展已得到广泛认可。

6. 饮食致病论

明代《景岳全书》中提出"酷饮无度,伤于酒湿,或以纵食生冷,败其真阳"而致反胃,《寓意草》中指出"过饮滚酒,多成膈症"。可见饮食不节、嗜酒无度是胃癌发病因素之一。孙桂芝认为,过食生冷,寒积中宫,气血凝滞,胃脘冷痛;恣食肥甘辛辣、过饮烈酒,湿热内生,津液耗竭,痰气互结,渐成痞块;过食黏腻难化之物,积于中宫酿湿生痰,损伤脾胃,脾伤而不磨,胃伤而不降,脾失健运升清,胃失和降传导,中焦壅滞,渐成痞块[10]。

由此可见,胃癌病因多样,病机变化多端,虚、痰、瘀、热、毒常混杂而为患。

参考文献

[1] 郑荣寿,陈茹,韩冰峰,等.2022年中国恶性肿瘤流行情况分析[J].中华肿瘤杂志,2024,46(3):221-231.

[2] 中国中西医结合学会检验医学专业委员会.中国早期胃癌筛查检验技术专家共识[J].中华检验医学杂志,2023,46(4):347-359.

[3] 许婉,孙明瑜.国医大师刘嘉湘以益气养阴法治疗胃癌术后经验[J].上海中医药杂志,2020,54(12):28-30.

[4] 杨文娟,戴安伟,邹玺,等.刘沈林教授辨治中晚期胃癌的经验探析[J].现代中医临床,2023,30(3):113-116.

[5] 陈赐慧,花宝金.花宝金教授治疗胃癌经验探析[J].世界中西医结合杂志,2013,8(1):13-15.

[6] 杜炎远,熊宏泰,于惠博,等.从"郁—虚—癌"立论探究胃癌的病因病机和治法[J].中医肿瘤学杂志,2023,5(4):6-11.

[7] 陈四清.周仲瑛教授从癌毒辨治肿瘤经验[J].新中医,2004,36(2):7-9.

［8］丛晶,阮善明,马景.蒋文照治疗胃癌的学术思想和临床经验［J］.北京中医药,
　　2008,27(3):179-181.

［9］王建平,李毅华.魏品康从痰论治胃癌四法［J］.辽宁中医杂志,2001,28(6):
　　332-333.

［10］何立丽.孙桂芝教授治疗胃癌四法琐谈［J］.新中医,2009,41(6):8-10.

第30问　中医药在晚期胃癌治疗中的作用?

目前,晚期胃癌的主要西医治疗方法包括化疗、放疗、靶向治疗和免疫治疗等,虽在一定程度上延长了患者的生存期,但耐药、复发转移等问题仍严重影响总体生存率的提高。一项真实世界研究[1]揭示了2000~2021年间,上海、北京、山西、云南等不同地区10家医院2 000余例晚期胃癌的治疗模式,结果显示,我国晚期胃癌治疗方案符合美国国家综合癌症网络(NCCN)指南推荐,两药联合系统化疗是晚期胃癌一线的主要选择;分子靶向治疗遵循基因检测结果和NCCN指南推荐,免疫检查点抑制剂治疗近年来逐渐增多,并从后线治疗提升到一线治疗;规范化中医药辨治是晚期胃癌的独立预后因素,与单纯系统治疗(化疗、分子靶向治疗、免疫检查点抑制剂治疗)相比,联合规范化中医辨治的总生存期延长45.9%(18.17个月 vs. 12.45个月,$P<0.001$),降低死亡风险27%(HR=0.63,95%CI:0.560~0.709);联合中医药治疗,安全性及对系统治疗耐受性好,在60例接受四线及以上治疗的患者中,有47例长期接受中医药治疗。现代医学与中医药的联合治疗晚期胃癌可能是疗效突破的关键。

1. 胃癌化疗阶段的中医治疗

化疗是晚期胃癌的主要治疗方法,已有充分的循证依据,并积累了丰富的临床经验。化疗期间会出现一系列毒副作用,导致脾胃虚弱,胃失和降,气血两亏,肝肾不足,中医治疗当以健脾和胃、降逆止呕、补气养血、滋肝补肾为治则治法。化疗期间联合中医药治疗不仅能增加机体对化疗药物的敏感性,提高肿瘤治疗的疗效,同时也能减轻化疗毒副反应,改善患者的免疫功能,进而延长生存期及提高生活质量。一项纳入23项随机对照试验、总样本量为1 339例的Ⅲ~Ⅳ期胃癌患者的荟萃分析结果显示[2],与单纯化疗比较,中药

联合化疗的有效率与卡氏评分(KPS)改善率更佳($P=0.0008$；$P<0.00001$)，中医临床症状得到改善($P<0.00001$)，消化道反应发生率、白细胞减少发生率、神经毒性发生率均更低($P<0.00001$；$P=0.0003$；$P=0.001$)，中药联合化疗后 $CD3^+T$ 细胞与 $CD4^+T$ 细胞水平提升($P<0.00001$)，$CD4^+T$ 细胞/$CD8^+T$ 细胞比例提高($P=0.0005$)。一项双向性同期对照临床研究[3]纳入935例晚期胃癌患者,治疗组接受化疗联合健脾中药,对照组仅接受化疗,结果显示,姑息性手术亚组中和非姑息性手术亚组中,治疗组的中位总生存期均较对照组延长(21.8个月 vs. 15.6个月,$P=0.004$；16.3个月 vs. 12.6个月,$P=0.002$),表明健脾中药胃肠安是晚期胃癌预后的独立保护性因素,联合化疗可使晚期胃癌患者生存获益。

2. 胃癌放疗阶段的中医治疗

放疗作为晚期胃癌姑息治疗手段可以缓解肿瘤压迫或转移引发的相关症状,对于不可切除局部进展期胃癌,同步放化疗在肿瘤降期率和病理缓解率等方面均优于单纯化疗。放射线属"热毒"之邪,易耗伤气血津液,放疗后患者常出现胃阴亏虚、湿热蕴结证,中医药联合放疗可明显减轻患者放疗不良反应,缓解不适症状,改善生活质量[4-5]。一项回顾性研究[6]纳入120例晚期胃癌患者,分为放疗组和放疗联合养正消积胶囊治疗的联合组,结果显示,联合组的客观缓解率显著高于对照组($P=0.000$),治疗后联合组癌胚抗原(CEA)、糖类抗原125(CA125)、糖类抗原19-9(CA19-9)、血清肿瘤坏死因子、白细胞介素-6、C反应蛋白、血管内皮生长因子水平均显著低于放疗组($P<0.05$),联合组胃肠道不良反应发生率显著低于放疗组($P<0.05$),生活质量显著高于放疗组($P<0.05$)。另一项临床研究[7]应用扶正培本祛邪汤联合调强放疗治疗中晚期胃癌患者,结果显示,治疗后联合组总有效率、疾病控制率高于对照组(57.14% vs. 39.58%,$P<0.05$；87.76% vs. 68.75%,$P<0.05$),联合组中位无进展生存期、中位总生存期均长于对照组($P<0.05$)。

3. 胃癌靶向治疗阶段的中医治疗

一项国际多中心随机对照Ⅲ期临床研究证实了靶向药曲妥珠单抗可延长 HER-2 阳性晚期胃癌患者生存期、提高客观有效率。阿帕替尼等血管生成抑制剂也在晚期胃癌中广泛应用。靶向治疗期间联合中医药治疗具有协同增效和减毒的作用,可增强抗肿瘤作用,改善生活质量,减轻高血压、手足综合征、蛋白尿、腹泻、乏力等不良反应的发生。一项纳入 11 篇随机对照临床研究的荟萃分析结果显示,中药与阿帕替尼联合应用能明显提高胃癌患者客观缓解率[相对危险度(RR)= 1.41],提高疾病控制率(RR= 1.21)[8]。一项临床研究[9]予自拟抑癌汤联合阿帕替尼治疗中晚期胃癌,结果显示,联合组肿瘤控制率及治疗有效率均高于西药组($P<0.05$),联合组血清 CEA、CA19-9 水平低于西药组($P<0.05$),联合组毒副反应总发生率低于西药组($P<0.05$)。

4. 胃癌免疫治疗阶段的中医治疗

以免疫检查点抑制剂为代表的免疫治疗在晚期胃癌治疗中已被证实具有应用价值,中医药联合免疫治疗具有减毒增效作用。谢媛媛等[10]将 140 例晚期胃癌化疗患者分为两组,对照组予以信迪利单抗治疗,观察组则予以参芪扶正注射液联合信迪利单抗治疗,结果显示,观察组患者的客观缓解率明显高于对照组($P<0.05$);各项毒副反应发生率明显低于对照组($P<0.05$);治疗 3 个周期后,观察组患者血清 CA199、CA125、CEA、CA724、胃蛋白酶原 II 水平明显低于对照组($P<0.05$);血清 CD3$^+$T 细胞、CD4$^+$T 细胞、IgA、IgG 水平明显高于对照组($P<0.05$);观察组患者的生活质量总有效率明显高于对照组($P<0.05$)。刘琳瑞等[11]将 177 例中晚期胃癌脾胃虚弱证患者分为观察组和对照组,对照组常规化疗联合信迪利单抗治疗,观察组在对照组的基础上予以健脾养胃方,结果显示,观察组患者临床缓解率及总有效率均明显优于对照组($P<0.05$),治疗后观察组中医证候积分和 CEA、CA125、CA199、CA242 及 CA724 低于对照组($P<0.05$),观察组患者不良反应发生率明显低于对照组($P<0.05$)。

参考文献

[1] Cao N D, Zhu X H, Ma F Q, et al. Chinese medicine prolongs overall survival of Chinese patients with advanced gastric cancer: treatment pattern and survival analysis of a 20-year real-world study[J]. Chinese Journal of Integrative Medicine, 2024, 30(6): 489-498.

[2] 吴坚伟,龚红卫,秦丹梅,等. 中药汤剂联合 FOLFOX 方案治疗 III ~ IV 期胃癌疗效和安全性的 Meta 分析[J]. 中医肿瘤学杂志,2021,3(5):67-77.

［3］李朝燕,赵爱光,竹永宝,等.基于健脾法探讨中药胃肠安对晚期胃癌的影响［J］.中华中医药杂志,2019,34(5):2012-2017.

［4］刘武,徐燕,王刚.复方苦参注射液联合同步放化疗治疗局部晚期胃癌近期临床观察［J］.中国中医药信息杂志,2016,23(10):35-37.

［5］陈海强,唐以银,白烨,等.参芪五味子片联合放化疗治疗103例进展期胃癌的临床疗效［J］.中医杂志,2009,50(S1):170-171.

［6］陈晓萌,范田.养正消积胶囊辅助放疗治疗晚期胃癌患者的近期疗效及作用机制［J］.医药论坛杂志,2022,43(17):5-9.

［7］凤元芳,梁惠.扶正培本祛邪汤辅助调强放疗治疗中晚期胃癌患者的临床观察［J］.世界中西医结合杂志,2023,18(9):1847-1852.

［8］胡梦奕,王永生,屠小龙,等.中药联合阿帕替尼治疗晚期胃癌疗效与安全性的Meta分析［J］.浙江中西医结合杂志,2022,32(3):277-282.

［9］王红艳,潘利.自拟抑癌汤联合阿帕替尼治疗对中晚期胃癌患者的疗效及对血清CEA、CA199的影响［J］.医学信息,2021,34(14):166-168.

［10］谢媛媛,邓亚男,许禹,等.参芪扶正注射液联合信迪利单抗对晚期胃癌化疗患者的增效减毒作用［J］.海南医学,2024,35(11):1549-1554.

［11］刘琳瑞,冯剑.健脾养胃方联合信迪利单抗对中晚期胃癌脾胃虚弱证患者的临床疗效分析［J］.临床研究,2024,32(10):107-111.

第31问 如何开展以中医药为主的晚期胃癌辨证辨病治疗?

中医药为主的治疗主要针对不适合手术、放化疗、靶向治疗及免疫治疗的老年、器官功能储备不足,或不愿接受西医治疗的晚期胃癌患者。胃癌早期多实证,肝胃不和者以疏肝和胃、降逆止痛为原则,瘀血内阻者以活血化瘀、清热解毒为原则;中晚期虚实夹杂,宜在扶正基础上结合祛邪治疗,临床主要分为以下6个证型进行辨证论治。

1. 肝胃不和证

主要症状为胃脘胀满或嘈杂,嗳气泛酸,心烦胸闷,胸胁苦满,夜寐欠安,舌淡红,舌苔薄白,脉弦细。治以疏肝理气、和胃降逆,方选柴胡疏肝散为主方随症加减。若胃纳欠佳、嗳气频作,或伴恶心者,可加赭石、旋覆花、鸡内金等健脾消食,降逆助运;若口干口苦,泛酸,胃脘痞胀伴灼热感,属郁热不宣,酌加黄连、吴茱萸、黄芩;胁痛或胃脘痛甚者,或舌质见瘀斑隐现,或舌质暗者,可酌加川楝子、延胡索。

2. 脾虚痰湿证

主要症状为胃脘胀痛,泛吐痰涎,口淡无味,腹胀便溏,乏力肢软,舌淡红,舌苔白腻,脉濡滑或弦滑。治以健脾理气、化湿和胃,方选香砂六君子汤为主方随症加减。若见食滞难下,腹中挛急,呕吐反胃,则加莱菔子、厚朴、白芍;若水湿不化痰湿内阻,可酌加薏苡仁、豆蔻、藿香。

3. 瘀毒内结证

主要症状为胃脘刺痛,痛有定处,固定不移,触及肿块质硬,脘胀不欲食,呕血黑便,肌肤甲错,舌紫暗有瘀点瘀斑,舌苔薄,脉细弦或涩。治以活血化瘀、清热解毒,方选膈下逐瘀汤为主方随症加减。若肿块明显者去川芎、牡丹皮,加三棱、莪术;呕吐宿食者加厚朴、莱菔子、山楂;痰湿郁阻而致气滞血瘀者治以健脾化湿,祛痰理气,加陈皮、半夏、白术、木香、茯苓。

4. 脾胃虚寒证

主要症状为胃脘隐痛,喜温喜按,或朝食暮吐,大便溏薄,下肢浮肿,神疲肢冷,面色苍白,舌质淡胖,舌苔白滑润,脉沉细或濡细。治以温中散寒、和胃健脾,方选理中汤合吴茱萸汤为主方随症加减。若大便溏薄或水样便,脾肾阳虚者酌情加用山药、芡实、赤石脂、禹余粮、补骨脂、肉豆蔻等温阳补肾止泻;若脘胀嗳气、呕恶,苔白厚腻,为寒湿内盛,酌加藿香、苍术、草果等行气燥湿止泻。

5. 胃热阴虚证

主要症状为胃脘灼热,嘈杂疼痛,口干咽燥,形体消瘦,五心烦热,大便干燥,舌红或红绛,苔剥少津,脉细弦或细数。治以养阴生津、清热解毒,方选沙参麦冬汤或益胃汤为主方随症加减。若热灼胃络出血者加仙鹤草、侧柏叶或生地榆;不思饮食者加生山楂、谷芽、麦芽、鸡内金;大便干结者加火麻仁、柏子仁。

6. 气血两虚证

主要症状为全身乏力,面色无华,心悸气短,头晕目眩,自汗盗汗,纳少乏味,虚烦不寐,或面浮肢肿,舌淡,少苔,脉细弱。治以补气养血、健脾益肾,方选八珍汤或十全大补汤为主方随症加减。若气虚甚者去党参,加人参或西洋参;若畏寒肢冷、面浮肢肿明显者为脾肾阳虚,加桂枝、熟附子、猪苓、泽泻、生姜皮,也可加大黄芪用量以补气行气,温阳化水。

胃癌辨病治疗是根据肿瘤病位、病理类型、转移情况等,结合药物归经及现代药理学研究结果选择针对不同瘤种的具有抗癌作用的中草药进行辨病用药。治疗胃癌,清热解毒类药物常选用大血藤、野葡萄藤、菝葜、藤梨根、半枝莲等;理气散结类药物常选用预知子、陈皮、青皮、紫苏梗、佛手、木香、枳实、莱菔子等;化痰软坚类药物常选用半夏、山慈菇、夏枯草、生牡蛎、海藻等;活血化瘀类药物常选用莪术、泽兰、王不留行等,慎用破血逐瘀类药物。

第 32 问　胃癌术后如何进行中医干预?

Ⅱ、Ⅲ期胃癌术后约有 60% 患者在 2~3 年内发生复发转移,影响了胃癌的整体生存情况,预防胃癌术后复发转移具有重要意义[1]。中医认为,手术虽然切除了瘤灶,但余邪未尽,癌毒残留,乘人体正气亏虚、阴阳失衡之机,余毒之邪将再度复燃,流窜浸淫,形成复发或转移病灶。针对术后患者正气亏虚、余毒未尽的病机特点,术后以扶正为主、清除余毒的中医药治疗可以提高机体免疫功能,促进患者尽快康复,减少术后复发转移的风险。

1. 中医辨证辨病治疗

胃癌术后患者辨证常见脾虚气滞、脾肾两虚、胃阴亏虚、气阴两虚和胃络瘀阻等证型,分别选用健脾益气、健脾补肾、养胃生津、益气养阴、理气化瘀等方法治疗,在改善患者细胞免疫功能、提高生存质量、降低复发转移率、延长无病生存期等方面显示了一定的疗效。一项纳入 25 项随机对照试验、总样本量为 2 026 例(试验组 1 040 例,对照组 986 例)胃癌术后患者的荟萃分析[2]表明,中医药联合化疗提高胃癌术后患者一、二、三年生存率($P=0.000\ 1$, $P=0.006$, $P=0.000\ 01$),提高生活质量($P<0.000\ 01$),提高外周血 $CD3^+T$ 细胞、$CD4^+T$ 细胞、$CD4^+T$ 细胞与 $CD8^+T$ 比值($P<0.000\ 1$, $P<0.000\ 1$, $P=0.003$),降低恶心呕吐、白细胞减少、血红蛋白下降的发生率($P=0.001$, $P=0.03$, $P=0.000\ 3$)。另一项探索中医药联合化疗防治局部进展期胃癌(locally advanced gastric cancer, LAGC)术后复发转移的有效性及安全性的荟萃分析[3]显示,中医药联合化疗可以提高 LAGC 术后 KPS 评分、提高 $CD3^+T$ 细胞、$CD4^+T$ 细胞与 $CD8^+T$ 细胞的比值,降低术后白细胞减少、血红蛋白减少、血小

板减少、恶心呕吐症状、腹泻、神经系统毒性反应发生率,并可降低术后一年、二年、三年、五年累计复发转移率,延长无进展生存期。

胃癌术后辨病治疗多选用大血藤、野葡萄藤、菝葜、藤梨根、半枝莲等清热解毒类药物清除余毒,同时可以联合中药静脉制剂或口服中成药。一项临床研究报道[4]在奥沙利铂+卡培他滨(XELOX)化疗方案基础上联合复方苦参注射液静脉滴注可有效改善患者临床症状、提高免疫功能、降低血清肿瘤标志物水平、减少化疗不良反应的发生。另一项研究报道[5]显示,复方斑蝥胶囊联合 XELOX 化疗方案可保护胃癌术后患者机体免疫功能,提高化疗耐受性和生活质量。

2. 中医外治法

穴位贴敷、烫熨治疗、耳穴压豆疗法、雷火灸、针灸等中医外治法可以促进术后患者胃肠道功能恢复,改善患者的生活质量。王旭丹[6]在常规治疗基础(术后观察患者的生命体征变化,并给予心电监护,鼓励患者术后早期下床活动,改善饮食结构、应用胃肠动力药、给予静脉营养支持)上加用了中药贴敷神阙穴,结果观察组排气排便所需时间、肠鸣音恢复所需时长、胃液引流量均明显低于对照组,恶心、疲劳、打嗝、腹胀、腹痛评分也明显低于对照组,差异具有统计学意义,临床可采纳应用。黄松乐[7]观察中药治疗 120 例胃切除术后残留胃炎的疗效,予以参苓香术汤配合中药外敷烫熨治疗(神阙、上脘、中脘、胃俞、脾俞等穴位)在一定程度上缓解了胃脘部疼痛。袁大仙等[8]观察耳穴压豆对胃癌患者术后疼痛和胃肠功能恢复的影响,结果显示,在治疗效果、肠鸣音恢复时间、进食时间、首次肛门排气、排便时间、疼痛评分及护理满意度上耳穴压豆疗法更具实践意义。李小华等[9]将 60 例脾胃虚寒型胃癌术后腹腔热灌注化疗(hyperthermic intraperitoneal chemotherapy,HIPEC)患者随机分为治疗组和对照组,对照组给予常规治疗加 HIPEC 治疗,治疗组在对照组治疗的基础上给予双侧足三里、上巨虚、下巨虚雷火灸干预,治疗时间为 20 分钟,每天1 次,连续治疗 7 天,结果显示联合雷火灸可明显改善脾胃虚寒型胃癌术后HIPEC 患者的恶心、呕吐、腹胀、腹泻症状。温针灸在术后化疗的恢复中既能够促进胃肠道改善,加强胃肠吸收能力,又能促进胃肠蠕动,减轻肠道刺激。郭娟[10]采用随机对照研究方法评价温针灸对胃癌术后化疗患者的临床疗效,比较两组的中医证候、生活质量、胃肠道不良反应发生率等临床效果,结果显示试验组更具优势。张勇[11]观察针灸治疗胃癌术后残余胃排空障碍患者的临床疗效,研究显示配合针灸后首次排气排便时间、拔胃管时间、恢复进食全流食及总住院时间均得到改善。由此可见,针灸在胃癌术后残留胃功能障碍患者尽快康复上效果比较显著。

3. 情志疗法

情志因素与胃癌的发生发展和预后密切相关,术后患者保持情志舒畅、乐观向上的心态有利于病情向愈,若情绪低落、焦虑抑郁则肿瘤易于复发转移。刘玮玮等[12]将80例符合抑郁症诊断的胃癌术后患者随机分为对照组和观察组,对照组根据病情选用氟西汀胶囊每天20 mg,或艾司西酞普兰片(每次10~20 mg,每天1次),观察组采用扶正舒肝方辨证内服联合团体心理疗法(心理教育、认知行为治疗、放松治疗等),疗程均为8周,通过焦虑自评量表、抑郁自评量表、汉密尔顿抑郁量表、赫特(Herth)希望量表、卡氏功能状态量表和生活质量表评价患者焦虑、抑郁情况及生活质量。结果表明,扶正舒肝方联合心理疗法可改善胃癌术后患者抑郁情绪,提高患者生活质量。

参考文献

[1] 曹毛毛,陈万青.中国恶性肿瘤流行情况及防控现状[J].中国肿瘤临床,2019,46(3):145-149.

[2] 张健烽,刘云霞,徐叶峰,等.中医药联合化疗治疗胃癌术后疗效 Meta 分析[J].中华中医药学刊,2019,37(8):1819-1825.

[3] 王玥,赵维哲,栗枭杰,等.中药联合化疗防治根治术后局部进展期胃癌复发转移的 Meta 分析[J].肿瘤防治研究,2022,49(9):913-922.

[4] 郜娜娜,贺新爱,马馨.复方苦参注射液联合化疗药对胃癌患者术后免疫功能及血清癌胚抗原、糖类抗原水平的影响[J].广州中医药大学学报,2023,40(5):1104-1109.

[5] 毕琼,李江佩,曹赤,等.复方斑蝥胶囊联合 XELOX 化疗方案对胃癌术后患者的临床疗效[J].中成药,2019,41(9):2111-2114.

[6] 王旭丹.中药穴位贴敷神阙穴对胃癌术后患者胃肠功能的影响观察[J].中国民康医学,2019,31(3):95-97.

[7] 黄松乐.中医药治疗胃大切术后残胃炎120例疗效观察[J].中国医药指南,2012,10(4):239-240.

[8] 袁大仙,魏小静,张利,等.耳穴压豆对胃癌术后患者疼痛和胃肠功能恢复的影响[J].中国肿瘤临床与康复,2019,26(9):1132-1135.

[9] 李小华,王玉汶,许志恒,等.雷火灸对脾胃虚寒型胃癌术后腹腔热灌注化疗患者胃肠功能恢复的疗效观察[J].广州中医药大学学报,2021,38(3):531-538.

[10] 郭娟.温针灸联合化疗治疗胃癌术后临床观察[J].光明中医,2020,35(14):2197-2199.

[11] 张勇.中医针灸治疗胃癌术后残胃排空障碍临床观察[J].山西中医学院学报,2019,20(2):140-141.

[12] 刘玮玮,顾康生.扶正舒肝方联合团体心理疗法对胃癌术后患者抑郁和生活质量的影响[J].中国实验方剂学杂志,2015,21(2):204-208.

第 33 问 经方在胃癌防治中应用情况如何?

经方是仲景医疗实践经验的智慧结晶,是《伤寒杂病论》理论精华在论治方面的集中体现,其创造性地融理、法、方、药于一体,凭其独有的疗效受到学界重视,在胃癌临床实践中也被广泛应用,收效良好。

1. 小建中汤、黄芪建中汤

胃癌患者因饮食减少、癌肿慢性消耗、手术、放化疗等原因,均可导致脾胃亏虚、气血生化乏源,出现面色无华或苍白、全身疲倦、头晕目眩、四肢无力、大便溏泄或大便秘结、舌淡苔白、脉细弱等气血亏虚证,晚期患者尤为多见。常用小建中汤、黄芪建中汤补气养血。《金匮要略·血痹虚劳病脉证并治》提出"虚劳里急,诸不足,黄芪建中汤主之",两者温中补气、和里缓急,均可用于胃癌等肿瘤"虚劳里急,诸不足"的治疗。黄芪建中汤由小建中汤加黄芪组成,方中黄芪甘温补气,化生阴阳气血;饴糖温中补虚,缓急止痛;重用白芍敛阴,配以桂枝温阳;炙甘草缓急止痛,温中补虚;生姜温胃散寒,大枣入脾益营阴。全方配伍精当,立法巧妙,健运中阳,化生气血,治虚劳不足诸证。临床运用黄芪建中汤治疗胃癌癌前病变、虚弱型胃癌收效良好,可根据气虚的程度调整黄芪的用量。

2. 四逆散

《伤寒论·辨少阴病脉证并治》曰:"少阴病,四逆,其人或咳……或腹中痛,或泄利下重者,四逆散主之。"四逆散是和解少阳、透邪解郁的基本方,适用于肝郁气滞、阳气不能通达而见四肢厥冷之症,或木郁乘土所致的腹中痛、泄利下重。柴胡入肝、胆经,升发阳气、透邪解郁为君药,臣以白芍养血柔肝敛阴,佐以枳实理气解郁,甘草益脾和中。全方药味虽少,但组方精妙,用药精当,治疗肝脾、胃肠疾病疗效良好。四逆散可用于治疗胃癌及其癌前病变、胰腺癌、胆囊癌等伴有肝郁气滞证者。

3. 旋覆代赭汤

《伤寒论·辨太阳病脉证并治》载:"伤寒发汗,若吐若下,解后心下痞硬,噫气不除者,旋覆代赭汤主之。"在肿瘤治疗中,旋覆代赭汤适用于脾胃虚弱、痰气交阻、胃气上逆之食管癌、胃癌、贲门癌,以及其放化疗期间或术后恶心呕吐明显的患者。在此经方基础上酌情选用清热解毒、化痰散结、理气化瘀之品,形成胃癌治疗辨证方药。方中君药旋覆花,性温味咸,降气可除痞硬,消"膈上痰如胶漆";赭石为臣药,性微寒味苦,入肝、胃、心经,气血并调,质重以"降虚逆",可下气降痰、止血,配合君药止呕定逆;重用生姜辛而散痞、和胃止呕、解半夏之毒;人参、大枣和甘草补中益气,助除噫气。诸药共调中焦枢机,健脾和胃、降逆止。仲景用旋覆花汤治疗肝经气血瘀滞肝着一证,常见胸胁痞闷不舒,伴有胀痛刺痛感,甚则"其人常欲蹈其胸上",可见该方也适合于肝胃不和之胃癌患者。

4. 半夏泻心汤

《伤寒论·辨太阳病脉证并治》云:"伤寒五六日,……若心下满而硬痛者,此为结胸也,大陷胸汤主之。但满而不痛者,此为痞,柴胡不中与之,宜半夏泻心汤。"半夏泻心汤是《伤寒杂病论》中治疗"心下痞"的经典方剂,具有和中降逆、消痞散结功效,主治寒热互结之痞证。方以半夏为君,燥湿化痰,散结除痞,降逆止呕;臣以辛散之干姜,温中散寒,与苦降之黄芩、黄连相配以辛开苦降,宣通结气,泻心开痞,又以人参、大枣、甘草补脾益气,以复中焦气机升降之职。临床常用于多种消化道疾病见寒热错杂痞证者,对胃癌及其癌前病变疗效良好。

5. 麦门冬汤

《金匮要略·肺痿肺痈咳嗽上气病脉证治》云:"火逆上气,咽喉不利,止逆下气,麦门冬汤主之。"麦门冬汤有清养肺胃、降逆下气之功,用于治疗肺胃阴亏、虚火上炎之虚热肺痿,以及诸胃阴不足证。方中麦冬滋阴润肺、益胃生津;半夏降逆化痰;人参补脾益肺;佐以甘草、粳米、大枣益气养阴,健脾和胃。各药间相互调和补而不腻,对胃阴不足证胃癌有良好的效果,也可用于舌癌、鼻咽癌、食管癌放疗后阴虚热毒证。

6. 理中丸(汤)

《伤寒论·辨霍乱病脉证并治》云:"霍乱,头痛发热,身疼痛……寒多不用水者,理中丸主之。"理中丸(汤)具有补虚、温阳、散寒、燥湿之功,主治太阴虚寒所致的脘腹痞满、呕吐下利之症。方中干姜辛热,温中焦脾胃,助阳祛寒,为君药;人参益气健脾,培补后天之本助运化为臣药;白术健脾燥湿为佐药;炙甘草益气和中,缓急止痛,调和诸药为使药。四药合用祛中焦之寒邪,温中焦之阳气,健中助运,诸吐、泻、冷、痛之症可除,故方名"理中"。临床将理中丸(汤)运用于胃癌脾胃虚寒、运化失司者,疗效确切。

7. 苓桂术甘汤、五苓散、小半夏汤、小半夏加茯苓汤

《金匮要略·痰饮咳嗽病脉证并治》云:"心下有痰饮,胸胁支满,目眩,苓桂术甘汤主之。"痰凝及水饮之证在胃癌各阶段均可出现,如伴有腹水、消化道梗阻及放化疗呕吐的患者,症见腹胀、呕吐清水痰涎、头晕目眩等,常用《金匮要略》苓桂术甘汤、五苓散、小半夏汤、小半夏加茯苓汤等方剂。苓桂术甘汤重用甘淡之茯苓为君,健脾利水,渗湿化饮;桂枝为臣,温阳化气,平冲降逆;白术为佐,健脾燥湿;炙甘草用于该方,其用有三:一可合桂枝以辛甘化阳,以襄助温补中阳之力;二可合白术益气健脾,崇土以利制水;三可调和诸药,功兼佐使之用。温阳化饮的代表方苓桂术甘汤可用于胃癌呕恶吐清水痰涎的患者;五苓散可用于晚期胃癌伴有体腔积液证属脾胃虚寒者;小半夏汤和小半夏加茯苓汤均为仲景止呕名方,半夏、生姜皆为止呕要药,药效专、便于随症加减。

8. 枳术汤、半夏厚朴汤、厚朴三物汤

《金匮要略·水气病脉证并治》云:"心下坚,大如盘,边如旋盘,水饮所作,枳术汤主之。"胃癌患者常出现脘腹胀闷、消化不良、泛酸嗳气、食欲不振等胃气壅滞之象,部分患者伴肿瘤抑郁综合征,出现情绪低落、胸闷不舒、善叹息等症状,治疗当以理气行气为主,常用方剂有枳术汤、半夏厚朴汤、厚朴三物汤等。枳术汤以枳实、白术相配,一补一行,可用于治疗气虚兼气滞胃癌患者,此方简小,恐其力弱,多与他方、他药并用。半夏厚朴汤为治疗梅核气名方,可用于胃癌等肿瘤抑郁综合征属气滞痰凝者。方中半夏辛温入肺、胃经,化痰散结,降逆和胃,为君药;厚朴苦辛性温,下气除满,为臣药。二药相合,化痰结,降逆气,痰气并治。茯苓健脾渗湿,湿去则痰无由生;生姜辛温散结,和胃止呕,且制半夏之毒;苏叶芳香行气,理肺疏肝,助厚朴以行气宽胸、宣通郁结之

气,共为佐药。诸药合用,共奏行气散结、降逆化痰之功。厚朴三物汤中厚朴、枳实行气除胀,化痰消积,大黄消积滞而通便,原用于治疗腹满之"痛而闭者",对胃癌患者伴有腹部胀满、纳食不佳、消化不良等症有一定疗效。

9. 芎归胶艾汤

《金匮要略·妇人妊娠病脉证并治》云:"妇人有漏下者,有半产后因续下血都不绝者,有妊娠下血者,假令妊娠腹中痛,为胞阻,胶艾汤主之。"原用于治妇人胞阻一证,现今可视为补血调血要方。方中当归、川芎、白芍补血调经顺血行,阿胶、艾叶有止血作用,干地黄补血兼止血,甘草与白芍配合缓急治腹痛,故该方可治胃呕血、便血、贫血患者,可改善血虚、出血症状。

经方治疗胃癌的临床实践和探索为《伤寒杂病论》等经典医籍在肿瘤防治领域的深入挖掘与临床推广应用提供了临床证据及指导作用。

第七节 肝 癌

第 34 问 中医对肝癌的诊治有哪些认识?

肝癌可归属于中医"癥积""肝积""黄疸""臌胀""胁痛"等病证范畴。历代有"痞气""肥气""积气"之称。《难经》记载:"脾之积,名曰痞气。在胃脘,腹大如盘,久不愈。令人四肢不及,发黄疸,饮食不为肌肤。"宋代《圣济总录》云:"积气在腹中,久不瘥,牢固推之不移者……按之其状如杯盘牢结,久不已,令人身瘦而腹大,致死不消。"这些描述与肝癌临床表现相似,并提示本病预后较差。

肝癌病位在肝,发病与肝、脾两脏关系最为密切,随着病程的进展影响胆、胃、肾等脏腑功能。肝癌多由于素体亏虚,或久病体弱,或情志怫郁,或饮食不节、嗜酒过度,或感受邪毒,而致正虚邪实,气滞瘀血、痰湿、热毒纠缠日久成积。早期以实证为主,晚期邪侵日深,耗伤正气,气血阴阳受损,则以虚证为主。肝癌的病因病机复杂,本虚为根,因虚而患,因虚致实。病理表现为浊毒内结,气滞血瘀,脉络瘀阻。疾病初期机体气、血、阴、阳之虚,与毒、瘀、痰、滞之实尚可交争,至晚期肝、脾、肾俱损,气血生化乏源,邪毒炽盛,丛生黄疸、鼓胀、血证等变证。故而,肝癌的中医证候多样,临证表现不一。若为情志抑郁,肝气不疏,气机阻滞,不通则痛,常见右胁闷胀刺痛,随情志变化而增减,肝气犯脾则腹胀便溏。气机阻滞进而血行不畅,导致气滞血瘀,日久成积,则见胁肋胀痛刺痛,部位固定,胁下可及积块,按之疼痛。若为饮食不节或不洁损伤脾胃,脾失健运,水谷不能化生为精微,湿浊凝聚成痰,痰阻气滞,络脉瘀阻,痰瘀互结,形成肿块者,见胁下肿块巨大,表面高低不平,胀痛刺痛,部位固定而拒按。因湿热瘀毒蕴结于肝,日久而成癌肿,胆汁外溢则身目俱黄。因邪毒久稽,进而损伤人体正气,脏腑气血亏虚,无力克化癌肿,致病情进一步发展。若痰瘀毒热,耗伤阴液则肝肾阴虚,除胁痛腹胀外,可见形瘦口干、舌红、头晕目眩等症。邪毒日久,耗气伤阴,致气阴两伤,则见胁肋隐痛,神疲倦怠,四肢乏力,低热,口干,自汗盗汗,纳呆,最终因邪气日盛,正气渐竭。

　　肝癌中医药治疗以扶正祛邪相结合的辨证论治为大法。扶正多用健脾、益气、养阴、补血、温阳等,祛邪多用行气、活血、化瘀、化湿、解毒、清热、散结等,临证需处理好扶正与祛邪的关系,详细辨证分型以施治[1]:①肝郁脾虚证患者可见上腹肿块胀闷不适,消瘦乏力,倦怠短气,腹胀纳少,进食后胀甚,口干不喜饮,大便溏数,小便黄短,甚则出现腹水、黄疸、下肢浮肿,舌质胖、舌苔白,脉弦细。治以益气健脾,疏肝软坚,方以逍遥散合四君子汤加减。②肝胆湿热证患者可见头重身困,身目黄染,心烦易怒,发热口渴,口干而苦,胸脘痞闷,胁肋胀痛灼热,腹部胀满,胁下痞块,纳呆呕恶,小便短少黄赤,大便秘结或不爽,舌质红、舌苔黄腻,脉弦数或弦滑。治以清热利湿,凉血解毒,方以茵陈蒿汤加味。③肝热血瘀证患者可见上腹部肿块石硬,胀顶疼痛拒按,或胸胁疼痛拒按,或胸胁炽痛不适,烦热,口干唇燥,大便干结,小便黄或短赤,甚则肌肤甲错,舌质红或暗红,舌苔白厚,脉弦数或弦滑有力。治以清肝凉血,解毒祛瘀,方以龙胆泻肝汤合下瘀血汤加减。④脾虚湿困证患者可见腹大胀满,神疲乏力,身重纳呆,肢重足肿,尿少,口黏不欲饮,时觉恶心,大便溏烂,舌淡,舌边有齿痕,苔厚腻,脉细弦或滑或濡。治以健脾益气,利湿解毒,方以四君子汤合五皮饮加减。⑤肝肾阴虚证患者可见肿胀肢肿,蛙腹青筋,四肢柴瘦,短气喘促,唇红口干,纳呆畏食,烦躁不眠,溺短便数,甚或循衣摸床,上下血溢,舌质红绛、舌光无苔,脉细数无力,或脉如雀啄。治以清热养阴,软坚散结,方以一贯煎加味。除传统中药汤剂,中成药制剂如槐耳颗粒可运用于手术切除后的辅助治疗。榄香烯注射液、华蟾素注射液、康莱特注射液、康艾注射液、鸦胆子油软胶囊、复方斑蝥胶囊等运用于肝癌具有一定疗效。针灸治疗的取穴以肝俞、足三里为主穴,配以阳陵泉、期门、章门、三阴交等。穴位贴敷以章门、期门、肝俞、内关、公孙为主穴,疼痛者配外关、足三里、阳陵泉;腹水配气海、三阴交、阴陵泉等。

本病在不同阶段症状表现不同,需要结合辨病辨证,因时、因地、因人制宜,采取中医综合诊治肝癌的个体化方案。

参考文献

[1] 中华中医药学会肝胆病分会.原发性肝癌中医诊疗指南[J].中西医结合肝病杂志,2024,34(4):385-390.

第35问　中晚期肝癌中西医结合治疗的策略有哪些?

中晚期肝癌的西医治疗手段包括手术、介入治疗、化疗、靶向治疗等。中期Ⅱb~Ⅲa期患者具备手术指征的可考虑手术切除,部分患者可通过肝动脉插管化疗栓塞术(transcatheter arterial chemoembolization, TACE)、TACE 联合消融或放疗等手段诱导、转化治疗,使肿瘤缩小降期以获得手术机会。对于不能手术和 TACE 治疗者可采用索拉非尼等分子靶向治疗、系统化疗及放疗等方式,以提高局部控制率,延长生存期。Ⅲb 期患者以系统治疗为主,对于肝功能 Child-Pugh A 级或较好的 B 级(≤7 分)患者,一线治疗可采用靶向治疗(索拉非尼、仑伐替尼),二线治疗可采用瑞戈非尼、阿帕替尼靶向治疗、化疗[如奥沙利铂+亚叶酸钙+5-氟尿嘧啶(FOLFOX)]、免疫治疗(如纳武利尤单抗、帕博利珠单抗、卡瑞利珠单抗等),也可采用联合治疗(如仑伐替尼联合帕博利珠单抗或纳武利尤单抗等)。对于肝功能 Child-Pugh B 级(>7分)的Ⅲb 期和Ⅳ期患者,推荐最佳支持治疗和姑息治疗。中晚期肝癌的中医药治疗应从整体观出发,根据不同阶段或不同治疗手段进行标本兼治的辨证治疗[1]。

1. TACE

TACE 对于大部分不能手术切除的肝癌及术后复发者已成为目前公认的

首选疗法,但患者易出现"栓塞综合征",表现为不同程度的食欲减退、恶心呕吐等消化道反应,骨髓抑制,发热等,严重影响患者的生活质量。TACE术后消化道反应主要为化疗药物的毒性反应所致,表现为脘腹胀满痛、呕吐痞闷、不思饮食等,中医辨证多属脾胃不和证。治宜健脾和胃,方以香砂六君子汤(木香、砂仁、党参、白术、茯苓、法半夏、陈皮、姜竹茹、炒山楂、炒麦芽、甘草)加减,若辨证属脾胃虚寒证者,治宜温中散寒,补气健脾,方以理中汤(人参、白术、干姜、甘草)加减。TACE的化疗药物引起骨髓抑制而出现白细胞、血小板等下降,属于中医"血虚""虚劳"范畴,中医辨证多属脾肾亏虚,气血不足。治宜健脾益肾,补气养血,方以脾肾方(人参、黄芪、白术、茯苓、女贞子、墨旱莲、枸杞子、菟丝子、淫羊藿、灵芝、鸡血藤、甘草)加减。TACE术后发热符合中医对化疗药物属"药毒"的论述,中医辨证多属肝脾不和,郁热内生。治宜疏肝清热,健脾和营,方以丹栀逍遥散(牡丹皮、栀子、白芍、茯苓、当归、柴胡、黄芩、金银花、青蒿、白术、甘草)加减。若辨证属湿热蕴结证者,治宜清热解毒,利湿化浊,方以甘露消毒饮(滑石、黄芩、茵陈、石菖蒲、川贝母、木通、藿香、连翘、白蔻仁、薄荷、射干)加减。

2. 靶向治疗

肝癌靶向药主要副作用包括肝功能异常、皮疹、腹泻等,影响患者对治疗的依从性。伴发肝功能异常者临床多表现为食欲减退、厌食油腻、恶心、乏力、易倦等,多属脾虚肝旺证。治以健脾平肝,方以柴芍六君子汤(柴胡、白芍、党参、白术、茯苓、法半夏、甘草)加减。药物相关性皮疹多属风热血燥证,治以清热凉血、养血润燥法,方以四物消风散(防风、蝉蜕、苦参、黄芩、野菊花、牡丹皮、生地黄、当归)加减,若辨证属湿热蕴肤证者,治以清热渗湿解毒,方以萆薢渗湿汤(萆薢、薏苡仁、赤茯苓、黄柏、牡丹皮、泽泻、滑石、通草)加减。靶向药相关性腹泻,临床辨证多属脾虚湿盛证,治以渗湿止泻,健脾益气,方以参苓白术散(白扁豆、白术、茯苓、甘草、桔梗、莲子、人参、砂仁、山药、薏苡仁)加减,若辨证属肝郁脾虚证者,治以疏肝行气,健脾止泻,方以痛泻要方(陈皮、白术、白芍、防风、香附、柴胡、茯苓、甘草)加减。

中医药治疗时应该根据肿瘤的不同治疗方法采用相应的治疗原则,减轻西医治疗的不良反应,提高患者的耐受力,中西医结合治疗达到稳定瘤灶、带瘤生存的目的[2]。

参考文献

[1] 蒋益兰,潘敏求,黄钢.原发性肝癌中西医结合诊疗专家共识[J].中医药导报,
2021,27(9):101-107.

[2] 肖志伟,陈汉锐,林丽珠.林丽珠论肝癌的分阶段治疗策略[J].中华中医药杂志,
2019,34(6):2526-2528.

第36问 中医药如何应对晚期肝癌并发症?

晚期肝癌患者往往面临严重的并发症,包括黄疸、消化道出血、癌性发热、肝性脑病、癌性腹水、癌性疼痛等,这些并发症的出现不仅影响患者的生活质量,还可能导致死亡,中医药治疗具有改善晚期肝癌并发症、改善生活质量等特点[1],具体辨证施治如下。

1. 黄疸

黄疸为肝胆疏泄失常,胆汁不循常道,渗入血液,溢于肌肤,而出现以目黄、身黄、尿黄为主症的一种病症,治疗以利湿退黄、健脾疏肝、调畅气机为主。阳黄热重于湿者可见白睛发黄,迅速至全身发黄,色泽鲜明,壮热口渴,恶心呕吐,纳呆,小便黄赤,大便秘结,胸胁胀痛拒按,舌红苔黄腻,脉弦数,治以清热利湿通腑,方以茵陈蒿汤加味;湿重于热者可见身目发黄,身热不扬,头重身困,乏力,胸脘痞闷,纳呆呕恶,厌食油腻,口黏不渴,小便不利,舌苔厚腻,脉濡缓,治以利湿化浊,方以茵陈五苓散加减。阴黄可见身目俱黄,黄色晦暗如烟熏,痞满食少,神疲畏寒,腹胀便溏,舌淡苔白腻,脉濡缓,治以温中化湿,健脾和胃,方以茵陈术附汤加减;虚黄可见黄疸发时发热寒战,身目发黄,恶心呕吐,食欲不振,肢体倦怠,心悸气短,头晕,胁下痞块,大便溏,舌淡苔薄,脉细,治以益气健脾,升阳泄浊,方以升阳除湿汤合当归补血汤加减。

2. 消化道出血

消化道出血是晚期肝癌患者最常见的急重症之一,多因门静脉高压导致,临床表现为吐血、便血,必要时行外科手术或介入止血。肝癌病血证多由于肝热迫血妄行或脾虚脾不统血所致。肝热迫血妄行可见出血色红或紫暗,口干胁痛,心烦易怒,舌红绛,脉弦数。治以泻肝清胃,凉血止血,方以犀角地黄汤

加减。脾不统血可见出血缠绵,血色暗淡,神疲乏力,心悸气短,面色苍白,舌淡,脉细弱。治以健脾养心,益气摄血,方以归脾汤加减。

3. 癌性发热

肝癌患者癌性发热的发生与癌肿坏死、前列腺素、癌肿产生的致热物质等有关,西医采用吲哚美辛之类对症处理,但副作用大,不宜长期服用,中医辨证治疗疗效确切。气虚发热为劳累后发热加重,头晕乏力,气短懒言,自汗,食少便溏,舌淡苔薄白,脉细。治以益气健脾,甘温除热,方以补中益气汤加减。阴虚发热为午后或夜间发热,手足心热,心烦盗汗,口干咽燥,大便干结,舌干红裂纹,少苔,脉细数。治以滋阴清热,方以清骨散加减。邪留少阳发热为往来寒热,胸胁痞满,纳少呕恶,舌苔白腻或黄腻,脉弦。治以和解少阳,方以小柴胡汤加减。

4. 肝性脑病

肝性脑病是由急、慢性肝功能严重障碍或各种门静脉-体循环分流异常所致,以代谢紊乱为基础,轻重程度不同的神经精神异常综合征。神昏多见于晚期肝癌合并肝性脑病者,多症见精神恍惚、心神不宁,或表情淡漠,言语呆滞,或烦躁易怒。此与痰浊内闭、肝火扰心、阴虚风动、热陷心包等多种病机相关。在临证中常用涤痰汤、安宫牛黄丸、犀角地黄汤、黄连解毒汤等灌胃,或大承气汤肛滴,对降低血氨、改善肝性脑病起到积极作用。

5. 癌性腹水

腹水的产生是肝癌患者最常见的并发症,脾虚湿困为其主要病机,健脾利水为主要治疗原则,以四君子汤合五苓散作为基础方随症加减。若气滞者加柴胡疏肝散疏肝理气;寒湿者加实脾饮温中行气;湿热内蕴者加茵陈蒿汤清热利湿;血瘀者加调营饮活血化瘀;脾肾阳虚者加附子理中汤温补脾肾;肝肾阴虚者加一贯煎滋养肝肾。腹水患者还可采用针刺或艾灸治疗,主穴可取章门、期门、肝俞、内关、公孙,配穴可取气海、三阴交、阴陵泉等,针刺平补平泻,得气后提插捻转,留针 15~20 分钟,10~15 天为 1 个疗程,休息 3~5 天再开始另一疗程。甘遂散(甘遂、麝香按 1∶3 的质量比例制散)中药外敷具有泻水逐饮、消肿散结功效,益气化瘀、逐水通络的药物调敷贴肚脐,可促进体内异常积聚的腹水分散,达到减轻或消除腹水的目的。此外,皮硝大黄粉、实脾消水散、加味十枣膏等外敷治疗消除癌性腹水、改善患者生活质量方面具有一定的疗效,且安全性好。

6. 癌性疼痛

肝癌患者癌性疼痛多表现为持续性胀痛,阵发性刺痛,夜间加重。中医药治疗肝癌癌性疼痛,通过扶正祛邪、调和气血的治疗缓解疼痛,治疗分为内服和外治两方面。内服以疏肝、活血、散结为主。针对肿瘤的治疗以活血化瘀、行气散结为主,方以膈下逐瘀汤加减。可予针刺、艾灸疗法、耳穴疗法等,达到疏通经络、调和阴阳、扶正祛邪的目的。针刺止痛主穴取章门、期门、肝俞、内关、公孙,配穴取外关、足三里、支沟、阳陵泉。可留针 20~30 分钟,每隔 5~10 分钟行针 1 次,10~15 天为 1 个疗程,休息 3~5 天再开始另一疗程。止痛同时可减少西医镇痛药带来的恶心、呕吐、便秘等不良反应。艾灸疗法通过烧灼、熏熨和贴敷腧穴或患处,改善肝癌患者胁痛等症状。耳穴疗法具有较好的镇静止痛、调节神经、疏经通络等功效,取穴为双侧神门、交感、皮质下、肝、胆、大肠、小肠等。中药外用贴剂常用蟾酥膏(蟾酥、生川乌、重楼、红花、莪术、冰片等)、癌痛消外用贴(蟾酥、生川乌、生草乌、制马钱子、延胡索、丁香、乳香、没药、细辛、生半夏、雄黄等)、消癌止痛贴(乳香、没药、马钱子、延胡索、麝香等)、痛块灵膏(延胡索、血竭、台乌、冰片、丹参、重楼、土鳖虫等)以散结止痛。

对于晚期肝癌合并并发症的患者体力状况较差,无法耐受西医治疗,以中医药为主的综合治疗方案在减轻病痛、缓解症状、提高生存质量和延长生存期方面显示了疗效与优势。

参考文献

[1] 蒋益兰,潘敏求,黄钢. 原发性肝癌中西医结合诊疗专家共识[J]. 中医药导报, 2021,27(9):101-107.

第 37 问 肝癌术后患者如何应用中医药治疗与调护?

手术治疗是目前公认的早期肝癌首选治疗方式,原发性肝癌外科切除术后 5 年复发率为 40%~70%,以肝内复发为主。术后复发转移成为制约肝癌预后的重要因素,中医药治疗具有多靶点、多途径、增强免疫的优势,能够改善症状,改善免疫微环境延缓肝癌患者的复发和转移[1]。

根据肝癌术后患者的辨病、辨证特点,早期肝癌围手术期和术后稳定期的治疗策略如下[2]:①围手术期,患者由于先天不足,或因病致虚,或因手术失血,常表现为神疲乏力,少气懒言,头晕目眩,唇甲色淡等。中医药辨证以脾气亏虚和气血两虚为主,若辨证属脾气亏虚者,治宜补中益气,健脾益胃,方以补中益气汤(黄芪、白术、陈皮、升麻、柴胡、当归、生姜、大枣)加减。若辨证属气血两虚者,治宜气血双补,方以八珍汤(人参、白术、茯苓、当归、三七、白芍、熟地黄、甘草)加减。②术后稳定期,患者常表现为胁肋胀痛,痛无定处,脘腹胀满,短气乏力,胸闷,善太息等。中医辨证以肝气郁结和肝郁脾虚为主,肝气郁结者治宜疏肝解郁、理气和胃,方以柴胡疏肝散(柴胡、陈皮、白芍、枳壳、香附、川芎、甘草)加减;肝郁脾虚者治宜疏肝健脾、理气散结,方以逍遥散(柴胡、当归、白芍、茯苓、白术、甘草)加减。在辨证基础上,常用半枝莲、土鳖虫、白花蛇舌草等清热解毒、化瘀散结进行辨病用药,以清除余毒。

据文献报道,中成药槐耳颗粒、金龙胶囊、华蟾素胶囊具有降低肝癌患者外科切除术后的复发率,延长患者生存期的作用。一项随机对照研究[3]纳入1 044 例肝癌根治术后患者,槐耳组与对照组的平均无复发生存时间、无复发生存率、总生存率、肝外复发转移率分别为 75.5 周 vs. 68.5 周(HR = 0.67)、62.39% vs. 49.05%($P=0.000\ 1$)、95.19% vs. 91.46%($P=0.020\ 7$)、8.60% vs. 13.61%($P=0.001\ 8$),为中药预防早期肝癌术后复发提供了高级别循证依据。金龙胶囊能明显升高肝癌切除术后患者 $CD4^+/CD8^+T$ 细胞和 NK 细胞水平,减轻手术对患者细胞免疫功能的影响,有利于患者术后免疫功能的及时恢复,药效学研究表明其能够抑制肝癌细胞 MHCC97-H 的黏附、运动、侵袭能力,从而阻碍肝癌肿瘤细胞的转移。华蟾素辅助治疗具有降低肝功能指标[丙氨酸转氨酶(ALT)、天冬氨酸转氨酶(AST)、γ-谷氨酰转移酶(GGT)]、AFP 水平,有效保护肝细胞,提高免疫功能,降低蔡尔德-皮尤(Child-Pugh)分级,改善患者生活质量。

除了中医药防复发转移的治疗,慢性乙型肝炎和慢性丙型肝炎患者应接受规范的抗病毒治疗,定期病情监测、复查、随访,早期发现复发、转移,这些预防措施可改善预后。术后 1 个月复查,之后每 2~3 个月复查 1 次,2 年后不超过 6 个月复查1 次,监测方法包括 B 超和血清肿瘤标志物,必要时行肝脏增强 CT 或增强 MRI 检查。可酌情进行肺部 CT 平扫、骨骼发射计算机体层成像(ECT)扫描、头颅

MRI 或 CT 检查,必要时行全身 PET-CT 扫描,以排除肝外转移的可能。

心理疏导也是肝癌术后患者调护的措施之一,术后患者可能会感到抑郁、紧张或焦虑,对肝癌的治疗和康复影响很大,医护人员和患者家属应针对患者的各种不良情绪进行沟通交流,也可用中医情志疏导疗法,包括"静志安神法""怡悦开怀法""转移注意法""导引行气法""集体互助情志疏导疗法""五行音乐疏导疗法"等。肝癌术后康复中,可根据情况鼓励患者适当运动,以有氧运动为主,亦可采取气功、导引、太极拳等方法调动内在的康复功能,增加机体免疫力,帮助患者保持乐观情绪,树立战胜疾病的信心。

参考文献

[1] 蒋益兰,潘敏求,黄钢.原发性肝癌中西医结合诊疗专家共识[J].中医药导报, 2021,27(9):101-107.

[2] 肖志伟,陈汉锐,林丽珠.林丽珠论肝癌的分阶段治疗策略[J].中华中医药杂志, 2019,34(6):2526-2528.

[3] Chen Q, Shu C, Laurence A D, et al. Effect of Huaier granule on recurrence after curative resection of HCC: a multicentre, randomised clinical trial[J]. Gut, 2018, 67(11): 2006-2016.

第 38 问 "见肝之病,知肝传脾,当先实脾",对肝癌的诊治有何指导意义?

《难经》记载:"所谓治未病者,见肝之病,则知肝当传之与脾,故先实其脾气,无令得受肝之邪,故曰治未病焉。"张仲景在《金匮要略》中也提出"见肝之病,知肝传脾,当先实脾"这一学术观点。肝脾之间以气机相调、营血互养,生理上肝脾共荣,病理上病变易于相互传变累及[1]。"见肝之病,知肝传脾,当先实脾"这一观点是中医整体观的体现,亦是未病先防、已病防变的体现,在肝癌防治中的指导意义可从以下两方面论述。

1. 未病先防,肝癌的预防需要脾胃健运,气血生化有源

李东垣指出"内伤脾胃,百病由生",强调了脾脏为后天之本,若脾土虚,肝病传脾,将进一步加重肝病的进展。肝炎是肝癌的重要病因之一,肝硬化是肝

癌进展前期的病变,稳定、延缓肝硬化疾病的发生发展,有助于避免肝癌的不良预后。肝炎、肝硬化患者可见乏力、纳差、腹胀、消瘦等脾虚症状,益气健脾、疏肝理气为重要的防治方法。实验研究表明[2]逍遥散可能通过抑制胶原纤维蛋白的合成和分泌,清除自由基,减少脂质过氧化,促进肝细胞再生,加快肝细胞修复起到抗肝纤维化的作用。方中茯苓、白术、当归健脾养血,柴胡、白芍疏肝理气,作为治疗肝炎、肝硬化等肝系疾病的基础之法,对于预防肝癌的形成有重要意义。

2. 既病防变,治肝求效,当先实脾

肝癌病位在肝,但涉及脾、肾两脏,临床常见最先侵袭脾胃,故治肝求效,当先实脾,脾胃健旺,则病邪易除。肝癌初起,患者表现为乏力、食后腹胀等脾胃气虚不化之证,可用鸡内金、焦三仙(焦麦芽、焦山楂、焦神曲)等消食开胃,以顾护脾胃;若脾气耗损,表现为乏力倦怠、纳差、便溏等,则宜用黄芪、白术、茯苓、党参、太子参等药味甘平者,以健脾益气;脾虚水湿失于运化,易滞壅化热,因而常见便溏腹胀、困重疲乏、舌苔厚腻等,在治疗上须辨湿热,给予淡渗利湿或健脾燥湿之剂;若出现黄疸等变证须清热利湿,通利祛邪。临床治疗肝癌多以健脾益气为主,兼以疏肝理气,软坚散结,得到控制而能带瘤长期生存,此即"四季脾旺不受邪"原则在治疗肝癌中的运用。

"见肝之病,知肝传脾"是指导肝癌防治的重要理论,蕴含着肝脾两脏复杂的生克制化关系,只有灵活运用,才能进一步提高防治肝癌的临床疗效。

参考文献

[1] 陈启亮,唐东昕,龙奉玺."见肝之病,知肝传脾"在肝癌防治中的运用[J].中医学报,2016,31(12):1833-1835.

[2] 陈曦,牟璐璐,陈丹丹,等.逍遥散对肝纤维化大鼠模型抗纤维化作用及其机制研究[J].中药新药与临床药理,2014,25(3):241-244.

第八节 胰腺癌

第39问 中医对胰腺癌的病因病机有何认识?

现代研究认为胰腺癌的发病原因涉及多种因素,主要有基因突变等遗传因素、吸烟等环境因素，以及急、慢性胰腺炎等疾病因素。此外，高脂肪、高胆固醇饮食及年龄等因素也与胰腺癌的发生有关。胰腺癌的病位在解剖学的胰腺，对应中医的病位应属于"脾"，李东垣曰："脾长一尺，掩太仓。"这里"脾"的长度与现代解剖学胰腺长度相一致。王清任"脾中有一管，体象玲珑"关于"脾"的描述也与现代胰腺相契合。《医纲总枢》有更确切的描述："形如犬舌，状如鸡冠，生于胃下，横贴胃底，与第一腰骨相齐……中有一管，斜入肠，名曰珑管。"极似现代解剖学胰腺的定位描述。

中医典籍中关于胰腺癌的病名往往依据其腹痛、黄疸、消瘦、消化不良及腹部包块等临床表现，而将其归类于"腹痛""黄疸""癥瘕""积聚"等范畴。对其病因病机的认识不少中医文献中均有所记载，《灵枢·五变》曰："善病肠中积聚者……皮肤薄而不泽，肉不坚而淖泽，如此则肠胃恶，恶则邪气留止，积聚乃伤。"认为湿热毒邪侵犯人体，脾胃运化失调，气血生成受限，不能充养皮肤、肌肉，正虚不能祛邪外出，邪气停留于胃肠，形成积聚。《中藏经·积聚癥瘕杂虫论》曰："五脏六腑真气失，而邪气并遂乃生焉……内外相感，真邪相犯，气血熏抟，交合而成也。"认为体虚邪气久积、气血津液运输失常、气机瘀阻是积聚发生的重要病机。《外科正宗》曰："忧郁伤肝，思虑伤脾，积想在心，所愿不得志者，致经络痞涩，聚结成核。"认为积聚的发病与情志相关，忧思伤脾或气郁伤肝导致肝失疏泄，传化失司，导致气血经络不畅，久积而病。《金匮要略·黄疸病脉证并治》曰："病黄疸，发热烦喘……两热所得。然黄家所得，从湿得之。"指出湿热之邪是黄疸发病的重要因素，湿热互结、阻滞中焦、升降失常、胆汁外溢肌肤，发为黄疸。汉代张从正《儒门事亲》曰："盖五积者……皆抑郁不伸而受其邪也。"强调情志因素在积聚发病过程中的重要性。隋代巢元方《诸病源候论》曰："积聚者，由阴阳不和，脏腑虚弱，受于风邪，搏于腑脏之气所为也。"认为积聚是因为人体本身阴阳不平衡，脏腑功能虚弱，感受外来邪气，搏结于脏腑所致。唐代孙思邈《备急千金要方》曰："夫众病积聚，皆起于虚，虚生百病。"认为积聚是因体虚所致，卫气虚不足以抵抗外邪、脾胃虚不足以运化水谷，导致邪气客于中焦。明代张景岳《景岳全书》曰："积聚之病，凡饮食、血气、风寒之属，皆能致之。"认为饮食不节、过食生冷、气血不足、运行不畅等内因，以及外感六淫之邪均能导致积聚的发生[1]。

现代医家对胰腺癌的病因病机也各有论述。刘嘉湘认为胰腺癌的发生与气血阴阳的逐渐损耗、肝肾亏虚、脾肾功能减弱有关,癌肿一旦形成,会进一步耗损正气,导致正邪之间的斗争失衡,日久产生气滞、血瘀、热毒、痰湿等病理产物[2]。何任认为胰腺癌总属本虚标实之病证,其基本病机为在机体气阴两虚基础上,六淫邪毒久袭,或七情怫郁,或饮食失节,或久患宿疾,或年老体衰,或先天禀赋异常,致机体脏腑阴阳气血失调,气阴两虚,气滞湿聚,痰凝血瘀,癌毒弥漫,最终形成肿块,产生各种变证[3]。郁仁存认为胰腺癌的发生多因患者饮食不节、情志不调、寒温失常,久之脾胃气阴两虚,气血痰湿互阻,湿热邪毒内攻而成积成块,病位与肝、脾胃有关。胰腺癌的产生由内因或外因,或内外因共同作用损伤脾、胆,致脾胃虚弱,胆失疏泄,湿、热、毒邪互结,而发为本病[4]。刘鲁明认为由于湿热邪毒外侵或脾胃失运,湿热内生,化热成毒,日久积聚不散,阻滞气机成瘤,认为"湿、热、毒"邪气是胰腺癌发生发展的关键,"湿热毒聚"是对其病机的高度概括[5]。马科认为胰腺癌多由于积毒引发癌肿损胰;湿热凝聚,化为肿块阻胰[6]。

综上所述,现代医家普遍认为胰腺癌发病与情志、饮食关系密切相关,多因外感湿热之邪、七情郁结或饮食不节等因素,导致肝脾受损、脏腑失和,久而积之,湿热互结、瘀毒内蕴,最终癌毒弥漫,凝结成肿块。胰腺癌正虚邪实是发病的基础,为全身属虚、局部属实的本虚标实之证,病位在脾,与胃、肝、胆、肾相关。

参考文献

[1] 陈钧泽,齐元富.中医药治疗胰腺癌应用研究进展[J].山东中医杂志,2021,40(3):315-318.

[2] 孙润菲,孙明瑜.国医大师刘嘉湘治疗胰腺癌学术经验[J].辽宁中医杂志,2020,47(4):33-36.

[3] 徐光星,何若苹.国医大师何任学术思想浅析——基于不同主症的胰腺癌辨治经验[J].浙江中医药大学学报,2019,43(10):1019-1023,1029.

[4] 李娜,富琦,张青.郁仁存治疗胰腺癌经验[J].中医杂志,2015,56(20):1725-1727.

[5] 徐燕立,刘鲁明,陈颢,等.刘鲁明教授治疗胰腺癌的学术思想和经验特色[J].中华中医药学刊,2012,30(12):2628-2630.

[6] 夏淑敏,马科,林莹,等.马科运用扶正祛邪法治疗胰腺癌经验[J].湖南中医杂志,2019,35(12):26-27.

第 40 问　中医辨治胰腺癌有何特色？

中医对胰腺癌的治疗主要是分阶段辨治。在胰腺癌的早期阶段，以实证为主，主要表现为中焦气滞、运化失司、生湿化火及湿热蕴结等病理特征。这是由于癌瘤的生长阻塞了经络气血的运行，导致气机不畅，脾胃升降失常，脾胃为后天之本，运化水谷精微，脾胃功能失调则运化失司，进一步影响全身的脏腑功能所致。湿邪滋生，日久化热，形成湿热蕴结，阻碍气血运行，导致脏腑功能失常。随着病程的发展，到了后期阶段，虚实夹杂，虚证主要表现为脾气虚弱和气血亏虚，脾气虚弱会导致运化无力，气血生化无源，从而出现气短乏力、食欲不振、腹胀便溏等症状；气血亏虚则见面色苍白、头晕心悸、四肢乏力等症状。同时实证症状更加明显，湿浊内蕴出现脘腹胀满、恶心呕吐、大便溏泄等症状；痰瘀互结则引起疼痛固定、面色晦暗、肌肤甲错等症状。中医治疗手段需遵循这一病机，早期以化湿、清热、理气为主，后期兼顾扶正与攻邪[1]。

不同医家长期临床实践积累的丰富经验为胰腺癌的治疗提供了指导作用。花宝金认为胰腺癌以正气亏虚为本，气滞、血瘀、痰结为标，在治疗过程中以扶正培本贯穿始终，在临床用药中重用黄芪，以补中益气[2]。刘嘉湘提出"扶正治癌"的理念，认为胰腺癌发生发展的根源是脾虚肝郁，治疗以健脾理气为主，方选柴芍六君子汤，随症加减，临床收效显著[3]。何任认为"气阴两虚"为胰腺癌的基本病机，"益气养阴，祛湿化痰，活血解毒，软坚散结"为基本治法，创立了三参二苓汤作为基本用方，并根据不同主症，随症调整，灵活用药，临床疗效显著[4]。李佩文认为胰腺癌的核心病机是脾虚湿热内蕴，而"健脾益气、清热化湿"为主要治则，方选香砂六君子汤化裁，同时善用药对，辨证论治，随症加减，在临床实践中取得了良好的效果[5]。临床辨证分型论治具体如下。

1. 脾虚痰湿证

多表现为面色萎黄、食欲不振、腹胀便溏、肢体困重等，舌苔黄腻，脉濡滑。治疗上以健脾化湿为主，常选用党参、白术、茯苓等健脾益气之品，配合薏苡仁、泽泻等利水渗湿之药物。

2. 湿热蕴结证

多表现为发热、口苦、口干欲饮等，可伴胁痛、心烦易怒、小便黄等，舌红苔黄,脉滑数。治疗应以清热利湿为主,常用药物包括黄连、黄芩等具有清热解毒作用的中药,以及大黄、栀子等泻火药物。

3. 阴虚内热证

多表现为口干舌燥、潮热盗汗、五心烦热、大便干结、小便短赤等,可能伴有消瘦、纳差、乏力等表现,舌红色或绛色,舌苔少或无苔,脉细数。治疗应滋阴降火,可选用知母、地骨皮等药物。

4. 正虚邪恋证

多表现为乏力、消瘦、食欲不振、面色苍白、腹部肿块、疼痛、黄疸、便秘或腹泻等,舌质淡或有瘀点,脉象细弱或弦滑。治疗应兼顾扶正和祛邪,在益气健脾、养阴生津的同时运用清热利湿、活血化瘀、解毒散结的药物[6-7]。

参考文献

[1] 姜晓晨,刘福栋,庞博,等.朴炳奎辨病分期论治胰腺癌经验[J].中华中医药杂志,2022,37(6):3231-3234.

[2] 李要远,刘瑞,刘睿翀,等.花宝金治疗胰腺癌经验浅析[J].北京中医药,2020,39(8):791-794.

[3] 孙润菲,孙明瑜.国医大师刘嘉湘治疗胰腺癌学术经验[J].辽宁中医杂志,2020,47(4):33-36.

[4] 徐光星,何若苹.国医大师何任学术思想浅析——基于不同主症的胰腺癌辨治经验[J].浙江中医药大学学报,2019,43(10):1019-1023,1029.

[5] 管斌斌,郭小舟,李佩文.李佩文从脾论治胰腺癌经验撷英[J].中医肿瘤学杂志,2023,5(4):29-32.

[6] 魏小曼,李柳,王俊壹,等.癌毒病机理论辨治胰腺癌探讨[J].中华中医药杂志,2022,37(4):2062-2065.

[7] 花永强,刘鲁明,陈震,等.胰腺癌中医证治理论体系的现代认识[J].中国中西医结合杂志,2019,39(1):107-110.

第41问 胰腺癌伴黄疸者中西医如何处置?

胰腺癌发展至后期癌肿压迫、浸润周围组织而易出现黄疸,预示着病情加重,以胰头癌最为常见。中医经典医籍对黄疸有相关论述,如《灵枢·论疾诊尺》中提到"身痛而色微黄,……黄疸也",《金匮要略》则指出黄疸是由湿热相合,阻于中焦,导致肝胆疏泄失司,胆汁瘀滞不行,泛溢肌肤所致。历代中医认为黄疸发病以外感湿热疫毒、内伤饮食劳倦及病后续发为主要病因,大多认为湿邪是黄疸发病的关键因素。湿邪既可以从外感受,亦可自内而生,如外感湿热疫毒,为湿从外受;饮食劳倦或病后瘀阻湿滞,属湿自内生。湿邪壅遏脾胃,阻塞肝胆,致使肝失疏泄,胆汁外溢肌肤,即发为黄疸。胰胆气血壅滞,邪盛而犯脾,脾气运化失常而湿邪内生,蔓延全身,进一步阻遏肝胆气血及胆汁的疏泄,胆汁疏泄失常而外溢,气血郁结血脉而生热,瘀热互结,发为黄疸[1]。

对于胰腺癌并发黄疸的患者须明确是阴黄还是阳黄分别论治。

1. 阳黄

湿热交蒸,瘀热互结,发为阳黄。疾病早期,癌瘤初成,或因感受湿热之邪,或因患者体质偏阳盛,体内湿邪壅滞,气血不通,癌瘤湿毒蕴结体内,与气血相搏结,化而为热,发为阳黄。阳黄患者临床上多出现身目俱黄,黄色鲜明,口干口苦,心烦,胁痛,腹胀,大便秘结,舌红,苔黄腻或厚,脉弦或滑等湿热之象。总体来说,体内正气充足,邪气亦盛,治疗上应清热化湿,凉血祛瘀,以祛邪为主,避免邪气进一步侵犯人体,导致疾病进展。以清热化湿、凉血祛瘀为法,可用茵陈蒿汤合甘露消毒丹以清热祛湿退黄,并辅以生地黄、牡丹皮、赤芍、莪术等清热凉血之品,起凉血活血之效。

2. 阴黄

肝脾受损,中阳虚衰,发为阴黄。因癌瘤日久,湿毒之邪侵犯人体致正气耗损;或因黄疸失治,抗肿瘤治疗等手段损伤机体正气,肝脾受损,中阳不振,脾虚失运;或因患者体质偏寒,肝脾受损,中阳虚衰,发为阴黄。阴黄临床上多出现身目俱黄,黄色晦暗不泽,或如烟熏,或肌肤淡黄,脘腹痞胀,纳谷减少,大便不实,神疲畏寒,口淡不渴,舌淡、苔白或腻,脉沉细或濡等寒湿瘀滞之象。此时,邪气渐盛,从表入里,正气日渐衰弱,治疗上应温阳健脾,养血活血,以扶正为主,以温阳健脾、养血活血为法。可予茵陈五苓散或下瘀血方,辅以白芍、当归、益母草、泽兰、红花、郁金、香附等养血活血之品,起新血生而瘀血自去之效[2]。

胰腺癌导致的梗阻性黄疸是一种严重的病症,通常由于肿瘤阻塞或压迫胆道系统导致,西医药物或介入等治疗手段的参与可以缓解症状、改善生活质量并尽可能延长生存期。目前,常用的西医治疗方法以下几种:①内镜下逆行胰胆管造影术(endoscopic retrograde cholangiopancreatography,ERCP),是一种常用的治疗方法,通过在内镜引导下放置胆道支架来解除胆道梗阻,从而缓解黄疸,可缩短住院时间、提高黄疸缓解率、降低严重并发症发生率。②经皮经肝胆管穿刺引流术(percutaneous transhepatic cholangial drainage,PTCD),是另一种常用的治疗方法,通过皮肤直接穿刺肝脏进入胆管系统,放置引流管以解除胆道梗阻,通常适用于无法进行 ERCP 的患者。③胆道支架联合高强度超声聚焦刀(high intensity focused ultrasound,HIFU)治疗,是一种较新的治疗方法,通过胆道支架联合 HIFU 治疗胰腺癌导致的梗阻性黄疸,可以显著延长胆道支架通畅的时间及生存期。④碘-125 放射性粒子植入术:这种方法通过在胆道支架置入术后,将放射性粒子植入肿瘤组织中,以抑制肿瘤生长并缓解黄疸,这种方法可以显著改善患者的生存期和生活质量。

总结来说,胰腺癌导致的梗阻性黄疸的中西医治疗方法多样,选择合适的治疗方案需要根据患者的具体情况和病情严重程度来决定。

参考文献

[1] 何军明,黄有星,仇成江,等.中医理念在梗阻性黄疸治疗中的应用[J].辽宁中医药大学学报,2011,13(1):85-86.

[2] 吴孝雄,吴申,陈挺松.黄疸的中医辨治思路[J].中外医学研究,2018,16(3):176-178.

第 42 问　中医对胰腺癌"炎癌转化"有何认识和探讨?

胰腺癌的炎癌转化是一个极其复杂的过程,涉及多种生物机制和信号通路。慢性胰腺炎是胰腺癌的重要危险因素之一,长期的炎症反应会导致关键的促癌和抑癌基因突变,从而促使胰腺细胞增殖不受控制,导致腺泡导管化生,多有向胰腺癌转化的趋势,高度重视慢性胰腺炎"炎癌转化"并进行干预具有重要意义。近年来,一些学者对胰腺癌"炎癌转化"开展了以下几个方面的探讨。

1. 病因病机

中医认为慢性胰腺炎"炎癌转化"过程涉及多种病理因素的相互作用,其中正气亏虚是内在因素,而邪实是重要条件。一方面是由于素体正气亏虚,脾胃虚弱,中焦腑气停滞不通,运化失司,水谷不化;另一方面外邪侵袭、情志失调、饮食损伤等因素加速了这一转化过程,最终导致气血阴阳失调,湿热、痰浊、瘀血等病理产物积聚,形成肿瘤。

2. 病机演变

中医将慢性胰腺炎"炎癌转化"概括为阴阳失衡、气运失调、湿热瘀痰浊内生而滞,胶结不解,因滞而虚,虚实夹杂,终致癌毒内生。病机的演变反映出体内多种稳态的失衡,是促进"炎癌转化"的重要条件。

3. 治疗策略

历代医家一般从脾虚论治慢性胰腺炎,将其分为肠胃实热证、肝胆湿热证、脾虚食积证和瘀血阻滞证等,发病根本病因不外乎各种病因损伤脾胃,导致脾胃虚弱、运化失常、养生失摄而产生湿热、血瘀等证候。治疗策略包括扶正通络、理气通络、化痰通络、逐瘀通络、解毒通络和解郁通络等方法。这些方法旨在通过调节气机升降、消解癌毒来控制疾病的进展[1]。

在中医基础理论方面,后世医家亦整理归纳了对于胰腺炎"炎癌转化"的认识。基于李东垣的阴火理论,认为阴火主要是指脾胃气虚所致的气郁郁火及湿热之邪,是慢性胰腺炎"炎癌转化"的关键。李东垣认为阴火产生的源头是脾胃气虚(衰),脾胃气虚则水谷精微运化无力,可酿生湿邪,湿性趋下,流于下焦,气机闭塞不通,郁而化热,郁火湿热内生,故脾胃气虚者常向气郁化火、湿热内蕴证转化。同时,脾胃气虚易生湿邪,郁遏气机,清阳不升,护卫能力下降,故机体易感受外邪而生寒热证。脾气虚则阴火生,阳气郁而不得宣发,酿生湿热,阻遏气机,血行不畅可致瘀血内停,故郁、湿、热、瘀诸邪胶着而化生癌毒,最终导致癥瘕积聚形成。基于阴火理论,中医药干预慢性胰腺炎"炎癌转化",须紧扣阴火产生的关键病机,健脾益气、因势利导、攻伐有道,方可取得临床效益的最大化[2]。络病学理论体系从《黄帝内经》首次论述络脉及络病,到现代医家的深入研究,形成了基于络病学对肿瘤的认知。络病理论认为胰络是胰腺癌"炎癌转化"关键病位,伏阳是其关键病机。络脉分为阴络与阳络,循行于皮肤和体表黏膜者为阳络,循行于体内并布散于脏腑区域者为阴络,经脉循行于二者之间,故外邪循阳络—经脉—阴络由浅入深发展演变。伏阳即阳气伏于患处,胰腺癌的发病即阳气伏遏于胰络,其成因有二:一为络气郁滞、络脉瘀阻,使阳气郁闭;二为阳虚气化不足,络气虚滞,局部化热,郁为伏阳。伏阳郁久则生癌毒,类似于热与火,火为热之极,癌毒亦可视为具有峻烈侵袭性之伏阳,及早解除阳郁则可延缓癌毒内生蓄积。故伏阳内郁而阳成其用,为"炎癌转化"之关键。基于络病理论,胰腺癌"炎癌转化"是"气病—血病—毒生"的三阶段病理变化,治疗胰腺癌"炎癌转化"的方法多样,包括扶正通络、理气通络、化痰通络、逐瘀通络、解毒通络和解郁通络等[3]。

综上所述,中医对胰腺癌"炎癌转化"的认识涉及病因病机的多因素影响、病机演变的复杂过程及多样化的治疗策略。以上这些理论和实践为中西医结合治疗提供了新的思路与方法。

参考文献

[1] 韦天夫,周琪,胡凤林,等.慢性胰腺炎炎癌转化中医理论浅析[J].时珍国医国药,2020,31(5):1192-1194.

[2] 陈萌,凌江红,魏珏,等.基于阴火理论探讨慢性胰腺炎"炎-癌转化"与防治策略[J].上海中医药杂志,2023,57(6):12-15.

[3] 李越,吕红艳,梁天宇,等.基于络病理论探讨胰腺癌炎癌转化的防治[J].现代中医临床,2024,31(2):69-72.

第九节 大肠癌

第43问 古代医籍对大肠癌相关病证有哪些描述?

大肠癌是消化道最常见的恶性肿瘤之一,常见临床症状有大便形状或大便习惯发生改变、血便或黏液脓血便、腹痛、腹部包块、里急后重、贫血消瘦等。随着疾病的发展,晚期可见肝大、黄疸、腹水,甚至肠穿孔。古代医籍对于肠癌的描述散见于"肠覃""肠风""脏毒""锁肛痔""癥瘕"等病证的范畴。

"肠覃"最早出自《灵枢·水胀》,黄帝曰:"肠覃何如?岐伯曰:寒气客于肠外,与卫气相搏,气不得荣,因有所系,癖而内著,恶气乃起,瘜肉乃生,其始生也,大如鸡卵,稍以益大,至其成,如怀子之状,久者离岁,按之则坚,推之则移,月事以时下,此其候也。"这一描述类似大肠癌形成的过程,并提出寒气外客的病因。《太平圣惠方》云:"大肠中久积风冷,中焦有虚热,……风冷热毒,搏于大肠,大肠既虚,时时下血,故名肠风也。"对"肠风"的描述与大肠癌的发病和症状相类似,并指出风邪由表入里,必须由虚风作用于正气不足之人身才能发病。金代窦汉卿《疮疡经验全书》中曰:"脏毒者,其大肠尽头是脏头,……毒者,其势凶也……肛门肿痛,大便坚硬则株痛,其旁小者如贯珠,大者如李核,煎寒作热,疼痛难安,势盛肿胀,翻凸虚浮。"对脏毒的描述也与大肠癌相似。唐容川在《血证论》中也有类似描述:"脏毒者,肛门肿硬,疼痛流血,与痔漏相似。"清代祁坤的《外科大成》记载:"锁肛痔,肛门内外如竹节锁紧,形如海蜇,里急后重,粪便细而带扁,时流臭水。"对锁肛痔的描述与现代医学直肠、肛门部位的癌症出现局部坚硬肿块、伴有流脓血臭水、排便次数增多或排便困难等表现极其相似。葛洪的《肘后备急方》曰:"凡癥坚之起多以渐生,如有卒觉便牢大,自难治也,腹中癥有结积,便害饮食,转羸瘦。"《诸病源候论》曰:"其病不动者直名为癥,若病虽有结瘕而可推移者,名为瘕。瘕者假也,谓虚假可动也。"这里"癥瘕"被用来描述大肠癌及其类似症状,通常指的是体内的积聚物。《外科正宗》云:"蕴毒结于脏腑,火热流注肛门,结而为肿,其患痛连小腹,肛门坠重,……或泻或秘,肛门内蚀……"指出热毒内蕴可导致大肠癌的发生。《医宗金鉴》曰:"此证有内外阴阳之别,发于外者,由醇酒厚味,勤劳辛苦,蕴注于肛门,两旁肿突,形如桃李,大便秘结,小水短赤,甚者肛门重坠紧闭,下气不通,刺痛如锥……发于内者,兼阴虚湿热下注肛门,内结壅肿,刺痛如锥。"明确指出饮食肥甘醇酒、湿热下注、劳倦过度、正气亏虚,均是致病因素。

总之,古代医籍中对大肠癌相关的病名、症状、病因病机的描述丰富多样,反映了古代医学对癌症病理生理的初步认识和治疗方法的探索。

第44问 大肠癌的病因病机如何?

纵观古代医家论述,饮食肥甘醇酒、劳倦过度、正气亏虚、湿热下注均是大肠癌类似病证的致病因素。现代医家参合前人认识和临床经验,提出了正虚学说、湿聚学说、热毒学说及气滞血瘀学说[1]。

1. 正虚学说

《医宗必读》云:"积之成也,正气不足,而后邪气踞之。"大肠癌的发生多因素体虚弱或后天失养致人体正气不足,复因感受外邪、忧思抑郁、饮食不节,或长期患慢性肠道疾病,久治不愈,损伤脾胃,脾虚胃殆,则食饮不化,精微失布,水湿停蓄,湿浊内生,郁而化热,痰、湿、瘀、毒互结留滞肠道,加之正气虚衰邪易承之,日久积聚形成块,发为本病。中土为后天之本,气血生化之源,食饮仰其运化,精微赖其输布,正虚的焦点在于脾胃亏虚。脾失健运,积聚消灼精血,日久可致脾肾两虚,气血俱损。

2. 湿聚学说

饮食不节,醉饮无时,恣食肥腻;或久坐湿地,寒温失节,湿邪侵入;或情志失调,肝脾不和,气滞湿阻,内外湿邪留滞肠道,湿聚成痰,久而化热成毒,形成肿瘤。故有学者认为,大肠癌发生的前提是痰浊内蕴,阻滞气机,继而痰、毒、瘀凝结形成大肠积块,痰作为载体的有形之邪,可与他邪相互夹杂,是形成大肠癌的重要物质基础。

3. 热毒学说

因暴饮暴食,醇酒厚味,或误食不洁之品,损伤脾胃,运化失司,湿热内生,日久化火,痰、气、火相夹热毒蕴结于脏腑,火热注于肛门,浸润流注肠道,毒结日久不化,逐渐蕴结成肿块,热毒熏灼伤络则见便血。

4. 气滞血瘀学说

情志抑郁、痰饮、湿浊、瘀血、宿食等原因均可影响气的正常运行,引起气机郁滞,日久不解,血行受阻,气滞血瘀,长期不散,蕴结日久,聚结成肿块。

综上所述,大肠癌因虚致积,脾肾亏虚是其内在因素,气滞、血瘀、热毒、湿聚是其基本病理因素,为全身属虚、局部属实的肿瘤疾病,迁延日久正气更虚,常见虚实夹杂证。大肠癌病位在肠,与脾、肝、肾密切相关。

参考文献

[1] 张青,郁仁存,王笑民.大肠癌病证规律及中医证素诊疗规范化探讨[J].北京中医药,2009,28(7):518-520.

第45问　如何进行大肠癌辨证辨病治疗?

大肠癌治疗以辨证论治为原则,扶正祛邪、标本同治,辨证要点:①辨邪正盛衰:早期阶段临床症状不明显,此时癌毒渐成,正气仍可奋起抗邪,故主要表现为邪气盛实证,此时正气未亏。中晚期阶段癌毒逐渐耗伤正气,主要表现为虚实夹杂之证。终末期阶段因癌病日久,耗伤气血阴阳,累及肝、脾、肾等脏,主要表现为邪盛正衰证。②辨轻重缓急:在大肠癌的发展过程中,如果出现紧急危重证候,如大量腹水致呼吸喘促、难以平卧、二便不利等症,则应攻水利水治其急症,待急危病情缓和后再图治病本。③辨病位和虚实:大肠癌的病位虽在肠,但与脾、肝、肾等紧密相关。治疗时当首辨虚实主次,根据患者的临床症状、体征等情况,辨明正虚是气虚、阴虚、阳虚,还是血虚;邪实是气滞、痰湿、血瘀,还是热毒。

在大肠癌的发生、发展过程中,同一患者在不同阶段可呈现不同证型,具有证候个体化、动态演变的特点,临床常有多种复合证型出现。临证需详细辨证分型以施治[1]:①脾虚气滞证是大肠癌最常见的证候类型,术后、放化疗后及晚期患者常见该证候,临床以腹胀肠鸣,神疲乏力,面色萎黄,大便稀溏为辨证要点。治法为益气健脾,主方以香砂六君子汤加减。②湿热蕴结证多发生在大肠癌初期,临床以腹胀腹痛,里急后重,肛门灼热,苔黄腻,脉滑数为辨证要点。治法为清热利湿解毒,主方以白头翁汤合槐角丸加减。③瘀毒内阻证多发生在化疗后和大肠癌晚期,临床以腹胀腹痛拒按,腹部可扪及包块,便下黏液脓血,舌质紫暗有瘀斑,脉弦或涩为辨证要点。治法为行气活血,化瘀解毒,主方以膈下逐瘀汤加减。④脾肾阳虚证多发生在疾病后期,正气虚弱,临床以腹痛绵绵,喜温喜按,消瘦乏力,面色少华,畏寒肢冷,胃纳减少,大便溏薄,次数频多或五更泄泻为辨证要点。治法为温补脾肾,主方以理中丸合四神丸加减。⑤肝肾阴虚证在疾病后期较多,临床以五心烦热,头晕目眩,低热盗汗,口苦咽干,腰腿酸软为辨证要点。治法为滋养肝肾,清热解毒,主方以知柏地黄丸加减。⑥气血两虚证多见治疗后正气未复,也是疾病后期常见的证型,临床以神疲乏力,面色苍白,头晕目眩,唇甲色淡为辨证要点。治法为补气养血,主方以补中益气汤合四物汤加减。

在大肠癌初期多湿热蕴结,继而气滞血瘀酿毒,当正气尚存,邪气正盛时以清热利湿、行气活血为主,疾病后期,肝、脾、肾逐渐出现虚损,气血难以为继,因此后期以扶正为主,以滋补肝肾、健脾补益气血等为治法。临床中不同患者的证候有不同的特点,应结合具体情况辨证应用,随症加减。

参考文献

[1] 花宝金.中医临床诊疗指南释义·肿瘤疾病分册[M].北京:中国中医药出版社,2015.

第46问　中医大家对大肠癌的诊治有何临证经验?

纵观诸名老中医对大肠癌的治疗各有特色,但都十分注重患病之人气血阴阳平衡的调摄[1]。裘沛然教授认为,大肠癌的发生与五脏六腑功能和气血阴阳失衡有关,主张平衡阴阳、调和气血治疗,注重阴阳互根、精气互生,兼顾脏腑之间的关系。在扶助正气的同时佐以清热解毒、活血软坚、化痰散结之法。肝胃不和以疏肝和胃、抑木扶土;脾肾不调者以调补脾肾助脏腑气化。常用黄芪、党参、白术扶助胃气;熟地黄、巴戟天、当归养血和营;川楝子、延胡索、赤芍和络止痛;柴胡、半夏、干姜调和肝脾。孙光荣教授辨证治疗特点为"调气血、平升降、衡出入、达中和",常用参类、黄芪、丹参药组达到扶正益气补血的效果,随证选用龙葵、猫爪草、山慈菇清热解毒,生牡蛎、菝葜根、珍珠母软坚散结,生甘草调和诸药。

正虚是肿瘤发病之本,气血阴阳化源充足则人体正气不受侵害,邪不能入侵,而气血阴阳靠先后天的充养,肾为先天之本,脾为后天之本,故扶正治疗尤其注重顾护脾肾。朴炳奎教授认为,大肠癌主要呈现脾肾亏虚、湿热互结、痰瘀互结等证型,脾肾亏虚最为常见,临证施用不同组方药物[2]。脾肾亏虚证用药多以黄芪、麦芽、肉苁蓉、郁金等为主;脾肾阳虚证多用补骨脂、当归、山茱萸、陈皮;气血亏虚证用药多以药性温微、温平,药味多以甘、苦、辛为主,归经多为脾、胃、肺经,如人参、太子参、山楂、甘草等。

审证求因、病证结合是中医治疗肿瘤特色。周仲瑛教授认为大肠癌核心病机为"湿热瘀毒、脾气亏虚",以"解毒祛湿、健脾益气"为主,融合多种治法,温清并用,补泻兼施。用药以黄芪、炒白术、炙甘草益气健脾,仙鹤草、山慈菇、白花蛇舌草清热解毒,如出现肠中湿热毒邪明显,舌苔黄腻、大便黏滞,加大血藤、败酱草、椿根白皮;如出现腹泻腹痛、下利脓血加延胡索、诃子、刺猬皮;如出现食欲不振、饮食不消加鸡内金、焦神曲、炒山药。

刘嘉湘认为大肠癌以湿热、火毒、瘀滞为标,脾虚肾亏为本。对于湿毒蕴结于大肠而致便秘、里急后重、腹胀腹痛等治以"通因通用"法,选用清热泻下、攻积导滞的生大黄、玄明粉、枳实、瓜蒌仁等药物,可达到荡涤湿热毒邪、清除宿滞瘀血、减轻局部炎症水肿的功效。由脾肾阳虚、中气下陷而致泄泻采用"举""敛"法,选用益气升阳、温肾固脱的生黄芪、党参、白术、桔梗、升麻、补骨脂、益智仁、菟丝子等,配合具有收涩敛肠功效的乌梅、诃子、赤石脂、余禹粮等,在口服汤药的同时结合中药灌肠,收效明显。

叶天士提出虫类药物为"血肉有情",可"栽培身内精血",恶性肿瘤正虚邪实、日久耗伤人体气血精微,治疗上提倡以"补形为先"。朱良春常以路路通、土鳖虫、壁虎为组用药,壁虎解毒消坚、通络起痿;土鳖虫镇痛、活血化瘀,攻而不峻,与路路通相伍标本兼治。

尽管当代名老中医对大肠癌病因病机、辨治角度各有侧重,但大多主张平衡阴阳、调和气血,治疗中审证求因病证结合、扶正培本顾护脾肾,对虫类药物的应用也有独到经验。

参考文献

[1] 守芳漾,高阳,万弘扬,等.名老中医辨治大肠癌常用角药撷萃[J].中医药临床杂志,2023,35(9):1709-1713.

[2] 陈欣,张海山,王立雅,等.从中医药证关系论全国名中医朴炳奎治疗大肠癌中药性味归经特点[J].中医药学报,2021,49(6):68-71.

第47问 "腑以通为用"在大肠癌诊治中有何意义?

大肠为六腑之一,司传导之职,以通为用,以降为和。其功能以受纳腐熟水谷,传化饮食和水液,排泄糟粕为主。六腑畅通有利于饮食的及时下传、糟粕的按时排泄及水液的正常运行。大肠肿块滞碍腑道的通畅,阻滞气血水湿的运行,主要症状为排便习惯改变、饮食不下、腹胀腹痛,多由腑气不通所致。保持排便通畅,有利于改善病情和促进病理产物的排泄,治疗关键是根据"六腑以通为用""泻而不藏"之生理特点,消除肠道肿块,通下腑中浊毒、瘀血等病理产物。六腑以通为用,治以通腑泻下为主,但是在临床应用中尤其应当谨慎辨证,不能通之太过,应中病即止。在顾护正气的基础上,辨施各种通下之法。具体治法如下。

1. 清热化瘀法

对于热毒、瘀血等邪实导致的大便干结、腹胀或痛、口干口臭、小便短赤、身热面赤、舌红苔黄燥、脉滑数等热毒结聚之证,可采用清热化瘀之通法,以祛除实邪,方以麻仁丸加减。如果患者见腹中疼痛固定不移,甚者腹部触诊有包块,里急后重,便下黏液脓血,舌脉可见舌质紫暗有瘀斑,苔薄黄,脉弦或涩等瘀毒内结之证,治以行气活血、化瘀解毒之通法,方以膈下逐瘀汤加减。"急则治其标,缓则治其本",周岱翰提出,如果对于腹痛滞下、脏毒脓血、肠道梗阻等治疗以"通利"为务,常以木香槟榔丸化裁,另以解毒得生煎(大黄、黄柏、栀子、蒲公英、金银花、红花、苦参)直肠内滴注通降腑气,通利六腑,使邪有出路[1]。

2. 益气养血法

针对正气亏虚的腑气不同采用益气养血、调和阴阳等扶正固本之法,强调"以补为通",通过调补气血阴阳,以达气行血畅、神清气正之效。如果患者见便意而临厕努挣乏力,大便并不干硬,但难于排出,汗出短气,便后乏力,面色㿠白,肢倦懒言,舌淡嫩,苔白,脉弱等气虚不固证,治以益气润肠,方以黄芪汤加减。如果患者见大便干结,面色无华,头晕目眩,心悸少寐,唇舌淡,脉细等血虚失养证,治以养血润燥,方以润肠丸加减。如果患者见大便干结如羊屎,口干、目涩,形体消瘦,可见颧红,潮热盗汗,五心烦热,眩晕耳鸣,舌红少苔,脉细数等阴虚内燥证,治以滋阴润肠通便,方以增液汤加味。如果患者见大便排出困难,小便清长,面色㿠白,四肢不温,喜热怕冷,腹中冷,腰膝酸冷,舌淡或淡胖,苔白润而滑,脉沉迟等阳虚寒凝证,治以温阳通便,方以济川煎加减。

3. 顺气导滞法

气机郁滞日久导致患者通降失常,应顺气导滞,调畅气机,理气通腑。如果患者见大便秘结,欲便不得,胁腹胀满,甚则腹中胀痛,嗳气频作,苔薄腻,脉弦等气机郁结证,治以顺气导滞,方以六磨汤加减。

4. 急下存阴法

大肠癌因"蕴毒内结"或"毒聚肠胃"导致腑气不通,而成"阳明腑实"或

"热结旁流"证,这与邪实壅盛、正气亏虚、气机郁结关系密切。由于津液日夜耗损,实热内结肠胃,热盛伤津。如果患者见大便秘结,频转矢气,脘腹痞满,腹痛拒按,按之则硬,甚或潮热谵语,手足濈然汗出,舌苔黄燥起刺,或焦黑燥裂,脉沉实等证,治以泻去实热,保存津液,方以大承气汤加减。

大肠癌以正虚为本,邪实为标,治疗时应标本兼顾,同时也应注意调畅气机。临证基于"以通为用"理论,治疗时灵活运用"通法",诸法相济相须,通肠腑之浊瘀,补正气之亏虚,攻补兼施,既不使邪气之盛而不制,又不使元气之虚而不支,邪去正复,诸症自除。

参考文献

[1] 邬晓东,管艳.周岱翰治疗大肠癌的中医临证思路[J].广州中医药大学学报,2015,32(2):366-368.

第 48 问 "治泻九法"在大肠癌泄泻治疗中如何应用?

大肠癌治疗过程中常出现肠功能紊乱,腹泻为其主要症状,多缠绵难愈,影响患者生活,可由放疗、化疗、手术治疗引起,也可能与肿瘤本身有关。腹泻中医病名为"泄泻",关键病变脏腑在脾胃。脾胃升降失常,小肠无以分清泌浊,大肠传导失司而导致泄泻的发生。

李中梓在《医宗必读·泄泻》中提出"治泻九法",即"一曰淡渗,使湿从小便而去……一曰升提……升、柴、羌、葛之类,鼓舞胃气上腾……又如地上淖泽,风之即干……风亦胜湿。所谓下者举之是也。一曰清凉……所谓热者清之是也。一曰疏利,痰凝气滞、食积水停……《经》云:实者泻之。又云:通因通用是也。一曰甘缓……所谓急者缓之是也。一曰酸收……《经》云:散者收之是也。一曰燥脾……《经》云:虚者补之是也。一曰温肾……《经》曰:寒者温之是也。一曰固涩……所谓滑者涩之是也"。"淡渗"即淡渗利湿,利小便而实大便,方选五苓散等。"升提"即升提中气,方选补中益气汤、香砂六君子汤。"清凉"为清肠化湿,方选葛根芩连汤、白头翁汤。"疏利"为消食导滞,方选枳实导滞丸。"甘缓"取甘能缓中培土、缓急止痛之义,方选芍药甘草汤。"酸收"不但可以收涩,酸甘又能化阴,方选用乌梅丸等。"燥脾"即健脾燥湿以止泻,方选参苓白术散或平胃散。"温肾"为温肾健脾,培本固元,方选四神丸、金匮肾气丸之剂。"固涩"为收敛精气,防止耗散,方选桃花汤或赤石脂禹余粮丸"治泻九法"对大肠癌伴有不同原因导致泄泻的治疗均有很高的临床指导和应用价值[1]。

1. 根据疾病不同阶段、不同证候合理运用治泻之法

大肠癌初期若患者出现腹胀纳呆,神疲乏力,面色萎黄,大便稀溏,舌质淡红,苔薄腻,脉濡滑,可归为脾虚气滞证,予"升提"之法,方以香砂六君子汤加减。若患者出现腹胀腹痛,里急后重,肛门灼热,大便黏滞恶臭或黏液血便,口渴纳少,舌红,苔黄腻,脉滑数,可归为湿热蕴结证,予"清凉"之法荡涤肠中蕴结之湿热毒滞,方以白头翁汤加减。晚期大肠癌患者的泄泻多由脾肾阳虚、中气下陷而致,常采用"升提""酸收""固涩"的方法进行治疗,选用益气升阳、温肾固脱的黄芪、党参、白术、桔梗、升麻、补骨脂、益智仁、菟丝子等药物以"升提",选用乌梅、诃子、赤石脂、禹余粮等以"酸收""固涩",达到收敛止泻的目的。若患者出现神疲乏力,面色苍白,头晕目眩,唇甲色淡,食欲不振,反复便血,脱肛,便溏,舌质淡,苔薄,脉细弱,可归为气血两虚证,予"升提"之法,方以补中益气汤加减。若患者出现腹痛绵绵,喜温喜按,消瘦乏力,面色少华,畏寒肢冷,胃纳减少,大便溏薄,次数频多或五更泄泻,舌淡,苔薄白,脉沉细,可归为脾肾阳虚证,予"温肾"之法,方以四神丸加减。对于肿瘤相关性泄泻不能一概予以补涩之法,应当辨明寒热虚实、权衡邪实与正虚关系,综合考量,合理施法,达到良好的止泻效果。

2. 在放射性肠炎治疗中的应用

放射性肠炎为放射性物质损伤肠黏膜或血管、结缔组织,导致肠黏膜充血、水肿、溃疡、糜烂,甚至伴有分泌物或出血,临床主要表现为腹泻、腹痛、里急后重、排黏液便、脓血便等症状。究其病因病机为患者素体亏虚,复因热毒(放射线)侵袭,耗伤气血,脾胃运化失常,聚湿生热,清浊不分而致泄泻;湿热毒邪蕴结肠腑,与气血相搏结,损伤脂膜、肠络则下利脓血,日久累及脾肾,缠绵难愈[2]。放射性肠炎初期多见湿热蕴肠、瘀毒内结证,症见泄泻腹痛,泻下急迫,或泻而不爽,粪色黄褐而臭,肛门灼热,口渴欲饮,小便黄赤短少,苔黄腻,脉濡数或滑数,适用"清凉"之法,治宜清热利湿、化瘀解毒,方选葛根芩连

汤合白头翁汤加减。后期脾胃亏虚、气血不足,症见神疲乏力、腹部隐痛,利下稀薄或滑脱不禁,食少,面目浮肿,舌淡苔薄,脉沉细而弱,宜用"升提"之法,通过升提中气,鼓舞胃气,助脾气升清,则泄泻自止,方选补中益气汤加减。脾虚久泻型患者可以配合"酸收""固涩"法以提高止泻疗效。

3. 在化疗相关性腹泻治疗中的应用

化疗相关性腹泻是化疗常见的并发症,化疗药物对肠壁有毒性作用,可引起肠壁细胞的坏死及肠壁的广泛炎症,造成吸收障碍,5-氟尿嘧啶、伊立替康的腹泻不良反应发生率较高,常规应用洛哌丁胺、小檗碱等止泻效果有限,合理应用"治泻九法"疗效明显。大肠癌患者素体本虚,化疗败损脾胃,脾胃虚弱,气机紊乱,斡旋不周,升清降浊功能失调则出现泄泻,久则肾阳亏虚,命门火衰,无以温脾土、固二便,故而以"升提""温肾"为治疗原则。初期多属脾气亏虚证,当治以健脾祛湿,以香砂六君子汤加减,久泻不止致肾阳虚衰,常以真人养脏汤、四神丸加减温补脾肾。若水湿内生,湿郁化热,湿热邪毒流注大肠,分清泌浊功能失常导致腹泻者,常以"清凉"法之葛根芩连汤清肠化湿。

4. 在术后腹泻治疗中的应用

肠癌术后由于正气亏虚、邪毒残存,以及肠道构造改变造成肠道功能变化,常出现腹泻、腹痛症状。肠癌术后腹泻以"正虚"为病之本,治疗当补益正气、调理气机、清余毒伏邪[3],常用"升提""甘缓""温肾"之法。针对肠癌术后脾胃虚弱,气血亏虚,肠腑之气通降乏力,出现大便溏薄伴有精神倦怠、言语无力、气短、自汗、舌淡脉弱者,当益气健脾,方用四君子汤加减,中焦得益、升降得复则排便自如,体现了"升提"之法。肠癌术后忧思烦恼、情志不畅,肝气郁滞失于疏泄,横逆犯脾,在术后脾气虚弱基础上更致健运失司、升降失调、清浊不分,患者泄泻不止,急迫腹痛明显,用"甘缓"之法,取甘能缓中培土、缓急止痛之义,方用芍药甘草汤。久泻不止,特别是老年患者多有脾肾不足之证,进一步可见五更泄,泄下完谷不化,形寒肢冷,腰膝酸软,舌淡苔白,脉沉细,为命门火衰、脾胃失于温煦,治以"温肾"法,温肾健脾,培本固元,方选四神丸、金匮肾气丸之剂。

大肠癌泄泻病机复杂、病情缠绵,很难单独运用"治泻九法"中某一种方法奏效,常需要联合应用,并随着疾病不同阶段的病机变化,判断先后缓急,灵活运用。李中梓言:"夫是九者,治泻之大法,业无遗蕴。至于先后,缓急之权,岂能预设？须临证之顷,圆机灵变,可以胥天下于寿域矣!"临床运用时必须明辨寒、热、虚、实、表、里、阴、阳。"酸收""固涩"之法适于久泄虚人,尚有肠道实邪未除者需慎用。"淡渗""清凉"之法对于久泻之人须中病即止,不可妄投分利,过用苦寒,以免耗竭阴液或损伤脾阳。

　　总之,在肠癌伴有泄泻临床治疗中,应以健脾化湿为主线,结合病机演变进行具体辨证,治疗灵活运用"治泻九法",随机应变,正确遣方用药,才会取得良好的疗效。

参考文献

[1] 叶知锋,黄挺."治泻九法"治疗大肠癌腹泻的理论探讨[J].中华中医药杂志,2010,25(10):1558-1560.

[2] 郑伟达,郑东海,郑伟鸿,等.放射性肠炎中医辨证治疗[J].世界中西医结合杂志,2013,8(8):844-845.

[3] 李枋霏,何莉莎,贾程辉,等.基于气机升降理论治疗肠癌术后肠道功能紊乱[J].中医杂志,2014,55(16):1423-1426.

第49问　如何应用中药保留灌肠方法治疗大肠癌？

　　中药保留灌肠是临床常用的治疗方法,可改善便血、癌性肠梗阻、放射性肠炎等局部症状,与中药内服并用可增加疗效。中药内服可以调整全身气血阴阳的失衡状态,提高机体抗病能力,中药保留灌肠具有局部用药、直达病所的特点,两者配合一举两得、双管齐下,从而达到稳定瘤灶的目的。保留灌肠的方法比较适合直肠癌、乙状结肠癌患者,大便失禁患者不宜使用。

　　晚期大肠癌采用中药内服法联合保留灌肠法,通常以清热、解毒、化湿、理气、化瘀的中草药组成为基本方。刘氏清肠消肿方[1]用太子参9g、白术9g、茯苓15g、预知子15g、广木香9g、枳实9g、大血藤15g、白花蛇舌草30g、菝葜30g、野葡萄藤30g、苦参15g、生薏苡仁30g、土鳖虫9g、乌梅9g、瓜蒌仁30g、白毛藤30g、凤尾草15g、贯众炭30g、半枝莲30g、天龙(研成粉末,分三次吞服)4.5g,内服与灌肠共用,以健脾理气、清肠消肿。常随症加减,气虚甚加黄芪、党参、生晒参;伴有脾肾阳虚者用补骨脂、菟丝子、薜荔果、熟附块等;血虚加当归、白芍、阿胶；阴虚加北沙参、麦冬、石斛、生地黄、鳖甲；便次数多加诃子、升麻、赤石脂、禹余粮；腹部肿块者加夏枯草、海藻、昆布、生牡蛎。中药每日 1 剂，水煎，2/3 口服，1/3（约 200 mL）保留灌肠，每日 1~2 次。

针对便血患者的灌肠方用生大黄、地榆炭各 15 g，三七、五倍子粉各 10 g，白花蛇舌草、藤梨根各 30 g，浓煎 100 mL，放置后用纱布过滤，装入输液瓶内，温度保持在 38~41℃，导管插入肛门 15~30 cm，滴药速度为每分钟 30~40 滴，于每晚睡前保留灌肠，每日 1 剂，起到收敛止血之功。

癌性肠梗阻灌肠组方成分为生大黄（后下）10 g、芒硝（分冲）9 g、枳实 12 g、厚朴 15 g、白花蛇舌草 30 g、半枝莲 30 g。两次煎液后取 100~150 mL，每日 2 次，药液温度 39~41℃，导管插入肛门 15~20 cm，快速导入。灌后嘱患者先左侧卧，后右侧卧，最后平卧 30 分钟，再起床，保留 1 h 以上，起到泻下导滞之功。

放射性肠炎灌肠组方成分为生地榆 30 g、白头翁 15 g、黄连 5 g、白术 15 g、茯苓 15 g、仙鹤草 30 g、木香 9 g、炒白芍 12 g、甘草 6 g。水煎，过滤浓缩至约 100 mL。嘱患者排空大便，膝胸位，将灌肠液置于灌肠袋中予保留灌肠。灌肠结束后，嘱患者变换体位使药物与肠黏膜充分接触，每日 2 次，起到清热解毒、消肿生肌之功。

近年来研究发现，中药灌肠还可以抑制肿瘤生长，改善生存质量，延长患者生存期等，中药灌肠法因操作简单、不良反应小，较易为大众接受，使无法进食患者也可应用中药治疗，为晚期大肠癌患者提供了直接、有效的治疗方式。

参考文献

[1] 刘嘉湘. 中医中药治疗大肠癌 50 例疗效观察[J]. 中医杂志,1981,22(12)：33-36.

第 50 问　中医药治疗对大肠癌术后患者有何作用？

接受根治性手术后的大肠癌患者仍有 50% 在术后 2 年内出现局部复发或转移，术后多采取化疗或放疗方案保障手术预后。手术治疗使得人体正气受损且瘀毒残留，术后放化疗导致脾胃两脏气阴亏虚，日久酿湿成痰，下焦阴火独盛,气虚一则导致血瘀,二则无力祛除癌毒稽留,从而引起肿瘤复发转移。研究表明,中医药在防止复发转移及延长生存期、改善机体免疫功能、减轻临床症状及提高生活质量、减轻放化疗毒副反应等方面显示出了一定的优势。

1. 防止复发转移及延长生存期

研究[1]表明,结直肠癌根治术后的复发转移与淋巴结转移、脉管和神经侵犯、癌结节、化疗完成情况、中医证型、口服中药等因素有关,及早进行中医辨证论治有利于延长结直肠癌根治术后患者的生存期。钱垠等[2]报道健脾方(炙黄芪、炒党参、炒白术、茯苓、炙甘草、熟薏苡仁、陈皮)联合化疗运用于大肠癌术后患者,可延长术后复发转移的中位时间[(28.1±6.9)个月 vs.(15.3±11.6)个月],有效降低肿瘤的复发转移风险。

2. 改善机体免疫功能

大肠癌根治术手术创伤和应激状态使患者术后免疫功能明显降低,加之术后辅助化疗药物在杀伤肿瘤细胞的同时也会对正常免疫功能造成损伤,加剧了患者免疫功能的异常。健脾益肾补气汤(白术、茯苓、熟地黄、当归、人参、川芎、黄芪、升麻、麻仁、白芍、甘草等)联合化疗运用于大肠癌术后患者,$CD3^+T$ 细胞、$CD4^+T$ 细胞、$CD4^+T$ 细胞/$CD8^+T$ 细胞水平高于单纯化疗[3]。在 FOLFOX 化疗方案基础上运用扶正消积汤(黄芪、法半夏、炒白术、薏苡仁、白英、甘草等)能够使大肠癌患者的 $CD3^+T$ 细胞、$CD4^+T$ 细胞、$CD4^+T$ 细胞/$CD8^+T$ 细胞等免疫功能指标显著上升[4]。健脾扶正方(党参、茯苓、白术、土茯苓、菝葜、预知子、鸡内金、陈皮)可显著改善脾虚湿热证大肠癌术后化疗患者的临床症状,抑制 $CD4^+CD25^+Treg$、$CD4^+FOXP3^+Treg$、$CD25^+FOXP3^+Treg$ 细胞水平,增强细胞免疫功能,并能改善患者的生活质量[5]。

3. 减轻临床症状及提高生活质量

降逆止呕方(山药、法半夏、竹茹、橘皮、大枣、茯苓、白术、木香、砂仁、陈皮、生姜、炙甘草、人参)被运用于大肠癌术后化疗相关性胃肠道反应的患者,治疗后食欲不振、恶心呕吐、胃脘胀满、大便异常症状改善,胃动素水平提高,体力状况评分、生活质量评分均明显升高,有效调节患者血清胃肠激素水平,缓解胃肠道不良反应,改善患者生活质量[6]。增益方(党参、茯苓、白术、甘草、土茯苓、预知子、鸡内金、陈皮)联合化疗能明显缓解大肠癌术后脾虚型患者的临床症状(疲倦、失眠、食欲丧失、恶心呕吐、腹泻),提高其生活质量,其作用机制可能与调节二胺氧化酶、脂肪酸结合蛋白,进而促进肠道屏障功能修复有关[7]。

4. 减轻放化疗毒副反应

在 XELOX 化疗方案基础上运用健脾渗湿抑瘤方(党参、茯苓、白术、白扁豆、陈皮、山药、莲子、薏苡仁、砂仁、白花蛇舌草、半枝莲、甘草)治疗大肠癌,可减轻骨髓抑制的化疗毒副作用[8]。加味扶正抑瘤汤(黄芪、太子参、石斛、法半夏、薏苡仁、苍术、茯苓、半枝莲、白花蛇舌草)用于结肠癌术后辅助化疗患者,有助于提高化疗完成率,降低腹泻、呕吐、疼痛和手足综合征不良反应[9]。

中医药对于肠癌术后的治疗重点在于正确处理好"扶正"与"祛邪"两者之间的关系,临床上通过中医治疗与放化疗相结合的方式对结直肠癌术后患者进行干预,减轻骨髓抑制、消化道症状和免疫力下降等不良反应。放化疗结束后,通过中医药综合治疗调整机体免疫功能,预防复发转移,针对肠癌术后患者的防治需要探索多种方案的优化治疗。

参考文献

[1] 张志鹏,冯媛媛,王炎,等.结直肠癌根治术后复发转移相关因素的回顾性研究[J].上海中医药杂志,2023,57(9):27-32.

[2] 钱垠,黄欣,刘青.健脾中药对结直肠癌术后复发转移的干预作用[J].中国中医药信息杂志,2009,16(1):80-81.

[3] 刘冬博,王勋.健脾益肾补气汤对大肠癌患者术后免疫功能的影响[J].河南中医,2020,40(3):438-441.

[4] 李秀芹,张明奎,张斌斌,等.FOLFOX4 化疗联合自拟中药扶正消积汤治疗中晚期结肠癌患者的临床效果及安全性[J].现代中西医结合杂志,2019,28(6):635-637.

[5] 李园,刘慧,张彦博,等.健脾扶正方对大肠癌术后化疗患者 T 细胞亚群、Treg 细胞及生活质量的影响[J].中医药导报,2019,25(6):49-52.

[6] 付军,林天松,周冰川,等.理气降逆止呕方对大肠癌术后化疗相关性胃肠道反应的缓解作用研究[J].现代中西医结合杂志,2021,30(6):646-650.

[7] 王燕莹,王雷,殷晓玲,等.增益方联合化疗治疗大肠癌术后脾虚型患者临床研究[J].山东中医杂志,2021,40(5):476-481.

[8] 吴健瑜,杨海淦,陈育忠,等.健脾渗湿抑瘤法联合 XELOX 化疗治疗结肠癌根治术后疗效观察[J].新中医,2015,47(12):183-185.

[9] 黄采炀,熊文俊,吴舒婷,等.加味扶正抑瘤汤联合 XELOX 方案辅助化疗治疗结肠癌随机对照研究[J].中国中西医结合杂志,2022,42(7):827-833.

第 51 问　大肠癌的预防与调护手段有哪些?

结直肠癌的发生及发展历程相较于其他肿瘤长,且一般遵循"正常黏膜—腺瘤性息肉—恶性肿瘤"的发病规律。通常从正常肠黏膜发展到恶性肿瘤一般需要 5~10 年的时间,在此期间及时处理癌前病变可以在一定程度上避免癌症发生。因此,肠癌的预防与调护显得尤为重要。肠癌的预防与调护可以围绕以下几个方面开展。

1. 饮食调节

大肠癌的发生与饮食关系密切,富含膳食纤维的食物,如蔬菜、水果和全谷物等有利于促进肠道蠕动,减少便秘,降低大便中有害物质与肠黏膜接触的时间,从而降低大肠癌风险。高脂肪、低纤维的饮食模式与大肠癌的发生密切相关,减少红肉和加工肉类的摄入也是预防大肠癌的重要措施。中医认为大肠癌的发生与脾胃虚弱、湿毒内蕴等有关,故建议饮食应以清淡、易消化为主,避免辛辣、油腻和生冷食物,并可适当食用具有清热解毒、健脾化湿作用的食物,如山药、薏苡仁、马齿苋等,以增强脾胃功能,促进肠道健康。

2. 生活方式的调整

生活方式的调整对大肠癌的预防同样至关重要。提倡适量运动,如每天进行至少 30 分钟的有氧运动,如快走、跑步、游泳等。运动可以增强体质,促进肠道蠕动,有助于预防便秘和大肠癌。戒烟和限制饮酒也是预防大肠癌的重要措施,吸烟和过量饮酒均与大肠癌风险增加相关,应尽量避免。中医则更注重情志调养和生活规律的养成,情绪失调、压力过大等不良情绪会导致气血运行不畅,从而影响肠道健康,保持心情舒畅、避免过度紧张和焦虑是中医调护的重要内容。此外,还需保持良好的生活规律,保证充足的睡眠,避免过度劳累,以维护整体健康状况。

3. 药物预防

一些药物被认为具有预防大肠癌的作用,如阿司匹林等非甾体抗炎药已被证明可以降低大肠癌的发生风险。这些药物通过抑制环氧化酶活性,减少前列腺素的合成,从而发挥抗炎和抗癌作用。然而,这些药物的使用需在医生指导下进行,可能会带来胃肠道出血等副作用。"炎癌转化"是炎性肠病长期持续向癌症演进的动态过程,具有起病缓慢、病程长、可预见的特征,中医药基于"既病防变"思想指导,通过肠道炎症迁延阶段进行早期干预,在延缓"炎癌转化"进程方面取得了一定进展。例如,黄芪、丹参、白花蛇舌草等,被认为具有增强免疫力、抑制肿瘤生长的作用,可根据患者的具体体质和病情选择合适的中药进行调护,以达到预防肠癌的目的。

4. 中医非药物治疗

中医非药物治疗在大肠癌的调护中占据重要地位,根据患者的具体症状和体质,选用个体化的治疗方法。常用的中医疗法包括针灸、推拿、拔罐等。例如,通过针灸足三里、天枢等穴位,可以促进肠道蠕动,改善消化功能,从而达到预防和调护肠癌的目的。推拿和拔罐则可通过刺激经络和穴位,调节气血运行,增强体质,促进肠道健康。

5. 定期筛查与早期诊断

定期筛查是预防大肠癌的重要手段之一。50岁以上的人群应定期进行肠镜检查,以早期发现息肉或癌变。对于有家族史、炎症性肠病等高风险人群,筛查时间应提前并增加频率,早期发现和治疗可以显著提高大肠癌的治愈率、降低死亡率。中医通过望、闻、问、切四诊合参,可以发现一些大肠癌的早期征兆,如大便性状改变、腹部不适等。虽然中医诊断不能替代现代医学的检查手段,但可以作为早期诊断的辅助手段,帮助患者及时发现病情。

大肠癌的预防与调护需要综合多种手段,中西医结合的方式可能会产生更好的效果。西医注重科学性、精准性,通过饮食调整、生活方式改变、药物预防和定期筛查等手段,有效降低大肠癌的发生风险。中医则强调综合调养和个体体质的差异,通过饮食调理、情志调养、药物治疗和中医疗法等手段,增强体质,促进肠道健康。无论采用哪种方式,健康的生活方式和定期的健康检查都是预防大肠癌的关键。对于有家族史或其他高风险因素的人群,建议咨询专业医生,获得个体化的管理方案,以最大限度地降低大肠癌的发生风险。

第十节 肾 癌

第52问 中西医对肾癌的发病有何认识?

中医"肾癌"泛指发生于肾脏的恶性肿瘤,西医"肾癌"又称肾细胞癌,起源于肾小管上皮细胞,是泌尿系统中最常见的恶性肿瘤[1]。据统计,全球新发肾癌患者共 434 419 例,死亡病例 155 702 例,发病率居恶性肿瘤第 14 位,死亡率居第 16 位[2]。肾癌起病隐匿,恶性程度高,进展迅速,早期一般无明显临床表现,约 20% 的新发患者初诊时已出现转移,而接近 30% 患者术后出现复发转移[3]。中晚期肾癌以无痛性血尿、腰痛、腹部肿块为临床三大特征,若发生远处转移可出现相应症状。晚期转移性肾癌预后较差,总体五年生存率不足 20%[4]。肾癌的发病率和死亡率受地域、性别和年龄的影响,我国肾癌发病率男性高于女性,城市高于农村[5]。促进其发病的可改变危险因素包括吸烟、高血压、慢性肾功能不全、超重、缺乏运动、糖尿病、肥胖和环境暴露等,而不可改变的危险因素包括希佩尔-林道(von Hippel-Lindau)综合征、遗传性平滑肌瘤和肾细胞癌综合征、遗传性乳头状肾细胞癌,以及 *BAP1*、*SDHB*、*SDHC* 等基因突变[1]。

依据症状体征,肾癌属于中医"肾积""尿血""腰痛""癥积""瘤积""中石疽"等病证的范畴。中医认为,肾癌主要由肾元亏虚、劳房过度、外感湿热邪毒、饮食不节、情志失调,导致肝、脾、肾功能失司,湿热、瘀毒互结于肾而成。肾癌病位在肾,与脾胃、肝相关,总属本虚标实之证,因虚致实,虚实相兼,整体虚与局部实互见。

肾元亏虚多以肾阳虚为主,温煦功能低下致血脉阻滞、运行不畅而成瘀,阳虚水泛,内生痰湿,痰湿日久,郁而化热,湿热瘀毒互结,结于腰府则成肾癌;房室不节、体劳过度导致机体气血失调、阴阳失衡、脾肾受损,脾虚不运、肾失气化均可致水湿内停,酿湿生痰,痰湿郁结,终致气滞血瘀,津枯痰结,肾癌形成[6];外受湿热邪毒入里,内外合邪,结于水道[7],久而湿、瘀、毒胶结于肾而成癌;过食肥甘厚腻,损伤脾胃,脾伤则水湿不化,聚而生痰,痰湿内蕴生火,湿热阻滞经络,血行瘀阻,日久成积;情志不畅,气机不调,中焦气机不畅则脾失运化,随之痰湿内生,加之气血瘀滞,痰瘀互相结聚于机体,日久随之化热,痰瘀毒蕴结于腰部而成肾积[8]。

参考文献

[1] Bukavina L, Bensalah K, Bray F, et al. Epidemiology of renal cell carcinoma: 2022 update[J]. European Urology, 2022, 82(5): 529−542.

［2］ Bray F, Laversanne M, Sung H, et al. Global cancer statistics 2022：GLOBOCAN estimates of incidence and mortality worldwide for 36 cancers in 185 countries［J］. CA Cancer J Clin, 2024, 74（3）：229-263.

［3］ Bukowski R M. Natural history and therapy of metastatic renal cell carcinoma：the role of interleukin-2［J］. Cancer, 1997, 80（7）：1198-1220.

［4］ Hsieh J J, Purdue M P, Signoretti S, et al. Renal cell carcinoma［J］. Nature Reviews Disease Primers, 2017, 3：17009.

［5］ 陈磊,徐杰茹,刘艳,等.2005—2015年中国肾癌发病趋势分析［J］.华中科技大学学报(医学版),2022,51(1):58-62.

［6］ 高宇,王晞星.肾癌中医病因病机探析［J］.吉林中医药,2013,33(10):978-979.

［7］ 司富春,闫恒.肾癌中医证型与方药规律分析［J］.中医学报,2015,30(7):928-930.

［8］ 张弛,李菁,林丽珠.林丽珠辨治肾癌经验探析［J］.中医肿瘤学杂志,2019,1(5):59-63.

第53问 肾癌靶向治疗期间中医如何辨治?

转移性肾癌主要以靶向治疗和免疫检查点抑制剂治疗为主。靶向药主要分为两大类,一类是主要作用于血管内皮生长因子及其受体的药物,如索拉非尼、舒尼替尼、培唑帕尼、贝伐珠单抗、阿昔替尼、卡博替尼、仑伐替尼等;另一类是哺乳动物雷帕霉素靶蛋白抑制剂,如依维莫司和西罗莫司等[1]。靶向治疗在一定程度上提高了肿瘤控制率,但药物不良反应发生率较高,尽管部分不良反应与疗效密切相关[2],但是3~4级不良反应严重影响患者生活质量,部分患者因无法耐受而停药或减量,影响了治疗效果。靶向药常见不良反应包括手足综合征和皮肤毒性、高血压、乏力、甲状腺功能减退、胃肠道反应(腹泻、食欲下降、呕吐等)、口腔症状(口腔炎、感觉异常、味觉异常)、肝毒性、骨髓抑制(主要是中性粒细胞减少)等[2]。

肾癌靶向药长期治疗后损伤脾胃。脾在体为肉,脾胃虚弱则气血亏少,脾病则四肢不用,肌肤失于濡养,出现四肢无力怕冷、形体消瘦;靶向药多具辛热之性,热毒直中脾胃,脾失健运,湿浊内生,内外闭塞,不得透达,郁于肌腠日久而生内热,出现手足综合征和皮肤毒性;饮食不化,反生痰湿,湿滞中焦,清阳不升,浊阴不降,在上头窍无以充养或受痰蒙,出现头晕目眩、血压升高,在下出现腹胀、腹泻等症状[3];脾胃虚弱,脾失健运,胃失和降则见纳差,胃气上逆则见呕吐;脾在窍为口,脾病则食欲不振,出现口味异常、口淡乏味、口黏、口甜等;脾其华在唇,《脾胃论·脾胃虚则九窍不通论》提出"脾胃既为阴火所乘,谷气闭塞而下流,即清气不升,九窍为之不利",若脾胃气虚,阴火内生,则出现口腔炎、口唇糜烂等口腔不良反应。

目前,中医对靶向治疗主要的不良反应如手足综合征、皮肤毒性,以及腹泻有相对统一的认识。手足综合征通常表现为双侧掌跖皮疹,伴疼痛和感觉迟钝,受机械牵拉的部位易出现过度角化、红斑和脱屑。皮肤毒性的临床表现为干皮、皮疹、瘙痒、水疱、蜕皮、皮肤角质局部增厚,或脂溢性皮炎伴皮肤松垂。中晚期肾癌的治疗以正虚为纲、以邪实为目,辅以辨病治疗,常在辨证基础上以龙葵、白花蛇舌草、蜀羊泉、土茯苓等作为肾癌的辨病用药,起到扶助正气兼清热解毒散结的作用。对于靶向治疗的高血压、皮疹、腹泻、口腔溃疡等不良反应,在辨证治疗基础上加减用药。出现高血压者酌情选用镇肝熄风汤、天麻钩藤饮加减;皮肤干燥、皮疹瘙痒、手足综合征者以风热、湿毒、热入营血、气阴两虚等证论治。若出现以"红、肿、热、痛"为特征的热毒蕴结证,中药内服治以仙方活命饮加减,外用金黄散或大黄牡丹汤加减;若是以"暗、裂、燥、痛"为特征的血虚风燥证,中药内服治以滋燥养荣汤加减,外用消风散加减[4]。腹泻者辨证分清寒湿、湿热、脾虚、肾虚、肝郁等变化分别论治。轻度腹泻多用参苓白术散、六君子丸等方健脾化湿、补脾益气,进而加用补肾益气之品,如四神丸、金匮肾气丸、麦味地黄丸等以补脾益肾、固肠止泻[5],或以健脾升阳为大法,补中土之不足,调四象之气机,使阴生阳长,清浊归位,以六君子汤加减配伍辛温之半夏与苦寒之黄连以辛开苦降,或加用少量理气药或疏肝药(如柴胡)以调中土气机,或配伍如肉豆蔻与乌梅等温肾暖脾和收敛固涩[6]。中药外治法,如艾盐包热熨治疗腹部,可改善索拉非尼片相关腹泻症状[7]。出现口腔溃疡者,在辨证基础上酌情加用清热解毒养阴类药物,也可用金银花、野菊花、一枝黄花等煎水漱口。

参考文献

[1] Hsieh J J, Purdue M P, Signoretti S, et al. Renal cell carcinoma[J]. Nature Reviews Disease Primers, 2017, 3: 17009.

[2] 叶定伟,郭军,施国海,等.中国晚期肾癌靶向治疗不良反应管理专家共识（2015年版）[J].中国癌症杂志,2015,25(8):561-565.

[3] 李斌斌,卢建新,姚羽,等.健脾理气法调治肾癌靶向药物不良反应临床体会[J].中国中医药信息杂志,2021,28(11):117-120.

[4] 贾立群,贾英杰,陈冬梅,等.手足综合征中医辨证分型及治法方药专家共识[J].中医杂志,2022,63(6):595-600.

[5] 赵宏波,刘浩.肾癌中医辨治思路探析[J].江苏中医药,2018,50(2):42-45.

[6] 石智尧,孙启蒙,郭智,等.国医大师王晞星基于"一气周流"理论论治肿瘤靶向药物相关性腹泻经验[J].河北中医,2024,46(5):709-712.

[7] 潘晓晓.艾盐包热熨治疗索拉非尼片相关腹泻的疗效观察[J].上海针灸杂志,2018,37(9):1011-1014.

第54问　中医药对肾癌术后肾功能减退有何治疗方法？

肾脏部分或根治性切除术仍然是局限期及局部进展性肾癌的标准治疗方式[1]。部分肾单位尤其是一侧肾脏的丢失，剩余肾脏会在术后1个月内发生代偿性改变[2]，而之后可能发生急性肾损伤，导致肾功能不全的风险增加[3]，据报道，单侧肾脏切除术后约65%的患者会出现慢性肾功能不全[4]。

肾癌术后病灶虽已去除，但正气亏损且湿热瘀毒未尽，癌毒蛰伏，仍可表现出虚实夹杂的病机特点[5]，临床多以倦怠乏力、水肿、尿少、腰酸膝软、肢体困重为主要表现[6]，病机以脾肾亏虚为本，以湿热瘀毒搏结为标[7]。治疗以健脾益肾为主，药用六君子汤加续断、桑寄生、怀牛膝、厚杜仲等，同时可选用积雪草、土茯苓、六月雪、白花蛇舌草、制大黄等，兼顾渗湿泄浊解毒，并结合软坚散结、活血化瘀之生龙骨、生牡蛎、醋鳖甲、丹参、川芎、莪术等标本同治[8]。伴有水肿者，可予茯苓皮、车前子、猪苓、冬瓜皮、泽泻、生薏苡仁、玉米须、葫芦瓢等淡渗利水泻浊[9]；肾衰竭合并心力衰竭，出现胸闷气喘时，加用瓜蒌、薤白通阳散结、葶苈子平喘利水[10]；脾虚湿盛碍胃者，加用阳春砂、陈皮、豆蔻仁、木香、炒薏苡仁等行气化湿醒脾。根据现代药理学，选用具有降肌酐的中药，如金蝉花、生黄芪、大黄等。

有报道，脾肾阳虚型肾功能不全患者运用经典方真武汤治疗可有效保护肾癌根治术后肾功能,减少急性肾损伤的发生,并促进术后肾功能的恢复[6];益肾泄浊解毒方(生黄芪、炒白术、醋鳖甲、菟丝子、枸杞子、六月雪、熟大黄、积雪草等)[11]、益肾解毒汤(苏叶、茵陈、六月雪、土茯苓、红花、失笑散等)[12]用于肾癌术后肾功能不全患者,可以降低患者尿素氮、肌酐水平,并有效改善患者乏力、气短、纳呆、口干、肢体困重等临床症状。

　　总之,中医药治疗肾癌术后肾功能不全患者,根据患者的具体病情和分期,采取个体化的治疗方案,以缓解症状、改善肾功能。

参考文献

[1] Motzer R J, Jonasch E, Agarwal N, et al. NCCN guidelines® insights: kidney cancer, version 2. 2024[J]. Journal of the National Comprehensive Cancer Network, 2024, 22(1): 4-16.

[2] 林文浩,赵菊平,徐丹枫.肾脏手术后肾功能代偿的研究进展[J].现代泌尿生殖肿瘤杂志,2021,13(1):56-59.

[3] 孟祥迪.根治性肾切除术后肾功能变化与继发急性肾损伤及慢性肾脏病的危险因素分析[D].长春:吉林大学,2023.

[4] Cho A, Lee J E, Kwon G Y, et al. Post-operative acute kidney injury in patients with renal cell carcinoma is a potent risk factor for new-onset chronic kidney disease after radical nephrectomy[J]. Nephrology, Dialysis, Transplantation, 2011, 26 (11): 3496-3501.

[5] 王栋,高宇,张佳,等.145 例肾细胞癌患者术后的中医证候分布规律的临床研究[J].时珍国医国药,2020,31(4):904-906.

[6] 王心怡.真武汤对肾癌根治术后脾肾阳虚型患者肾功能保护的疗效观察[D].南京:南京中医药大学,2022.

[7] 苏学林,汤井源,朱清毅.益肾解毒汤治疗肾癌根治术后肾功能不全的临床观察[J].辽宁中医杂志,2021,48(2):114-117.

[8] 吴红群,周恩超.周恩超教授治疗肾癌术后肾衰竭的临床经验[J].中国中西医结合肾病杂志,2018,19(4):341-342.

[9] 刘力嘉,孙卉,王钢,等.邹燕勤教授基于治未病思想以"和"论治慢性肾脏病经验探析[J].中医药学报,2024,52(11):41-45.

[10] 朱晓雷,仲昱.邹燕勤治疗慢性肾衰竭之孟河学术思想探讨[J].江苏中医药,2016,48(2):20-22.

[11] 吴红群.益肾泄浊解毒法干预肾癌术后肾功能不全(2-4 期)临床疗效观察[D].南京:南京中医药大学,2018.

[12] 苏学林,汤井源,朱清毅.益肾解毒汤治疗肾癌根治术后肾功能不全的临床观察[J].辽宁中医杂志,2021,48(2):114-117.

第 55 问 肾癌常见无痛性血尿中医如何治疗？

血尿为肾癌主要症状或并发症之一，表现为间歇性无痛肉眼血尿或镜下血尿。从中医病因病机分析，因肾气亏虚、固摄无力、封藏失司，或因肾精虚耗、水不济火、相火妄动、灼伤脉络导致血尿，也可因脾失健运、中气不足、统摄无权、血不归经导致血尿[1]；刘嘉湘认为，肾癌血尿多与脾肾不固或热伤络脉有关[2]。《景岳全书·血证》云："凡知血证，须知其要，而血动之由，惟火惟气耳，故察火者但察其有火无火，察气者但察其气虚气实，知此四者而得其所以，则治血之法无余义矣。"提出血尿的治疗可从治火、治气、治血三方面论治。火分实火与虚火，实火治以清热泻火，虚火治以滋阴降火；治气亦分虚实，实证治以清气降气，虚证治以补气益气；治血，根据辨证选用合适的止血药，或凉血止血，或固涩止血，或活血止血。在肾癌引起的血尿治疗中，若证属脾肾两虚者，偏阳虚用制附片、狗脊、续断、杜仲、肉桂、补骨脂、炒党参、炒白术等，偏阴虚用生地黄、熟地黄、山茱萸、枸杞子、墨旱莲、山药等[1]；证属脾不统血，加用归脾汤健脾摄血[1]；证属肾气不固，加金樱子、补骨脂、五味子、仙鹤草、金蝉花等益肾固血；下焦湿热者，加大蓟、小蓟、藕节炭等清热利湿止血[3]。

对于合并血瘀证的患者需谨慎选择化瘀药，勿动血而诱发尿血，且注意中病而止[1]。除此之外，在正气尚存的情况下，清利湿、热、瘀、毒等肾癌的不同病理以祛邪亦有助于提高止血疗效。

参考文献

[1] 邹玺,张力,刘沈林.刘沈林教授治疗肾癌经验[J].新中医,2014,46(1):14-16.

[2] 上海市中医文献馆.跟名医做临床·肿瘤科难病[M].北京:中国中医药出版社,2011.

[3] 毕向雁,刘苓霜.刘苓霜辨证治疗肾癌经验[J].湖南中医药大学学报,2018,38(5):531-534.

第十一节　膀胱癌

第 56 问　如何从中医角度论述膀胱癌的病因病机?

膀胱癌是常见的泌尿系统恶性肿瘤之一,发病率居男性恶性肿瘤的第8位[1],其发病机制尚不明确,致病因素主要包括吸烟、长期接触化学物品、环磷酰胺化疗、大量饮用咖啡及遗传因素等[2]。早期可无明显症状,中晚期以血尿为主要症状,可为镜下血尿或肉眼血尿,甚则伴有血块。

根据膀胱癌常见临床症状,可将其归属于中医"尿血""血淋""癃闭"等范畴。尿液的正常排泄有赖于肺的通调、脾的运化、肾的气化、肝的疏泄功能正常。先天禀赋不足或感受六淫之邪、饮食劳倦情志所伤,致脾肾亏虚,脾虚水湿不运,肾虚气化不利,湿毒蕴结膀胱,气机不畅,气滞血瘀,湿热瘀毒日久成积。脾虚不能统血、肾虚不能摄血、热伤血络、膀胱瘀血均可导致血不循经而见血尿;湿热毒下注膀胱致尿频、尿急、尿痛。脾肾不足为膀胱癌的发病根源,标实则为湿热、瘀血、毒邪等病理产物[3]。

各医家从不同角度对膀胱癌病因病机进行了阐述。刘嘉湘认为膀胱癌多因正气不足,肾阴亏虚,相火妄动,或因饮食不节,过食辛辣厚味,滋生湿热,下注膀胱,导致脉络灼伤,血行瘀滞,瘀血与湿热相搏,而成膀胱肿块。病机为正虚邪实,虚证多以肾阴虚为主,实证不外乎膀胱湿热[4]。王沛亦认为膀胱癌的基本病机是以肾之气阴不足为本、湿热瘀毒互结为标[5]。孙桂芝认为脾肾两亏、湿热瘀毒积聚膀胱在发病中起关键的作用[6]。外感六淫,过食肥甘酒热,情志劳倦所伤,致脾胃运化失常,积湿生热,蕴积下焦于膀胱,日久化毒成癌,毒火灼伤阴络,迫血妄行,血随尿出致病。花宝金认为膀胱癌多由肾精亏虚、肝气郁结,致使气机失调,湿热之邪久踞下焦,毒瘀内结而为病,更重视肾虚及情志失调导致的气机不畅对膀胱癌的发病的重要作用[7]。常德贵认为脾肾亏虚,气血凝滞,湿热毒邪内蕴,毒瘀胶结,水道阻塞是膀胱癌的病机,并贯穿病程的始终,提出初期以"湿热""毒瘀"邪盛标实为主,后期以本虚为主[8]。

总之,膀胱癌的发生发展与正气亏虚、湿热邪毒内结密切相关[3],有虚证和实证之分,早期以实证为主,晚期以虚证为主,正虚责之脾肾亏虚,邪实者以湿热瘀毒为主。病位在膀胱,与脾、肾关系密切。

参考文献

[1] 郑荣寿,陈茹,韩冰峰,等.2022 年中国恶性肿瘤流行情况分析[J].中华肿瘤杂志,2024,46(3):221-231.

[2] 谢京茹.中医辨证论治对膀胱癌术后患者无病生存期的回顾性研究[D].哈尔滨:黑龙江中医药大学,2021.

[3] 黄羚,李东芳.黎月恒教授治疗膀胱癌术后经验[J].亚太传统医药,2020,16(3):82-83.

[4] 上海市中医文献馆.跟名医做临床·肿瘤科难病[M].北京:中国中医药出版社,2011:237-238.

[5] 王杰,商建伟,李诗梦,等.王沛论治膀胱癌经验[J].中医杂志,2022,63(12):1118-1121.

[6] 王辉,孙桂芝.孙桂芝治疗膀胱癌经验[J].北京中医药,2011,30(7):492-493.

[7] 秦英刚,花宝金,陈宏,等.花宝金教授治疗膀胱癌经验探析[J].吉林中医药,2012,32(11):1095-1097.

[8] 李结实,金星,彭成华,等.常德贵教授运用中医药治疗膀胱癌经验[J].中医学报,2012,27(2):172-173.

第57问 膀胱癌电切术后中医药如何进行治疗?

经尿道膀胱肿瘤切除术(transurethral resection of bladder tumor, TURBT)是非肌层浸润性膀胱癌的标准治疗方式,相关指南推荐术后辅以膀胱灌注治疗预防复发[1],但仍有 50%左右的患者术后出现复发,且易进展为肌层浸润性膀胱癌,影响总生存期[2]。术后高复发转移率及化疗药物膀胱灌注相关的膀胱刺激征、消化道反应等仍不可避免地影响着患者的生活质量[3]。中医药治疗在降低膀胱癌术后复发率、减轻膀胱灌注化疗引起的不良反应、提高生活质量等方面有一定疗效[4]。

膀胱癌电切术后且接受灌注化疗患者的病机会发生较为复杂的变化。黎月恒认为,膀胱癌本是正虚邪实之病,术后患者正气不足气血受损更甚,治疗应从肾与膀胱着手兼顾肝脾,治疗原则为扶正解毒、攻补并施,理气、利湿、补肾以标本兼治[5]。有学者将非肌层浸润性膀胱癌术后患者分三阶段进行治疗,术后恢复期患者出现乏力、血尿等症状,考虑气虚、血瘀、毒聚,治以益气活血止血,予补中益气汤合小蓟饮子加减;诱导灌注期因化疗药物不良反应可出现尿频、尿急、尿痛等膀胱刺激征,甚至血尿,辨证考虑以湿热毒聚为主,治以清热利湿解毒;维持灌注期膀胱灌注间隙时间延长,膀胱刺激征减轻,辨证以脾肾不足兼有湿毒为主,治以补益脾肾兼清湿热,可用瓜蒌瞿麦丸加减。研究表明,此分阶段方案治疗可降低表柔比星灌注的不良反应,延长患者的无复发生存时间,依从性良好[6]。张亚强也主张在膀胱癌术后恢复早期进行在辨证论治基础上兼以清热解毒利湿为主的中医药治疗[7]。广安门医院根据膀胱癌术后患者"正虚邪恋"的特点,结合临床经验,使用由黄芪、蛇莓、当归、白术、山慈菇、熟地黄、半枝莲、穿山甲8味中药组成的扶正消癥汤,干预高危性非肌层浸润性膀胱癌患者,一年复发率仅为8.2%[8]。蒋士卿针对膀胱癌术后、膀胱灌注化疗后患者用补益肾气、清热利湿、化瘀解毒的加味猪苓汤治疗以预防复发,积累了较丰富的临床经验。辨证属心火旺者予黄连阿胶汤合方,肝火旺者则加柴胡、黄芩、牡丹皮、栀子或合丹栀逍遥散,病久大虚者则用十全大补汤加减,以茯苓、砂仁运脾[9]。

参考文献

[1] 中国肿瘤医院泌尿肿瘤协作组.膀胱癌早诊早治专家共识(2024年版)[J].中国癌症杂志,2024,34(6):607-618.

[2] Zhou J, Li L L, Li X, et al. Efficacy analysis of a novel thermochemotherapy scheme with pirarubicin for intermediate- and high-risk nonmuscle-invasive bladder cancer: a single-institution nonrandomized concurrent controlled trial[J]. International Journal of Hyperthermia, 2019, 36(1): 868-875.

[3] Fonteyne V, Ost P, Bellmunt J, et al. Curative treatment for muscle invasive bladder cancer in elderly patients: a systematic review[J]. European Urology, 2018, 73(1): 40-50.

[4] 张恺,鄢祺,阮善明.中药联合膀胱灌注治疗非肌层浸润性膀胱癌根治术后Meta分析[J].浙江中西医结合杂志,2020,30(7):589-595.

[5] 黄羚,李东芳.黎月恒教授治疗膀胱癌术后经验[J].亚太传统医药,2020,16(3):82-83.

[6] 陈小均,孔涛,王成李,等.非肌层浸润性膀胱癌经尿道膀胱肿瘤切除术后应用中药序贯疗法的效果观察[J].北京中医药,2023,42(12):1382-1385.

［7］薄海.张亚强运用中药联合膀胱灌注化疗药物预防膀胱癌术后复发经验[J].北京中医药,2012,31(10):737-739.

［8］张亚强,宋竖旗,李克刚,等.中药联合膀胱灌注预防非肌层浸润性膀胱癌术后复发疗效观察[J].中医肿瘤学杂志,2020,2(4):19-22.

［9］肖兴辉,宋文佳,夏华敏,等.蒋士卿治疗膀胱癌经验[J].河南中医,2019,39(6):853-855.

第十二节　前列腺癌

第58问　前列腺癌的发病和病因学情况如何?

前列腺癌是男性生殖泌尿系统最常见的恶性肿瘤之一[1],全球范围内发病率仅次于乳腺癌和肺癌,位于第 3 位。从世界范围看,前列腺癌发病率有明显的地理和种族差异,澳大利亚、新西兰、北美及欧洲地区发病率高,发病率在 85/10 万以上;亚洲地区发病率最低,发病率在 4.5/10 万至 10.5/10 万。虽然我国前列腺癌的发病率虽远低于欧美国家,但近年来随着老龄化的加剧、饮食习惯的改变、诊疗水平的提高,其发病率呈现明显持续增长的趋势,已成为严重影响老年男性健康的恶性肿瘤[2]。2022 年,中国前列腺癌新发病人数 13.4 万,粗发病率为 18.6/10 万;中国前列腺癌死亡人数为4.8 万,粗死亡率为 6.6/10 万[3]。现代医学主要采用手术、放疗、内分泌治疗、化疗和免疫治疗等,虽具有一定疗效,但也伴有诸多毒副作用,且后期部分患者会发展成去势抵抗型前列腺癌,出现全身多处转移,导致治疗效果和预后不佳。

前列腺癌病因尚不明确,发病机制十分复杂,研究显示其与遗传、年龄、外源性因素(如环境因素、饮食习惯)等密切相关。不同种族前列腺癌发病率差别巨大,黑种人发病率最高,白种人次之,亚洲人种发病率最低,提示遗传因素是影响发病的最重要因素之一。直系亲属患有前列腺癌者,其患病风险增加1 倍以上;2 个或以上直系亲属患前列腺癌,其患病风险会增至 5~11 倍。研究发现,前列腺癌发病与基因致病性突变有关,已知格利森评分 8 分及以上者的发病与脱氧核糖核酸(DNA)修复基因突变密切相关。前列腺癌高发年龄为65~80岁,发病率随年龄增加而增长。流行病学资料显示,亚洲裔人群移居美国后前列腺癌发病率会明显升高,提示地理环境及饮食习惯等外源性因素也影响前列腺癌的发病。乙醇摄入量过多是前列腺癌的高危因素,并与前列腺特异性死亡率相关。过低或者过高的维生素 D 水平和前列腺癌的发病率有关,紫外线暴露可能会降低前列腺癌的发病率。

参考文献

［1］Health Commission of the PRC National. National guidelines for diagnosis and treatment of prostate cancer 2022 in China (English version)［J］. Chinese Journal of Cancer Research, 2022, 34(3): 270-288.

［2］Sandhu S, Moore C M, Chiong E, et al. Prostate cancer［J］. The Lancet, 2021, 398(10305): 1075-1090.

［3］瞿旻,高旭.2022 年全球及中国前列腺癌流行状况分析［J］.海军军医大学学报, 2025,46(2):229-233.

第59问　中医如何诊治前列腺癌?

前列腺癌属于中医"积聚""癃闭""尿血""淋证""精癃"等范畴,其发病因正气亏虚、饮食失宜、情志不畅、外感湿热致脾肾受损、气机阻滞、瘀血内停、湿热毒蕴于下焦,日久成积。其总体病机以正虚为本,湿、毒、痰、瘀为标,虚实夹杂。

中医治疗前列腺癌以扶正祛邪为原则,根据肿瘤的分期及不同治疗方法(手术、微创治疗、内分泌治疗、放化疗等)采用相应的治疗原则。①早期前列腺癌:以手术切除为主,围手术期中医治疗以扶正补虚为主,术后稳定期配合中医药治疗以抗转移、防复发,提高术后远期生存率。②中期前列腺癌:配合内分泌治疗,减轻药物的副反应,提高生活质量,带瘤生存。③晚期前列腺癌:占主导地位,以益气、养阴、补肾等扶正固本补虚方法治疗为主,并酌情辅以清热解毒、化湿利水、行瘀散结等祛邪方法,目的为缓解症状,提高生存质量,延长生存期[1]。

临床根据辨证大多分以下证型论治:肾气亏虚证治以益气补肾、通阳利水,可予六味地黄丸加减,常用熟地黄、泽泻、牡丹皮、茯苓、山茱萸、山药、黄芪、白术、桂枝、猪苓、白英、马鞭草等。四肢不温、畏寒、腰膝酸软偏于阳虚者加仙茅、巴戟天、淫羊藿、菟丝子;肝肾阴虚者加牛膝、龟甲、桑寄生。湿热蕴积证治以清利湿热,散结利水,用八正散合二妙散加减,常用黄柏、苍术、车前子、萹蓄、甘草、肿节风、瞿麦、白花蛇舌草、土茯苓、龙葵等。小腹痛者加红花、牛膝化瘀止痛;小便难解者加金钱草、鸡内金清热通淋。瘀热内结证治以清热解毒,化瘀散结,方用解毒化瘀汤加减,常用半枝莲、白花蛇舌草、败酱草、土茯苓、夏枯草、黄药子、泽兰、蒲黄、琥珀、枸杞子、绞股蓝、香附等。骨转移疼痛者加延胡索、全蝎、僵蚕、络石藤理气止痛。毒邪稽留,气阴两虚证治以培补气阴、解毒散结,方用八珍汤加减,常用太子参、北沙参、白术、茯苓、甘草、熟地黄、当归、白芍、川芎、枸杞子、牡丹皮、鳖甲、黄精、紫河车、夏枯草、半枝莲等。骨蒸潮热或低热者,予牡丹皮、胡黄连、秦艽、鳖甲、银柴胡、地骨皮;肿瘤标志物升高者,加南方红豆杉、半枝莲、白花蛇舌草、山慈菇等[2]。

前列腺癌的"扶正"多从脾肾考虑,祛邪不外乎利湿、化瘀、清热,但各医家有所侧重。张亚强以扶正培本为治则,补益脾肾、清热利湿、祛瘀解毒,自拟前列消癥汤治疗[3];贾英杰提出以益气为先,健脾为本,祛邪为助,以自拟方健脾利湿化瘀方治疗[4]。陈志强认为中晚期患者治宜滋补肝肾、调畅气机、平衡阴阳、调和营卫,肝肾不足者以滋水清肝饮加减,营卫失调者以柴胡加桂枝汤加减[5]。

另外,可选用斑蝥、苦参、蟾酥等组成的中成药口服,或注射剂静脉滴注,对祛除邪毒,控制肿瘤有一定疗效。此外,结合针灸治疗,可改善小便淋沥不畅、局部病灶或骨转移导致的疼痛,以及内分泌治疗导致的内分泌失调症状。

参考文献

[1] 花宝金.中医临床诊疗指南释义·肿瘤疾病分册[M].北京:中国中医药出版社,2015.

[2] 游爽,陈学彰,方子豪,等.从肝脾肾探讨前列腺癌的分期辨证论治[J].中医肿瘤学杂志,2023,5(4):18-22.

[3] 刘冬.张亚强中医药治疗前列腺癌经验总结[D].北京:北京中医药大学,2017.

[4] 张瑶,李小江,贾英杰.中医"健脾利湿化瘀法"在前列腺癌治疗中的运用[J].天津中医药,2021,38(3):317-321.

[5] 朱首伦,何志鹏.陈志强教授分期辨证论治前列腺癌经验[J].河北中医,2021,43(4):541-544.

第 60 问　对前列腺癌术后尿失禁患者中医药有何治疗措施?

前列腺癌术后常会出现一些并发症,其中尿失禁的发生率为 6%~20%,患者的身心健康受到严重影响[1]。目前,西医治疗前列腺癌术后尿失禁总体疗效不甚理想。随着治疗模式的多样化,中医对前列腺癌术后尿失禁的恢复及术后生活质量的改善有很好的促进作用。

自古以来,中医就极为重视人体水液代谢及其相关病变,积累了丰富的理论和临床经验[2]。《素问·经脉别论》曰:"饮入于胃,游益精气,上输于脾,脾气精散,上归于肺,通调水道,下输膀胱,水精四布,五经并行。"指出了尿液的正常排泄与肺、脾、肾、膀胱关系密切[3]。前列腺癌术后尿失禁可归属为中医"遗溺""膀胱咳"范畴。老年男性素体久虚,癌毒既盛,加之金刃所伤,损伤肺、脾、肾的功能,导致膀胱气化失约、升清降浊失调,津液运行失畅,遂致尿失禁。中医对于前列腺癌术后尿失禁的治疗主要包括中药口服治疗及中医外治法(针刺、艾灸、推拿、功法)。

1. 中药口服治疗

一般采用补中益气、补肾固摄法治疗。有研究发现,补中益气法对前列腺癌根治术后尿失禁患者的疗效确切,可改善控尿、排尿功能,提高生活质量,且安全性高[4];补肾固摄发挥交通心肾、补肾摄精止遗作用,促进尿失禁症状快速缓解甚至消除,可选用桑螵蛸散加味。此外,也有学者根据辨证采用不同的治法方药,如脾肾两虚证选用缩泉丸、仙芪补肾汤健脾补肾;肝肾不足偏阴虚者选用金锁固精丸、芍药甘草汤加减;偏肾阳不足寒滞肝脉者可用暖肝煎、天台乌药散加减以温补肝肾;肝郁气滞者选用代抵当丸、沉香散;肺肾虚寒证选用甘草干姜汤[5]。

2. 中医外治法

(1)针刺作为中医重要的治疗方法之一,对于本病的恢复同样有效。可选用足太阳膀胱经相关腧穴以温阳益气、增强脏腑固摄之力,恢复膀胱气化功能。同时,控制排尿相关神经也多分布于足太阳膀胱经上,针刺足太阳膀胱经腧穴可通过兴奋神经,刺激排尿反射,调节逼尿肌和括约肌功能,达到帮助恢复排尿功能的效果。临床可采用"益气固元"针法治疗前列腺癌根治术后尿失禁患者。仰卧位时嘱患者排空尿液,取穴气海、关元、曲骨、归来(双侧)、阴陵泉(双侧)、足三里(双侧)、三阴交(双侧)、太冲(双侧)。电针配穴以归来配关元、归来配曲骨、三阴交配阴陵泉(双侧)。俯卧位取双侧肾俞、气海俞、关元俞、秩边、次髎、会阳。电针配穴以关元俞配肾俞、秩边配次髎,俯卧位均为双侧取穴[6]。刘志顺等[7]认为低频电针肾俞、次髎、会阳、三阴交能调补肾气,促进肾与膀胱对尿液的气化固摄,调节腰骶自主神经功能,故可用于治疗老年急迫性尿失禁,对于前列腺癌术后证属脾肾两虚者可参考使用。郑慧敏等[8]通过长期临床研究发现深刺下腹部或腰骶部的穴位可以双向调节神经兴奋性,加强膀胱、尿道和盆底肌群的协调性,有效改善下尿路排尿功能障碍,缓解尿失禁症状。

(2)艾灸在本病治疗中可以起到非常重要的作用,操作简单,安全有效,具有温阳强肾、收涩止遗的疗效,可增强患者机体血液循环,改善组织营养,从而提高肌肉兴奋性和肌力,进而改善尿失禁症状。常取神阙、关元、气海、肾俞等穴进行灸法治疗。另外,也可以采用温针灸疗法,取上髎、次髎、中髎、下髎等穴位治疗前列腺癌术后尿失禁。

(3)推拿通过刺激和调节身体的特定穴位和经络,恢复膀胱括约肌的功能,提高排尿自控能力。①俯卧位基础手法,即自十二胸椎开始至骶骨下端做掌推法;按揉腰骶部要有微热感,使其肌肉松弛;点按三焦俞、肾俞、气海俞、关元俞、膀胱俞、八髎;按揉双下肢,点按承山、承筋、委中、殷门等穴。②仰卧位基础手法,即自上脘至曲骨穴做掌推法,点按头部百会穴;按揉小腹部达到微热舒适感,点按中极、气海、关元、归来、天枢等穴;拿揉双下肢脾经路线,点按阴陵泉、三阴交等穴。根据辨证治疗,基础手法可合用相关穴位,肾气不固膀胱失约型加用小腹部震颤法达到微热感,重点点按肾俞、膀胱俞、中极、关元、三阴交等穴;下焦瘀滞型加用按揉腰骶部擦法,透热为度,重点点按八髎、血海、太冲等穴。此外,中医推拿还注重整体调理。通过全身性的揉法、推法、拿法等手法,可以舒筋活血、缓解肌肉紧张,进一步改善尿失禁的症状。

(4)中医传统功法中的导引术、八段锦等运动疗法也可以帮助患者增强盆底肌肉的力量和灵活性,提高尿道括约肌的控制能力,从而改善尿失禁的症状。八段锦是中医传统功法的代表,以肢体运动为主,辅以呼吸吐纳,具有宣导气血、疏通经络、培育元气、扶正祛邪的作用。其中,第3式调理脾胃臂单举,加强脾胃升清功能,气机升则遗尿止;第 7 式两手攀足固肾腰,通过摩运足太阳膀胱经激发其经气,从而增补肾中精气,固本培元,强肾壮腰,防治小便不利、尿失禁等症状;第 8 式背后七颠百病消,通过足跟反复起落震荡,激发督脉经气,致使周身气血通畅,同时配合呼吸与提肛运动,可使精气在腹中游转,摩运脏腑,不仅可滋养脏腑,亦可提升气机。提肛运动还可锻炼盆底肌肉,增强肌力,改善肌肉之间的协同效应,达到控制尿液排泄的作用。

参考文献

[1] Mayekar R, Bhosale A, Kandhari K, et al. A study of transobturator tape in stress urinary incontinence[J]. Urology Annals, 2017, 9(1): 9.

[2] 胡应林,王玉惠,王小琴,等.邵朝弟运用补中益气汤治疗尿失禁经验[J].辽宁中医杂志,2015,42(3):479-481.

[3] 张林,沈建武,曾凡雄,等.中医药治疗女性压力性尿失禁临床研究进展[J].国际中医中药杂志,2017,39(10):957-960.

[4] 唐荣志,赖海标,钟亮,等.补中益气法对前列腺癌根治术后尿失禁患者控尿、排尿功能及生活质量的影响[J].辽宁中医杂志,2019,46(12):2599-2602.

[5] 陈莹,张国伟,左瑶瑶,等.陈守强运用挑络疗法、拔罐放血疗法联合中药内服治疗前列腺癌根治术后尿失禁经验[J].中国民间疗法,2023,31(21):94-97.

[6] 宋楠楠,马继红,夏洪晨,等.“益气固元”针法治疗前列腺癌根治术后尿失禁患者的临床观察[J].世界科学技术—中医药现代化,2020,22(9):3432-3436.

[7] 刘志顺,刘保延,杨涛,等.电针治疗老年急迫性尿失禁临床研究[J].中国针灸,2001,21(10):579-582.

[8] 郑慧敏,陈跃来,侯文光,等.陈跃来针灸治疗压力性尿失禁经验辑要[J].中华中医药杂志,2021,36(2):850-853.

第 61 问 中医如何配合前列腺癌药物去势患者的治疗?

药物去势治疗作为中高危前列腺癌治疗的基础贯穿于治疗全过程,因药物毒性反应产生的前列腺癌去势综合征不容忽视。其临床主要表现为乏力、潮热、腰膝酸软、性功能降低、抑郁焦虑、失眠等,归属于中医“虚劳”“郁证”“心悸”“不寐”“阳痿”等范畴。其本在肾,主要涉及心、肝二脏,通过调节心、肝、肾,恢复三脏生理功能,扶正祛邪,恢复机体平衡,可以减轻去势治疗不良反应,提高患者生活质量。

1. 从肾论治

中医认为肾藏精,主骨生髓,为先天之本,主宰人体生长发育、生殖繁衍。《素问·上古天真论》云:"男子七八,肝气衰,筋不能动,天癸竭,精少,肾脏衰,形体皆极。"本病患者多为老年男性,肾精亏虚、天癸渐衰,去势治疗后肾脏功能进一步受损,导致神疲乏力、腰膝酸软、畏寒肢冷、尿频尿急、性功能降低,甚至骨痛、骨折等。去势治疗早期患者常以潮热、汗出、五心烦热、失眠为主要症状,常伴舌尖偏红、脉细数等。此乃肾阴偏虚,癸水不足,无法上制心火,从而形成以肾虚为本、心火为标之本虚标实证,治疗当以滋肾水、清心火为主,常用六味地黄丸合二至丸作为基础方,同时选用入心经之黄连、栀子、莲子心、百合、淡竹叶、甘草、灯心草等以清心火,改善烘热、心烦、汗出症状。疾病发展至后期,患者雄激素匮乏日久,肾精日损,不能上养于心,最终心肾不交,气血精神全面失调,神经内分泌功能紊乱,出现贫血、骨质疏松、健忘、痴呆、失眠等症,治疗以"交通心肾,调养气血"为总则,重在补虚,用补肾益精和补养心气之法,以求心肾同治、精神同调、气血并补,代表方如五子衍宗丸合归脾汤。余桂清教授依据扶正固本、培补脾肾治则创立的健脾益肾颗粒,方中党参、白术健脾益气;菟丝子、枸杞子、女贞子、补骨脂益肾填精,对晚期前列腺癌去势治疗患者具有明显改善神疲乏力、腰膝酸软的功能,可提高机体免疫功能,保护骨髓的造血功能[1]。

2. 从肝论治

前列腺癌患者采用去势治疗后常出现以精神症状、周围神经功能紊乱、性功能减退为主的临床表现,对患者的心理健康产生重大影响[2-3]。前列腺处于足厥阴肝经循行部位,去势治疗会加重厥阴肝经气机郁闭导致肝气不疏,因此疏肝解郁、调畅气机尤为重要,可采用柴胡桂枝汤以调畅气机、调和阴阳营卫[4]。肝肾同源,精血互化,临床治疗既要关注肝的疏泄功能,又要顾及肾的藏精作用,通过调和肝肾阴阳、滋补肝肾精血等方法达到治病求本的目的。可采用滋水清肝饮加味,该方出自清代高鼓峰《医宗己任编》,为六味地黄汤和丹栀逍遥散的合方,具有滋阴养血、清热疏肝的功效,后世医家用于治疗腰酸膝软、骨蒸潮热、头晕、目眩、耳鸣、耳聋、胸满胁痛、自汗盗汗、五心烦热、口苦咽干、舌燥喉痛等肝肾阴虚、相火内扰者。

3. 从心论治

中医认为,心属火,肾属水,心火须下降于肾而使肾水不寒,肾水须上济于心而使心火不亢。前列腺癌去势治疗后肾元亏虚,久之而心肾不交,出现心烦失眠、心悸不安、眩晕耳鸣、五心烦热、腰膝酸软、舌红脉细数等症状。另外,长期抑郁忧闷,肝气不疏亦可进一步伤及心肾,如陈士铎在《辨证录》中指出"心欲交于肾而肝通其气;肾欲交于心而肝导其津",故临床治疗前列腺癌去势综合征常在补肾益精、疏肝理气的基础上酌加龙骨、酸枣仁、茯苓、茯神、五味子、柏子仁、麦冬、远志、菖蒲等养心安神之品,以恢复中医心-肝-肾轴的平衡。

参考文献

[1] 刘浩,刘硕,王辉.健脾益肾颗粒对前列腺癌去势术后患者生活质量及免疫功能的影响[J].中国中医药信息杂志,2012,19(6):77-78.

[2] Izard J P, Robert Siemens D. Androgen deprivation therapy and mental health: Impact on depression and cognition[J]. European Urology Focus, 2020, 6(6): 1162-1164.

[3] Deka R S, Rose B S, Bryant A K, et al. Androgen deprivation therapy and depression in men with prostate cancer treated with definitive radiation therapy[J]. Cancer, 2019, 125(7): 1070-1080.

[4] 许树才,黄超.柴胡桂枝汤治疗前列腺癌去势术后综合征36例[J].贵阳中医学院学报,2008,30(4):40-41.

第62问 前列腺癌骨转移的中医治疗方法有哪些?

前列腺癌骨转移是晚期前列腺癌发展的主要路径之一,发生率约为7%[1-2]。因骨转移导致的病理性骨折、疼痛等骨相关事件严重影响患者身心健康,大大降低了患者的生存质量。前列腺癌骨转移属中医"骨瘤""骨痨""骨痹""骨疽"等范畴,其核心病机在于元气亏虚,肝、脾、肾不足,正气无力御邪,痰瘀与癌毒流窜胶着于骨,耗竭气血津液,继而腐骨蚀络发为骨转移[3]。治疗总以固本祛邪为基本治则分型论治[4],内治外治联合相辅相成。

分型论治中药内服分以下几种情况进行:①表现为局部剧痛,按之坚硬,面色萎黄或黧黑,腰酸膝冷,耳鸣目眩,肌肉瘦削,饮食锐减,肢体瘫痪或截瘫,舌质淡紫,无苔,脉沉细等,证属肾虚髓伤,治以益肾填髓,扶正散结,方选六味地黄丸加减。徐经世采取"补肾壮骨"之法,予补骨脂、淫羊藿、杜仲、巴戟天、狗脊、黄精、肉苁蓉等[5]。②表现为疼痛遇寒或遇阴雨天加剧、得温暂缓、昼轻夜重，形寒肢冷，面色㿠白，舌淡紫，或舌边有瘀点瘀斑，苔白，脉沉细或涩，属寒凝经脉证，治以温经散寒，活血止痛，方选阳和汤加减。③表现为隐隐作痛，绵绵不绝，劳累后加剧，常伴形体消瘦，面色无华，疲倦乏力，舌淡，苔薄，脉细，属于气血两虚证，治以益气养血、活血解毒，方选八珍汤加减。④表现为患处肿胀、持续刺痛、拒按、夜间为甚，面色晦暗，口唇暗紫，舌质紫暗，或有瘀斑瘀点，脉细涩，属瘀血内阻证，治以活血化瘀、消肿散结，方选身痛逐瘀汤加减。

多种中医外治手段可以用于前列腺癌骨转移治疗。针刺可结合痛点局部取穴（即阿是穴）和循经取穴，头部骨痛配合百会、合谷；胸部骨痛配合肺俞、膻中；肩部骨痛配合肩井或肩髃；脊柱腰部骨痛配合肾俞、委中；腰腿痛加环跳、肾俞、阳陵泉、昆仑；肩背痛加天宗、肩髃、阿是穴；刺痛、舌下络脉瘀曲等血瘀明显者加血海、膈俞；两胁胀痛、善叹息等气滞证加行间或太冲。艾灸通过刺激人体不同穴位，通达血脉、疏通局部气机，同时温阳补虚，有助于缓解脏腑虚弱，减轻患者疼痛。有研究选取三阴交、关元、肝俞、肾俞、足三里等主穴，配以局部阿是穴进行艾灸，可缩短中重度骨转移癌痛患者镇痛起效时间，延长镇痛持续时间，提高患者生活质量和临床疗效[6]。此外，研究显示常规三阶梯药物治疗联合蟾乌凝胶膏（蟾酥、生川乌、两面针、重楼等）贴敷可以缓解癌痛，不但能减少三阶梯药物的剂量和毒副反应，其综合疗效优于常规三阶梯药物单用，可以更好地缓解晚期肿瘤患者的癌痛，有助于提高癌痛患者生活质量，且患者不良反应少，具有良好的耐受性和安全性[7]。

诸多医家对前列腺癌骨转移的治疗方式进行了有益探讨。山广志认为前列腺癌骨转移在治疗时应从内外两方面入手：内治法以滋补肾气填精固本为根本，同时注重调理脾胃，疏通机体气机；外治法以"通络活血"为治则，能有效减轻患者的疼痛，再配合以食疗，从而从整体上提高患者的生存质量[8]。另有医家认为肝肾受损、骨气内虚是前列腺癌骨转移的根本，湿热、痰瘀胶结癌毒是促进骨转移和诱发骨痛的关键，治疗上重视补益肝肾、扶正壮骨以治本，清除癌毒、祛邪止痛以治标[9]。花宝金认为前列腺癌骨转移引起的疼痛，与肝、脾、肾三脏关系密切，临床常采用补益肝肾、理气健脾、疏肝行气等治疗方法[10]。

总之，前列腺癌骨转移治疗以补益肝肾、行气通络止痛为主，在治疗过程中顾护脾胃之气，根据寒、湿、瘀等不同病理因素予以温经散寒、清热利湿、活血化瘀等法,并综合运用各类外治法提高止痛疗效。

参考文献

[1] Myint Z W, Qasrawi A H. Prostate adenocarcinoma with brain metastasis: a surveillance, epidemiology, and end results database analysis 2010-2015[J]. Medical Science Monitor, 2021, 27: e930064.

[2] Ferlay J, Colombet M, Soerjomataram I, et al. Estimating the global cancer incidence and mortality in 2018: GLOBOCAN sources and methods [J]. International Journal of Cancer, 2019, 144(8): 1941-1953.

[3] 陈倩倩,孔凡铭,赵辰辰,等.贾英杰教授"黜浊培本"理论治疗恶性肿瘤探讨[J].天津中医药,2020,37(3):282-286.

[4] 周青,田雪飞,常德贵,等.前列腺癌中西医结合诊疗与健康管理中国专家共识[J].中华男科学杂志,2022,28(10):941-953.

[5] 孙倩文,刘丽丽,张东伟.徐经世国医大师治疗恶性肿瘤骨转移临床用药经验探析[J].中医药临床杂志,2024,36(5):869-872.

[6] 朱志方.艾灸联合双膦酸盐治疗中重度骨转移癌痛患者的临床效果[J].中国当代医药,2024,31(6):21-24,28.

[7] 李瑛,金辉华,王海琴,等.蟾乌凝胶膏穴位贴敷缓解癌症疼痛临床观察[J].上海针灸杂志,2017,36(4):397-400.

[8] 李生洁,山广志.山广志教授治疗前列腺癌骨转移的临证经验[J].浙江中医药大学学报,2016,40(2):131-133.

[9] 徐新宇,崔云,郑军状,等.崔云治疗前列腺癌骨转移临证经验[J].浙江中医药大学学报,2022,46(10):1086-1090,1097.

[10] 任娟霞,郑广达,尚璐,等.花宝金教授治疗前列腺癌骨转移经验探析[J/OL].辽宁中医杂志,2024:1-6.(2024-08-15)[2025-03-14].https://kns.cnki.net/kcms/detail/21.1128.R.20240815.1156.100.html.

第63问　中医如何认识前列腺癌放疗导致放射线膀胱炎?

放射性膀胱炎是放疗后因放射线照射对膀胱黏膜产生不同程度的损害和功能障碍的严重并发症,以膀胱固有层水肿、充血和炎症为主要病理改变,以尿频、尿急、尿痛伴有顽固性血尿为主要临床表现。临床可以参照"热淋""血淋"诊治。但一些医家对其病因病机和治疗也有独到见解。

有学者[1]认为放射性膀胱炎主要病机为放射线的火热之邪引动内生郁

火,耗气伤阴损及脏腑,肾阴虚无以制约心火,虚火下移小肠,转于膀胱,阴损及阳,无以蒸腾汽化水液,浊阴内阻流注下焦,湿热结于膀胱,出现气阴两虚而膀胱湿热的证候,其直接病位在膀胱,间接病位在心、肾。治疗主以益气养阴,辅以清心利湿,方剂选用经典古方清心莲子饮加减化裁,辨证施治。

也有研究[2]将放射性膀胱炎分为阴虚湿热证和瘀毒内结证。阴虚湿热证:主要表现为小便灼热、淋涩刺痛、尿黄赤少或尿血有块、尿频尿急、小腹胀痛、腰痛乏力、舌红少苔或舌红苔黄腻、脉沉细无力。治予益肾养阴、清利湿热、凉血解毒,选用知母、黄柏、女贞子、墨旱莲、木通、滑石、竹叶、车前子、白花舌蛇草、半枝莲、白茅根、石韦、小蓟、泽泻、茯苓等药物。瘀毒内结证:主要表现为腹部刺痛、尿痛血尿或有瘀块、舌暗红或瘀点、瘀斑、苔黄、脉沉细。治予清热解毒、活血化瘀,选用三七、益母草、牛膝、丹参、赤芍、黄柏、半枝莲、白花舌蛇草、蒲公英、白茅根、石韦等药物。

周仲瑛针对放射性膀胱炎提出"瘀热"学说,认为其病机以气阴两虚为本,瘀热互结为标。一方面,以清热通淋、活血化瘀为法,凉血散瘀治其标,根据症状的轻重缓急以小蓟饮子化裁加减。热邪较重者可加败酱草、蒲公英、重楼等清热解毒;血分热较重者加水牛角、生地黄、玄参等凉血;血瘀较重者加乳香、丹参、桃仁、红花等活血化瘀,甚者可加虫类药,如土鳖虫、水蛭等加强活血化瘀之力;血尿严重者可加莲蓬炭等炭类药加强止血之效;尿痛明显者可加石韦等加强通淋效果;虚证明显者可酌情加黄芪、人参、麦冬等益气养阴。另一方面,缓解期以益气养阴固其本,治疗兼顾气阴两虚,益气摄血,养阴宁络以防复发,应适当配合健脾和胃之药,如鸡内金、炒谷芽、炒麦芽等以顾护脾胃[3]。

中医外治法对放射性膀胱炎亦有较好疗效,可予清热凉血汤膀胱药物灌注或复方苦参液联合清热凉血汤灌肠,以清热解毒、凉血止血。也可采用针刺治疗,针刺曲池、合谷、阴陵泉、中极等穴位治疗,可明显缩短疗程,促进膀胱黏膜愈合及膀胱功能恢复,同时可增强机体的免疫功能[4-5]。

参考文献

[1] 李小青,朱燃培,张华,等.清心莲子饮加减治疗放射性膀胱炎经验探析[J].中华中医药杂志,2024,39(2):818-821.
[2] 高萍.辨证论治放射性肺炎及放射性膀胱炎的经验体会[J].贵阳中医学院学报,2005,27(2):34-35.

［3］钟少艺,陈慧军,张伟平,等.结合"瘀热"学说探析放射性膀胱炎[J].中医药通报,2023,22(2):51-52.
［4］于祥征,赵光海,宓桂平.清热凉血汤膀胱灌注治疗放射性膀胱炎临床研究[J].中国民间疗法,2010,18(3):21-22.
［5］姜毅,李俊,张建玲,等.复方苦参液联合中药灌肠治疗放射性膀胱炎及肠炎疗效观察[J].中国中医药信息杂志,2011,18(10):70-71.

第十三节 卵巢癌

第 64 问 中医对卵巢癌发病机制的认识如何?

卵巢癌为妇科常见恶性肿瘤之一,死亡率居妇科恶性肿瘤首位[1]。由于卵巢位于盆腔深部,发病隐匿,早期症状不明显,约60%的患者确诊时已属晚期,五年生存率仅为29.2%[2]。卵巢癌治疗首选巢癌细胞减灭术和紫杉醇联合铂类化疗,以多腺苷二磷酸核糖聚合酶(PARP)抑制剂为主的靶向治疗使患者临床获益。尽管如此,治疗后仍有70%的患者在5年内复发,预后较差[3]。

中医学多将卵巢癌归属于"石瘕""崩漏""五色带下""癥瘕""积聚""臌胀"等范畴,认为本病的发生多由正气亏虚、肝脾失调、癌毒内结,合而为病。

1. 正气亏虚为根本原因

中医学认为肿瘤发生的根本原因为正气不足,阴阳失衡,脏腑功能失调,加之外邪入侵,致癌毒内生。吴良村认为正气亏虚是卵巢癌的发病基础,临证辨证施治对症选药,通过益气养阴、顾护脾胃,奏"养正积自除"之功效[4]。朴炳奎认为卵巢癌由多种内外因素导致机体正气虚弱,脾肾失其常和,气血瘀滞,机体整体的抗病能力下降,在此基础上癌毒内生,伏于至虚之处,治疗强调扶正培本,调和脏腑[5]。刘嘉湘认为正气的强弱是其发生发展的关键所在,正气先虚,阴阳失衡,气血劳伤,致使六气邪淫之毒乘虚侵入,凝结成块,治疗强调补益肝肾,重在补先天之肾阴,辅以消肿散结,同时注重患者的脾胃运化功能,共奏扶正祛邪、消除癌肿之效[6]。

2. 肝脾失调为核心病机

叶天士《临证指南医案》提出"女子以肝为先天",强调肝之于女性的重要性。女子以血为本,以气为用,肝脏在调畅全身气血中起着非常重要的作用。女子感情脆弱、多愁善感,肝气失于疏泄,郁而不散,日久克伐脾土,加之平素饮食不节,脾胃受损,两者相合导致脾胃虚弱,津液输布排泄失常,水湿停聚为痰,痰浊凝聚,气血运行不畅,瘀血内生,湿毒与血、气、痰、瘀蕴结于卵巢而成癥块。

3. 癌毒为标,郁湿痰瘀兼夹

癌毒为恶性肿瘤特有的病邪,是因人体阴阳失和、脏腑功能失调、气血瘀滞而生成的一种特殊的毒邪,贯穿于恶性肿瘤发生、发展的全过程。癌毒具有兼夹性,常与郁、湿、痰、瘀等兼夹出现,互生互化。诸邪共同作用于人体,气机受阻,气不行血布津,甚则内郁化火,热炽成毒,与瘀搏结,内生癌毒,渐成癌肿[7],故卵巢癌的特征性病理因素为"虚、郁、痰、瘀"。这四类病邪既是癌毒内生的病理基础,又是癌毒损正的病理产物,邪盛生毒,毒必附邪,癌毒与日盛之郁、湿、痰、瘀邪搏结依附而形成热毒、湿毒、痰毒、瘀毒,贯穿于疾病始终[8]。

参考文献

[1] Sung H, Ferlay J, Siegel R L, et al. Global cancer statistics 2020: GLOBOCAN estimates of incidence and mortality worldwide for 36 cancers in 185 countries [J]. CA, 2021, 71(3): 209-249.

[2] Zhang C, Guo X, Peltzer K, et al. The prevalence, associated factors for bone metastases development and prognosis in newly diagnosed ovarian cancer: a large population based real-world study [J]. Journal of Cancer, 2019, 10 (14): 3133-3139.

[3] 刘继红,黄绮丹. 复发性卵巢癌的靶向治疗[J]. 实用妇产科杂志,2017,33(11): 809-812.

[4] 黄宏,沈敏鹤,阮善明,等. 吴良村治疗卵巢癌经验[J]. 中医杂志,2017,58(9): 737-740.

[5] 张兰鑫,侯炜,李玉潇,等. 全国名中医朴炳奎治疗卵巢癌的中西医结合证治思路 [J]. 湖南中医药大学学报,2022,42(9):1502-1506.

[6] 谢咚,孙明瑜. 国医大师刘嘉湘滋补肾阴法治疗卵巢癌学术经验[J]. 光明中医, 2023,38(2):339-341.

［7］崔林.庞泮池教授治疗宫颈癌的临床经验[J].湖南中医药导报,2003,9(11):
　　6-14.
［8］孙晓荷,李柳,程海波.基于癌毒病机理论辨治子宫内膜癌探讨[J].现代中医临
　　床,2023,30(5):94-97.

第65问　如何应用活血化瘀法治疗卵巢癌?

中医认为血瘀是癥瘕的重要病理基础之一,活血化瘀也是卵巢癌的重要治法之一。《伤寒论》将蓄血、癥瘕、虚劳、血痹、产后腹痛诸证归为血瘀证;《景岳全书·妇人规》曰:"瘀血留滞作癥,惟妇有之……总由血动之时,余未净,而一有所逆,则留滞日积而渐以成癥矣。"当代诸多医家也认为癥瘕与血瘀密切相关,韩冰认为卵巢癌的基本病机特征为瘀久夹痰,渐成癥瘕,提出"气、血、痰"为本病的三个关键因素,治疗当将理气、活血、化痰、软坚、消痰、散结等法相结合,辨证而用[1]。朱南孙认为本病的基本特征为气血失调、瘀血阻滞、积久呈癥[2]。活血化瘀法在卵巢癌中的具体应用如下。

1. 扶正为主,化瘀为佐

正气不足是卵巢癌发生发展的根本原因,临床应以扶正为主,化瘀为佐。《医林改错·方叙》载:"气无形不能结块,结块者,必有形之血也。"《仁斋直指方·血荣气卫论》载:"气有一息之不运,则血有一息之不行。"可见肿瘤发病与气血运行失常密切相关。朴炳奎提出"扶正与活血化瘀抑制肿瘤转移"的思路,通过研究证实在扶正解毒基础上配合活血化瘀治疗可以克服单用活血化瘀药物可能促进肿瘤发展的弊端[3-4]。也有研究发现,以益气活血立法的方药通过调控细胞黏附分子表达、抑制细胞外基质降解、抑制新生血管生成、改善免疫抑制及改善血液高凝、高黏状态等多种机制可抑制肿瘤转移[5-7]。林丽珠认为脾胃气虚、肝肾亏虚是卵巢癌病机之根本,而瘀毒蕴结胞宫为卵巢癌发病之标,是卵巢癌不断发展恶化的主要病理因素,临床多采用"健脾补肾,祛瘀散结"之法,强调了扶正化瘀的重要性[8]。

2. 理气化瘀,以通为用

《医学入门》提出"瘀血必归肝经",肝疏泄功能失常使正常血液、津液发

生运行障碍,久则成瘀。《医学真传》云:"通则不痛,理也。但通之之法,各有不同。调气以和血,调血以和气,通也。下逆者使之上行,中结者使之旁达,亦通也。"对于卵巢癌患者而言,活血化瘀为"通",疏肝理气亦为"通",因此,疏肝理气、活血化瘀是卵巢癌治疗"以通为法"的重要体现[9]。

3. 祛痰化瘀,扫除病邪

"痰"与"瘀"是化生肿瘤的基本物质,也是形成癌毒的重要病理因素。《丹溪心法》云:"痰挟瘀血,遂成窠囊。"卵巢癌痰瘀互结、胶滞难解、聚结于盆腔是其重要的病机之一。因此,活血化瘀法常与祛痰散结法合用,并根据痰瘀的轻重而有所侧重。痰证为先,选用夏枯草、浙贝母、生牡蛎、生南星、昆布、蛇六谷等;若有明显的瘀血停着见症,可加入活血化瘀之品,如莪术、桃仁、泽兰、茜草、马鞭草、鬼箭羽等[10]。

参考文献

[1] 宋殿荣.韩冰奇经八脉辨治妇科病理论与临床[M].北京:中国中医药出版社,2016.

[2] 赵莉,曹琛,赵莉,等.朱南孙治疗子宫肌瘤经验[J].上海中医药杂志,2010,44(6):1-2.

[3] 花宝金,朴炳奎.肿瘤虚证及扶正培本治疗的现代免疫机制研究[J].中国中医基础医学杂志,2000,6(3):60-63.

[4] 花宝金,侯炜.朴炳奎治疗恶性肿瘤经验撷萃[M].北京:中国中医药出版社,2014.

[5] 时晓霞,唐德才,尹刚,等.黄芪、莪术配伍对人卵巢癌 HO-8910 原位移植瘤组织中 MMP-2、FGF-2、BCL-2 表达的影响[J].中华中医药学刊,2018,36(6):1312-1315.

[6] 王雪振,张小雨,牟悦,等.当归补血汤在恶性肿瘤中作用的研究进展[J].中国实验方剂学杂志,2022,28(9):214-220.

[7] 吴晓晴,卢雯平.益气活血解毒方治疗铂类耐药卵巢癌患者的作用机制探究[J].中国医药,2024,19(5):654-658.

[8] 杨才志,黄仲羽,林洁涛,等.林丽珠治疗卵巢癌用药规律探讨[J].广州中医药大学学报,2019,36(12):2027-2033.

[9] 陈畅乾,李根,王小云.王小云养与通治疗妇科恶性肿瘤的临证经验[J].中华中医药杂志,2017,32(8):3531-3533.

[10] 朱家熊.宋明志教授治疗妇科肿瘤的经验[J].江苏中医,1999,31(7):10-11.

第66问 卵巢癌术后下肢水肿中医有何策略？

卵巢癌术后下肢水肿主要是由于手术清扫盆腔淋巴结损伤导致的淋巴回流障碍，尤以腹股沟、盆腔淋巴结清扫术后下肢淋巴水肿的发生概率较高，如果早期未得到很好治疗，下肢淋巴水肿长期存在会形成皮肤组织纤维化，后期形成象皮肿，使关节活动受限甚至功能丧失。西医目前对于下肢淋巴水肿尚无安全有效的治疗药物，经穿戴弹力袜、理疗等保守治疗后无效者可考虑外科手术，但疗效尚不令人满意。中医将本病症归属于"水肿""脉痹""象皮肿""大脚风"范畴，认为其形成主要与气虚、气滞、血虚、血瘀、湿热等因素有关。通过内治和外治结合，以辨证中药内服结合中药外用、针灸、推拿等可起到确切疗效。

1. 中药内服以辨证分型论治为主导

气虚血瘀型治宜益气活血、化瘀通络，可选黄芪桂枝五物汤、补阳还五汤合防己茯苓汤等。脾肾阳虚型治宜健脾补肾、温阳化气、益气利水，可选济生肾气丸[1]，阳虚明显者可选用真武汤。瘀阻水停型治宜活血通络、利水渗湿，可选五苓散合血府逐瘀汤等，瘀血较重可用三棱、莪术破血行气，或用水蛭、全蝎、土鳖虫等虫类药破血逐瘀通络。肝郁脾虚型治宜疏肝健脾、调畅气机，可选逍遥散为主方加减。湿热下注型治宜清热利湿消肿，可选四妙丸或萆薢消肿丸等，合并感染热毒明显者可加金银花、赤芍、蒲公英、牡丹皮、大黄等。

2. 中医外治法

运用中药熏蒸、外敷等可以通过皮肤黏膜对药物的吸收，使药力直达病所，增加药物利用度，改善下肢水肿症状。可选用中药大黄 60 g、芒硝 120 g 外敷以活血化瘀，消癥散结[2]。胡家才等[3]运用利湿通络汤方、任青松等[4]运用消栓通脉散外敷局部可以改善下肢肿胀症状；郑同莉[5]、沙蕊等[6]采用中药芒硝、冰片混合后外敷治疗早期下肢淋巴水肿，可加快炎症的吸收和消散以缓解局部组织肿胀。

针刺疗法具有行气利水、活血通络的作用，可缓解患者肢体肿胀、疼痛等症状，李艳梅等[7]针刺三阴交、阴陵泉、气海、三焦俞、石门、水分、太溪、肾俞等穴以益气健脾、补肾利水，并于右下肢足阳明胃经、足少阳胆经及足太阳膀胱经循经排刺以调达经气,促进水液循行,起针后于出水处用抽气罐吸拔,促进水液外排。吕红艳[8]运用温针灸配合中频脉冲电治疗,针刺取穴足三里、阴陵泉、太冲、血海、三阴交、阿是穴,得气后于足三里、阿是穴行温针灸,"温而通之",起针后于肿胀明显处行中频治疗,加速病理产物的消散和吸收。

推拿按摩是在中医理论指导下,通过各种手法在人体体表进行推、拿、按、揉、搓等操作以刺激经络及腧穴,起到调理脏腑气血、舒筋活络的功效。对于下肢淋巴水肿患者,临床中可沿足太阴脾经、足少阴肾经、足厥阴肝经循经方向按摩。因其三阴经循行与血液及淋巴回流方向一致,故而可通过推拿按摩手法疏通局部经络、促进水液回流,以缓解下肢肿胀。雷少华等[9]根据"经脉所过,主治所及",采用一指禅法、指摩法和指推法循下肢足三阴经按摩,取穴太溪、复溜、三阴交、阴陵泉、曲泉,治疗后下肢肿胀明显改善,皮肤紧绷感消失。

参考文献

[1] 郑玉玲,陈丽.温肾化气法治疗妇科肿瘤术后、放疗后下肢水肿验案 2 则[J].中医肿瘤学杂志,2019,1(4):74-76.

[2] 卢雯平,白萍,田小飞,等.卵巢癌中西医结合诊疗指南[J].中国医药,2024,19(5):641-648.

[3] 胡家才,杨智杰.中药与手法、绑扎疗法综合治疗下肢慢性淋巴水肿[J].湖北中医学院学报,2010,12(5):22-24.

[4] 任青松,董春红.消栓通脉散配合物理疗法治疗淋巴水肿 36 例[J].河南中医,2008,28(1):45-46.

[5] 郑同莉.芒硝、冰片外敷治疗早期下肢淋巴水肿的临床观察[J].中国民间疗法,2016,24(7):41-42.

[6] 沙蕊,裴可.冰硝散外敷治疗恶性肿瘤致双下肢水肿患者 60 例效果观察[J].临床合理用药杂志,2017,10(31):94-95.

[7] 李艳梅,卜彦青,刘桂霞.右下肢淋巴水肿案[J].中国针灸,2004,24(11):813.

[8] 吕红艳.卵巢癌术后下肢水肿案[J].中国针灸,2014,34(10):946.

[9] 雷少华,刘丽秀,侯月丽.1 例宫颈癌根治术后下肢淋巴水肿患者的中医特色护理[J].当代护士(下旬刊),2019,26(11):129-131.

第 67 问 晚期卵巢癌中医如何进行维持治疗?

晚期卵巢癌中医药维持治疗是指对初次诊断或经治后复发转移患者在手

术和化疗达到病情缓解后给予扶正祛邪的辨证论治,以尽快恢复脏腑功能,改善症状,稳定抑制肿瘤,延缓进展的治疗方式。大量的临床实践及研究表明,晚期卵巢癌单用中医药或联合西药维持治疗在延长无进展生存期、提升患者生存质量方面具有重要作用[1-4]。

临床辨证论治依据以下五种证型进行[5]:①冲任失调证临床表现为神疲乏力,气少懒言,面色淡白或晦滞,疼痛如刺,痛处不移,拒按,腰酸,潮热汗出,眩晕,大便难出,舌淡暗或有紫斑,脉弦或沉涩。治以益气活血、调理冲任,方予理冲汤(《医学衷中参西录》)加减。②气滞血瘀证主要表现为情志抑郁或易怒,面色晦暗,形体消瘦,少腹胀痛,神疲乏力,口唇紫暗或爪甲紫暗,善太息,舌紫暗或有瘀点,脉细或涩。治以行气活血、祛瘀消癥,方予加味乌药散(《证治准绳》)合桂枝茯苓丸(《金匮要略》)加减。③寒凝血瘀证主症为少腹积块,按之痛甚,得温痛减,肢冷色青,经前或经期小腹冷痛拒按,经血量少,色暗有块,畏寒肢冷,舌紫暗,苔白,脉沉迟而涩。治以温中散寒、活血化瘀,方予附子理中汤合三棱煎(《三因极一病证方论》)加减。④阳虚水泛证主症为神疲乏力,腰膝酸软,形寒肢冷,腹胀如鼓,身肿肢肿,腹中冷痛,小便少,大便不畅、面色白,舌淡胖、边有齿痕,苔白,脉沉细无力。治以温阳健脾利水,方予真武汤(《伤寒论》)加减。⑤瘀毒互结证主症为腹中积块,坚硬如石,固定不移,刺痛拒按,痛有定处,发热烦躁,皮下瘀斑,腹大如鼓,舌暗或见紫斑、瘀点,脉涩。治以破气活血、解毒散结,方予大七气汤(《严氏济生方》)加减。

随证/症加减:毒热炽盛者加白花蛇舌草、半枝莲、龙葵、蛇莓;腹水多者加牵牛子、葶苈子、大腹皮、水红花子、泽泻;腹胀甚者加厚朴、槟榔、枳实、熟大黄等;腹腔可触及肿块者酌加山慈菇、皂角刺、蜂房、猫爪草、海藻、制天南星、土鳖虫、水蛭、蜈蚣、全蝎等。

参考文献

[1] Wang B L, Liu Z Q, Zou S Q. Chinese medicine injection combined with chemotherapy drugs in treatment of ovarian cancer: a network meta-analysis [J]. Traditional Chinese Drug Research and Clinical Pharmacology, 2019, 30 (1): 123-130.

[2] 周炜杰.参芪扶正注射液辅助治疗卵巢癌的疗效及安全性 Meta 分析[J].临床合理用药杂志,2020,13(8):15-17.

［3］ Tan J B, Wang T, Kirshbaum M N, et al. Acupoint stimulation for cancer-related fatigue: a quantitative synthesis of randomised controlled trials［J］. Complementary Therapies in Clinical Practice, 2021, 45: 101490.

［4］ Han Q, Yang L, Huang S Y, et al. Effectiveness of auricular point therapy for cancer-related fatigue: a systematic review and meta-analysis［J］. Journal of Advanced Nursing, 2020, 76(8): 1924-1935.

［5］ 卢雯平,白萍,田小飞,等.卵巢癌中西医结合诊疗指南［J］.中国医药,2024,19(5):641-648.

第十四节　子宫内膜癌

第 68 问　中医对子宫内膜癌病因病机认识如何?

子宫内膜癌是指起源于子宫内膜腺上皮的恶性肿瘤,又称子宫体癌,是发达国家和我国部分发达城市女性生殖系统最常见的恶性肿瘤,近 20 年来发病率持续上升并趋于年轻化[1]。子宫内膜癌死亡率与高危组织学类型及期别晚相关。早期子宫内膜癌预后好,五年生存率达 90% 以上,晚期子宫内膜癌预后差,约 16% 子宫内膜癌发现时已为Ⅲ期或Ⅳ期,五年生存率分别 30%~89%、0%~10%[2]。手术是子宫内膜癌主要治疗手段,放疗、化疗和激素治疗是其常用治疗方法。近年来,免疫治疗在子宫内膜癌治疗中取得了一定突破,化疗联合免疫治疗已被证实可改善晚期或复发子宫内膜癌患者的生存预后。

在中医古籍文献中并无子宫内膜癌病名,根据绝经后妇女阴道出血的子宫内膜癌特点,中医诊治可参考"石瘕""崩漏""五色带下""癥瘕""积聚"等病证。其病因多由素体亏虚或后天失养;七情内伤,肝郁气滞,疏泄失常;忧思伤脾,运化失职,温热内生;外感湿热,毒邪内聚,五脏气血乘逆而瘀滞于胞宫,日久形成肿块。其病机主要为以下两方面。

1. 肾精亏虚为发病之本

中医称子宫为女子胞,是发生月经和孕育胎儿的器官,属于六腑之一。生殖器官的发育全赖于"天癸","天癸"是肾中精气充盈到一定程度时的产物,具有促进性腺发育而至成熟的生理效应,故子宫的病变与肾的关系最为密切[3]。因年老肾精不足或后天失养、早婚多产、房室不节导致肾气亏虚;肝肾同源,水不涵木导致肝失疏泄、冲任失畅;肾精不足,气化失司,导致脾失健运、水谷精微不得输布于他脏,日久血海蓄溢失序,冲任盈亏受扰,胞宫疏泄不利,湿热、瘀血、癌毒等病理产物搏结子宫而形成积块[4]。

2. 湿热、痰浊、瘀毒为发病之标

湿热、痰浊、瘀毒既是癌毒内生的病理产物,又是癌毒损正的病理基础。邪盛生毒,毒必附邪,癌毒与日益渐盛之湿、热、痰、瘀邪依附而形成湿毒、热毒、痰毒、瘀毒。湿浊蕴久化热,热入营血,血热搏结,血运不畅,瘀滞于胞宫。湿、热、痰毒阻滞,影响气的流通,形成局部或全身的气机不畅或气滞,而血液的循行有赖于心气的推动、肺气的宣发肃降、肝气的疏泄条达,气滞则血行不利,血行迟缓而形成血瘀,甚而停留于经络,结成瘀血,留于胞宫,蕴结日久成为癌毒,渐成癥积[5]。

综上所述,子宫内膜癌的发生以肾精亏虚为本,与肝、脾密切相关,以湿热、毒邪、瘀血、痰浊为标,本虚而标实,虚实夹杂。

参考文献

[1] 中华人民共和国国家卫生健康委员会.子宫内膜癌诊治规范(2018年版)[J].肿瘤综合治疗电子杂志,2020,6(4):25-35.

[2] Gu B X, Shang X G, Yan M Q, et al. Variations in incidence and mortality rates of endometrial cancer at the global, regional, and national levels, 1990–2019[J]. Gynecologic Oncology, 2021, 161(2): 573–580.

[3] 刘嘉湘.扶正治癌学[M].上海:上海科学技术出版社,2024:138.

[4] 孙晓荷,李柳,程海波.基于癌毒病机理论辨治子宫内膜癌探讨[J].现代中医临床,2023,30(5):94-97.

[5] 陈汉锐,徐剑焜,林丽珠.林丽珠运用补阴升阳法治疗子宫内膜癌临床经验[J].中医药导报,2020,26(8):82-83,90.

第 69 问 子宫内膜癌如何辨治?

子宫内膜癌为全身属虚,局部属实,虚实夹杂的证候。属虚者多见肝肾阴虚、脾肾阳虚之证,属实则多见痰湿、热毒、瘀血之证[1]。临床可分为湿热下注、瘀毒内结、肝肾阴虚、脾肾阳虚4个证型进行辨证治疗。

1. 湿热下注证

主症为阴道不规则出血,淋漓不断,或绝经多年复见阴道出血,量时多时少,带下赤白相兼臭秽,口黏口苦,腹胀纳呆,小便黄浊,大便溏结不爽,舌质红,苔黄腻,脉滑数。治以清热利湿,解毒散结。方选萆薢分清饮加减。带下量多加败酱草、薏苡仁、黄柏、绵茵陈等清热利湿解毒;小腹胀痛甚加乌药、香附、小茴香等理气止痛[2]。

2. 瘀毒内结证

主症为精神烦躁,面色晦暗,带下赤白伴有恶臭,阴道出血色紫黑,伴有血块,盆底固定刺痛,窜及腰骶部,舌质紫暗,有瘀斑、瘀点,脉细或涩。治以活血化瘀,解毒散结。方选少腹逐瘀汤加减。若阴道出血量多,加黄芪、三七、血余炭、棕榈炭、侧柏叶等益气摄血。

3. 肝肾阴虚证

主症为阴道不规则出血,头晕目眩,口苦咽干,赤白带下,气味恶臭,少腹及腰骶部疼痛,手足心热,盗汗,大便秘结,小便欠利,舌质红,苔薄白,脉细数。治以养阴清热,滋补肝肾。方选知柏地黄丸加减。阴虚火旺者,加黄柏、龟甲、鳖甲、水牛角等。

4. 脾肾阳虚证

主症为带下清稀量多,神疲乏力,面目浮肿,畏寒肢冷,腰背酸痛,少气懒言,纳少欠馨,大便溏薄,小便消长,舌淡胖,苔薄白润,脉沉细或细弱。方选附子理中丸合右归丸加减。出血量多,可加三七、茜草、仙鹤草等解毒祛瘀止血;阳虚不固者,加鹿角胶、紫河车、杜仲、肉桂、附子、补骨脂、艾叶等。

参考文献

[1] 刘嘉湘.扶正治癌学[M].上海:上海科学技术出版社,2024:139.

[2] 周岱翰.临床中医肿瘤学[M].北京:人民卫生出版社,2003:252.

第70问 子宫内膜癌术后出现绝经综合征中医治法如何?

子宫内膜癌术后因人工去势造成雌激素缺乏,导致血管舒缩、自主神经功能失调,从而出现一系列生理和心理相关症状,称为子宫内膜癌术后绝经综合征,常见潮热面红、汗出、烦躁易怒、眩晕耳鸣、心悸失眠、腰背酸楚、面浮肢肿、情绪不宁等症状,影响患者的生活质量,严重者使治疗中止、治疗周期延长,疗效难显。子宫内膜癌术后绝经综合征可归属于中医"脏躁""百合病"范畴,现代医家总结其主要发病机制是肾虚为主,兼有气郁、血瘀、痰浊、湿热等病机变化。肾虚可见肾阴虚、肾阳虚和肾阴阳俱虚,病变可以累及心、肝、脾[1]。中医对本病治疗的方药主要来源于经典古方及现代医家自拟方。

经典古方在绝经综合征治疗中应用广泛,多从虚论治,可根据辨证选用。辨为阴虚肝旺证者可用《医宗己任编》滋水清肝饮(熟地黄、山药、山萸肉、茯苓、泽泻、牡丹皮、柴胡、白芍、当归、栀子、酸枣仁)加减治疗,以滋肾养阴、清肝泻热。肾阴亏虚者可选用左归丸或鳖甲煎丸联合知柏地黄丸加减治疗以滋补肾阴,清退虚热。肾阴阳两虚者可采用二仙汤(仙茅、淫羊藿、当归、山茱萸、菟丝子、知母、黄柏)加减治疗以燮理阴阳。若阴虚火旺、心肾不交,可选用黄连阿胶汤合交泰丸加减以交通心肾。肾阳不足者可选用金匮肾气丸或右归丸加减以补肾温阳。

现代医家在临床中积累了丰富经验,形成自拟经验方用于临床。夏桂成认为绝经综合征的发生是由于妇女绝经前后,心-肾-子宫生殖轴功能紊乱,肾阴亏虚,不能上济于心、滋养胞宫,虚火不得下泄,上冲扰心,下灼肾阴,引动肝火,形成心-肾-子宫生殖轴综合征,并采用自拟"滋肾清心汤"加减治疗取得满意疗效[2]。胡玉荃认为绝经综合征真阴亏少是病本,阳亢火旺是病机关键,治疗上重在滋阴养血、镇肝清火、平衡阴阳,拟定"安坤汤"加减治疗也有较好疗效[3]。董娟娟等[4]认为治疗本病应以滋肾调肝、培土宁心为核心,兼顾益气养血、平衡阴阳、调节冲任,选用由经方知柏地黄汤、加味温胆汤、甘麦大枣汤加减组成的自拟方"乙癸安坤汤"治疗,可改善妇科恶性肿瘤术后绝经综合征患者的临床症状、功能状态和生活质量,疗效较佳。

参考文献

[1] 张玉珍.中医妇科学[M].2版.北京:中国中医药出版社,2007:169-172.

[2] 于红娟,夏桂成.夏桂成治疗更年期综合征的经验[J].中华中医药杂志,2012,27(10):2573-2575.

[3] 翟凤霞.胡玉荃辨治绝经综合征经验[J].中国中医基础医学杂志,2011,17(6):648.

[4] 董娟娟,施小飞,杨慧,等.乙癸安坤汤在妇科恶性肿瘤术后绝经综合征患者中的应用效果[J].临床医学研究与实践,2024,9(29):127-130.

第71问 子宫内膜癌术后肠梗阻中医如何治疗?

子宫内膜癌的治疗以手术为主,大多数 I、II 期患者能通过手术治愈,但由于部分患者术后肠道功能恢复速率低,往往会导致肠梗阻的发生,临床表现为恶心、呕吐、腹胀及腹痛等胃肠道典型症状,不仅严重影响患者的生理健康,还会对患者的心理造成影响,阻碍后续治疗的正常进行,影响治疗效果。因此,改善术后患者肠道功能恢复速率是妇科肿瘤手术亟待解决的关键问题之一。中药口服及中医外治法在促进子宫内膜癌患者术后肠道功能恢复方面具有良好疗效。

对于不完全性肠梗阻,临床以保守治疗为主,在西医治疗的基础上结合中医辨证论治,能更快、更安全地解除梗阻状态。中医辨证论治分以下几种证型进行治疗。①气滞血瘀型:中医学认为,离经之血即为瘀血,腹腔术后腹膜损伤修复中的凝血过程会产生大量的血凝块,这与传统中医学对瘀血的认识相吻合。瘀血形成阻滞,脏腑气机运行不畅,发为腹痛,且疼痛以刺痛为主。治疗原则为行气导滞、活血祛瘀,可选用血府逐瘀汤或复元活血汤等逐瘀类方剂进行治疗。现代医家自拟"逐瘀复元汤"[1]、"通瘀消肿汤"[2]、"祛瘀渗湿汤"[3]等治疗术后粘连性肠梗阻,也取得了较好疗效。②实热内结型:多表现为腹胀痛或刺痛,疼痛剧烈,呈阵发性或持续性,伴停止排气、排便,甚或见腹部肠型及蠕动波,可有恶心、呕吐、发热等不适,舌淡红或紫暗、舌苔厚腻,脉滑、弦滑或滑数。治疗原则是通腑泄热。最具代表性的通腑泄热方剂当属承气类,主要药物包括大黄、芒硝、厚朴、枳实。临床研究显示,承气类方剂无论对原发粘连性肠梗阻、麻痹性肠梗阻,还是术后继发性粘连性肠梗阻等均有效果[4-6]。若合并瘀血内结,可方选莱菔承气汤合桃红四物汤加减[7]。③气血不足型:手术损伤气血,或术后纳差导致气血不足、正气亏虚,临床多表现为腹痛绵绵不绝,或隐痛为主,按压腹部或热敷腹部时可缓解,伴乏力气短、少气懒言、排便无力,舌淡红苔少,脉细弱等。治疗原则为健脾补气。临床证实补气健脾有利于改善梗阻后或术后肠上皮细胞缺血坏死的情况,修复肠黏膜屏障,促进肠蠕动,应用四君子汤等健脾方剂治疗病程日久、脾失健运、素体虚的肠梗阻患者,能够提高其肠动力、促进肠功能[8]。伴畏寒明显者,治以温阳健脾、理气止痛,可选用附子理中汤合金铃子散。伴口干咽燥,唇裂舌焦等阴液亏损者可选用新加黄龙汤,以加强其滋阴之用,同时可养脏腑之阴[9]。

中医外治法对不能进食的肠梗阻患者较为适用,治疗方法比较丰富。①中药灌肠:是将一定剂量的中药汤剂通过肛管、直肠灌入结肠,并保留一定时间,以增强肠道蠕动、排除肠内积滞、恢复肠道功能的一种外治疗法,临床应用的中药灌肠方多以承气汤类方剂加减为主。研究表明,中药灌肠疗法通过直肠给药促进药物吸收而直接进入体循环,既有健脾和胃、行气化瘀的局部治疗作用,也能降低术后炎症水平[10-11]。②艾灸疗法:主要通过灸的火温合并药物作用来刺激穴位,并由经络传导至全身,实现扶正祛邪、理肠养胃功效,疏通胃肠道蠕动功能障碍,达到治疗术后腹胀的目的。主要施灸穴位为神阙、中脘、气海、关元、天枢、足三里等。③针刺疗法:通过针刺足三里、内关、天枢、巨虚、合谷、公孙等穴位,舒经活血、温经通络,从而使血管更加充盈,缓解腹胀,促进肠道排气,起到改善术后腹胀的效果。此外,针刺疗法还能有效避免肠粘连,提升胃肠道蠕动功能,促进术后胃肠功能恢复。④电针疗法:由传统针刺发展而来,是将针刺刺激和脉冲电刺激相结合,能够持续、稳定地输出刺激,治疗效果显著。主要穴位选用上巨虚、足三里、合谷、支沟、下巨虚等,腹胀情况较为严重者,增加中脘、气海、天枢及关元穴。电针疗法能使胃肠道收缩频率增加,从而改善术后腹胀,具有痛苦小、患者易接受、操作简单等优点。⑤耳穴埋豆法:是用胶布将药豆贴于耳穴处,给予适度的按、压、捏,使穴位产生酸、麻、胀、痛等刺激感,达到治疗效果的一种疗法。主要按压穴位有脾、胃、交感、神门、大肠、小肠等穴。耳穴埋豆法通过刺激耳部穴位,调节人体五脏六腑,疏通经络,平衡阴阳,加快胃肠道蠕动,有助于缩短排气时间,达到改善腹胀的目的。⑥中药热熨疗法:是利用中医药原理和热力作用,通过经络传导,起到温通气血、疏通经络、调和阴阳、扶正祛邪、行气活血、祛寒散湿、消肿散结等作用。可选用大青盐、小茴香、艾叶、红花、鸡屎藤等中药,以纯棉布袋包裹,用清水喷湿表面,微波炉高火加热 3~5 分钟,使温度达到 60~70℃,抖动后使热量分散均匀,待温度下降后置于患者腹部正中神阙穴位置,避开手术切口[12],热敷温度以患者无烧痛感为宜,从术后第一天开始,每天两次,每次 20~30 分钟,能够有效降低腹胀发生率,提高患者舒适度,促进患者早日康复。

参考文献

[1] 杨大庆,周晓聪,周宏,等.自拟逐瘀复元汤联合中药保留灌肠法治疗急性粘连性肠梗阻的临床观察[J].中国中医急症,2018,27(6):1076-1078.

[2] 袁玉青,张煜程.自拟通瘀消肿汤联合西医综合保守疗法治疗急性粘连性肠梗阻的临床观察[J].中国中医急症,2019,28(1):131-133.

[3] 葛孚旭,李万胜,王敬宝.祛瘀渗湿汤联合艾灸治疗术后粘连性肠梗阻的临床研究[J].中国处方药,2018,16(12):121-122.

[4] 王希涛,孙珅,关如东,等.复方大承气汤加减治疗手术后早期粘连性肠梗阻疗效观察[J].中国全科医学,2017,20(S3):371-372.

[5] 王猛,丁建,荣宝海,等.清肠合剂灌肠对粘连性肠梗阻血浆胃动素及白细胞介素 6 的影响[J].中国中西医结合外科杂志,2018,24(1):7-10.

[6] 罗学森.黄龙汤中药保留灌肠治疗麻痹性肠梗阻的疗效观察[J].中外医疗,2013,32(10):122-123.

[7] 余奎,梁晓强,张静喆,等.基于病理生理学的术后肠粘连中医辨证论治新探[J].上海中医药杂志,2021,55(8):17-19,24.

[8] 王金香,王爱丽,梁虹.四君子汤加减灌肠对妇科恶性肿瘤术后肠道功能恢复的影响[J].中医药导报,2016,22(22):38-39.

[9] 李淑苹,李子琳,王淑玲,等.新加黄龙汤治疗气阴两虚型癌性肠梗阻[J/OL].中医学报,2024:1-6.(2024-09-14)[2025-03-14].https://kns.cnki.net/kcms/detail/41.1411.R.20240914.1025.038.html.

[10] 肖思淇.子午流注法中药灌肠对肝胆湿热型急性胆囊炎腹腔镜术后胃肠功能的影响[J].中国中医药现代远程教育,2020,18(21):83-85.

[11] 蒋辉.加味黄连解毒汤灌肠对重症腹部外科术后患者胃肠功能障碍的影响[J].现代中西医结合杂志,2016,25(34):3829-3831.

[12] 马洪艳.中药热熨神阙穴联合针灸对肝胆外科术后患者快速康复的影响[J].河南中医,2015,35(5):1139-1141.

第72问 子宫内膜癌患者的中医精神调摄有哪些方法?

子宫内膜癌患者焦虑、抑郁的发生率明显高于一般人群[1]。焦虑抑郁的发生是各种不良因素综合作用的结果,如心理因素、癌性疼痛、癌因性疲乏、睡眠困难及治疗因素等,这些情绪不利于有效治疗方案的实施,根据中医七情内伤理论,也会导致患者气血运行失常,脏腑功能紊乱,不利于康复。中医可以通过多种方法调畅情志、祛邪调神,改善患者的焦虑抑郁状态。

1. 中药治疗

中医认为肿瘤患者情志不调主要责之于肝,常累及心、脾,导致肝失疏泄、脾失健运、心神失养,治疗多以疏肝健脾、解郁安神为核心。疏肝解郁可选用柴胡疏肝散、丹栀逍遥散或柴胡加龙骨牡蛎汤加减。理气化痰,清热安神可选用黄连温胆汤或半夏厚朴汤加减;养心安神可选用归脾汤或甘麦大枣汤加减。

2. 针刺治疗

针刺治疗对于子宫内膜癌伴发焦虑状态主要包括体针和耳针。体针以疏肝健脾、通督调神为治疗原则,体穴多选用太冲、内关疏肝清热,丰隆、三阴交健脾化痰,百会、印堂通督宁神。耳针则以调和脏腑经气为主,耳穴多选用心、肝、肾、脾、皮质下、交感、内分泌等。

3. 推拿按摩

中医学认为有形癌瘤恶性生长导致气机阻滞,加之患者平素情志不畅,易出现经气不通、脏腑失和的局面。按摩推拿能够通过直接刺激相应的穴位、经络或组织,有效调和气血、疏通经络,从而达到调畅情志的目的。局部按摩太阳、风池、心俞、肾俞等穴位配合耳穴压豆,能够缓解肿瘤患者的癌性疼痛和不良情绪。督脉为阳脉之海,总领人体阳脉,与脑、肾等主要脏器相连,刺激督脉穴位能够行气活血、调和阴阳,进而起到安神定志、缓解忧思的功效。在督脉循行部位实施推拿手法配合穴位埋针可改善子宫内膜癌患者的睡眠质量和不良情绪。

4. 音乐疗法

中医五行音乐疗法根据宫、商、角、徵、羽五音的五行属性,运用五行生克乘侮的原理,配合恰当的音调、音量、节奏、旋律,起到调和气血、调节阴阳、调畅五志的作用,常用于治疗多种情志类疾病[2-3]。中医五行音乐疗法可启动人体的内在调节机制,影响人体器官的振动频率、下丘脑的神经传导功能和人体多巴胺释放,改善负性情绪[4]。有学者根据患者的中医证型和情志特点进行针对性的音乐治疗,可显著改善中晚期肿瘤患者的负性心理和睡眠质量[5]。

5. 养生锻炼

中医理论重视阳气的主导地位,认为运动可以生发阳气,使生命力旺盛而情志调达。八段锦作为中医传统功法的代表,在改善患者负性心理、提高心肺功能等多方面均能发挥作用[6],联合情志护理能够有效缓解肿瘤患者的不良情绪和癌性疲乏,提高生活质量。正念减压疗法主要以"正念冥想"为基础,通过静坐冥想、行走冥想、身体扫描、正念内省等方式的运动使患者感受并认可身体与心灵所产生的任何状态和情绪,有效帮助患者管理自己的情绪,缓解心理压力,促进疾病恢复。已有研究证实,其能有效减轻子宫内膜癌患者术后癌因性疲乏和心理状态,提高患者的自我效能[7]。

参考文献

[1] Wang B, Li B H, Tan S, et al. Risk factors for anxiety and depression in Chinese patients undergoing surgery for endometrial cancer[J]. Canadian Journal of Physiology and Pharmacology, 2020, 98(1): 1-5.

[2] 何英健,石丹丹.中医五行音乐应用研究现状及展望[J].基层医学论坛,2024, 28(25):146-149.

[3] 刘利丹,杨肇熙,万爱兰,等.五行音乐对抑郁症患者睡眠质量和认知功能影响的临床研究[J].中华中医药杂志,2022,37(2):1201-1204.

[4] 马梽轩,石磊,任晓楠,等.中医五行音乐疗法治疗耳鸣及耳鸣所致失眠、焦虑抑郁临床研究[J].辽宁中医药大学学报,2021,23(6):217-220.

[5] 徐海燕,张黎丹,夏兴梅,等.五行音乐疗法对中晚期肿瘤患者负性心理及睡眠质量的影响[J].中医杂志,2019,60(11):954-956.

[6] 陆颖,赵晓霆,蒋婧,等.八段锦干预抑郁、焦虑的研究现状与思考[J].上海中医药杂志,2020,54(12):97-102.

[7] 郭盼盼,贺曼,马晓,等.正念减压训练对子宫内膜癌术后患者癌因性疲乏、心理状态及自我效能的影响[J].癌症进展,2024,22(11):1200-1203.